"品質力"をアップする

ゼロから学ぶ
医薬品
品質統計

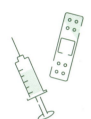
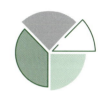

福田 晃久 [著]

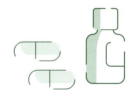

じほう

序　文

　医薬品は人の命や健康に深く関与するため，最新の科学技術の投入はもとよりコンプライアンス遵守も重要になっています。しかし，現状を振り返ると，医薬品業界における品質管理教育は「医薬品は特別」との思いから，ネジやバネなどを扱う一般工業製品の品質管理からの学びを軽んじてきたように感じてきました。しかし，医薬品といえども大量生産の工業製品ですので，その品質管理にはモノづくり一般で活用されている品質管理の手法は同じように活用できるはずです。近年，ビッグ・データとかデータ・サイエンスという言葉の広がりにより，またデザインスペースの導入により，その原点とも言うべき統計的品質管理が再び注目されるようになったのは喜ばしいことと感じています。品質試験の安易な繰り返しは GMP 上の禁止事項になっていますが，これも 1,000 回中 3 回くらいは今までのトレンドから外れる結果が起こりうるという品質管理の原理を知れば，分布の全体像を知ることができる貴重なデータを安易に棄却してはならないという解釈になるので，科学的には大いに意味のある禁止事項なのです。さまざまな制約も統計的品質管理の原則から導き出された当然の帰結と一致することを知れば，普通の品質管理を行うことがコンプライアンス遵守につながると感じられるでしょう。「ルールだから守らねばならない」コンプライアンスから，科学技術者として「サイエンスを追求することが結果としてのコンプライアンス遵守」になるなら，これほど強い動機はないのではないかと思っています。

　偉そうなことを書いてしまいましたが，筆者は数理統計学を専攻した者ではなく，品質管理の実務を通して統計を身につけたに過ぎません。嘘は書いていないつもりですが，厳密な説明になっていないところも多々あるかと思います。また，実務への応用については，多少の無理筋も書いてしまっていますので，これは「こういう考え方もあるのか」くらいの気持ちで読んでください。決して無批判に真似しないでください。ここでは一人の実務者がどのように統計を理解し，活用してきたかを素朴に書いています。新卒時に標準偏差すら知らなかった筆者がどうにかなったのですから，皆さんだって大丈夫。それと理屈だけ知っていても実際に自分で計算ができなければ負け犬の遠吠えになりかねません。所々に計算例題も入れてありますので，自分で確認してみてください。ここでは学習用として Microsoft Excel を使いました。アドイン・ツールの一つである「分析ツール」は，かなりの種類の統計計算を行ってくれるので，学習用としてお勧めです。1 回でも自力で計算した経験があれば自信につながるものです。ただし，実務において複雑な計算が必要なときは計算間違いのリスクを回避するために，また生産性向上のためにも統計パッケージを使うことをお勧めします。われわれは計算の奴隷になってはいけません。統計を使いこなす側にまわるのです。

　本書の構成は，0 章と 1 章に統計の基礎，2 章以降は実務への応用となっています。統計にある程度の素養のある方は 2 章以降の実務への応用を見て，必要に応じ 0 章と 1 章を読むのが効率的かと思っています。

　本書が科学技術者の力量向上に役立つとともに，能動的なコンプライアンス遵守の一助になれば幸いです。

2025 年 2 月

福田　晃久

目次

序文

第 0 章　統計の基礎 ………………………………………………… 1

- **1 統計って何？** ………………………………………………… 2
- **2 正規分布と標準偏差** ………………………………………… 3
  - 2.1 ばらつきの数値化 ……………………………………… 3
  - 2.2 標準偏差のご利益（ごりやく） ………………………… 7
  - 2.3 ユーザーフレンドリーな表現 ………………………… 8
  - 2.4 覚えておくと便利な数値 ……………………………… 10
  - 2.5 ヒストグラムの作成と基本統計量の算出 …………… 11
  - 2.6 中央値と最頻値 ………………………………………… 13
  - 2.7 平均値の 95% 信頼区間 ……………………………… 15
  - 2.8 標準偏差の信頼区間 …………………………………… 23
- **3 相関と回帰** …………………………………………………… 29
  - 3.1 相関係数とその性質 …………………………………… 29
  - 3.2 回帰分析の考え方と結果の見方 ……………………… 33
  - 3.3 直線性は何で判断すればよいか ……………………… 36
  - 3.4 回帰診断 ………………………………………………… 38

第 1 章　統計を用いた品質管理の手法 …………………… 41

- **1 平均値の差の検定と推定（Student の t 検定）** ………… 42
  - 1.1 2 群比較の適用場面 …………………………………… 42
  - 1.2 Excel での解析方法と結果の見方 …………………… 43
  - 1.3 t 検定の中身（等分散を仮定した場合） ……………… 45
  - 1.4 t 検定の中身（分散が等しくないと仮定した場合） … 46
  - 1.5 p 値が意味するところ ………………………………… 46
  - 1.6 平均値の 95% 信頼区間 ……………………………… 47
  - 1.7 平均値の差の推定 ……………………………………… 47
- **2 対応のある差の検定と推定** ………………………………… 49
  - 2.1 Excel での解析方法と結果の見方 …………………… 49
  - 2.2 対応のある差の信頼区間 ……………………………… 52
  - 2.3 対応のある t 検定とピアソン相関 …………………… 53
- **3 一元配置分散分析** …………………………………………… 54
  - 3.1 Excel による一元配置分散分析の方法 ……………… 54
  - 3.2 水準平均の推定 ………………………………………… 58
  - 3.3 水準平均の差の推定 …………………………………… 60
  - 3.4 t 検定との関係 ………………………………………… 62

4 管理図 ··· 63
   4.1 工程のシミュレーション ··· 63
   4.2 管理限界線の求め方 ··· 65
   4.3 管理図の性能 ··· 67
   4.4 管理図をうまく使えるかは群分けにあり ····························· 74
   4.5 $\bar{x}-R$ 管理図の弱点をカバーする $\bar{x}-R_s-R$ 管理図とは ············ 79
   4.6 管理図のまとめ ··· 83

第2章 分析法バリデーションにおける統計 ······················· 85

1 分析法バリデーションと統計手法 ··································· 86
2 併行精度 ··· 87
   2.1 併行精度の基本 ··· 87
   2.2 3濃度について分析法の全操作を各濃度3回ずつ繰り返して
       測定 ··· 90
3 真度 ·· 93
   3.1 真度の基本 ··· 93
   3.2 真度の信頼区間がゼロを挟まなければ失敗か? ····················· 94
   3.3 複数の濃度で実験したとさの解析方法 ································· 96
   3.4 真度と併行精度の関係 ··· 100
4 室内再現精度 ··· 103
   4.1 室内再現精度の実験デザイン ··· 103
   4.2 典型的な実験デザインでの解析詳解 ··································· 104
   4.3 一元配置分散分析表から室内再現精度を求める ····················· 105
   4.4 室内再現精度の信頼区間 ··· 107
   4.5 同一条件での繰り返しがない場合 ····································· 108
   4.6 枝分かれデザインによる解析 ··· 109
   4.7 構造模型の比較 ··· 110
5 直線性 ··· 112
   5.1 分析法バリデーションにおける直線性 ································· 112
   5.2 回帰分析結果の解釈 ··· 113
   5.3 頭打ちが見られたときの対処 ··· 115
6 検出限界 ··· 122
   6.1 算出方法 ··· 122
   6.2 検出限界の設定根拠 ··· 123

第3章 安定性試験への応用 ··· 127

1 安定性試験あるある ··· 128

目 次

2 測定データの要約 ………………………………………………………… 130
2.1 測定データを素直に尊重する ……………………………………… 130
2.2 測定誤差のメカニズムを尊重する ………………………………… 131

3 安定性試験の測定誤差 ……………………………………………… 134
3.1 システム再現性 ………………………………………………………… 134
3.2 併行精度 ………………………………………………………………… 135
3.3 室内再現精度 …………………………………………………………… 136

4 併行精度，日間誤差が安定性試験に与える影響 ……………… 138
4.1 日間誤差の影響をシミュレーションで評価する ………………… 138
4.2 繰り返しを考慮した測定精度 ……………………………………… 139
4.3 3ロットを1日で(同時に)測定 …………………………………… 140
4.4 1日1ロットとして3日に分けて測定 …………………………… 144
4.5 日間誤差が小さい場合での比較 …………………………………… 147
4.6 日間誤差，併行精度が安定性試験に与える影響のまとめ ……… 149

5 有効期間の設定 ……………………………………………………… 150
5.1 ICH Q1E の記載 ……………………………………………………… 150
5.2 回帰直線の95%信頼区間と有効期間の設定原理 ……………… 150
5.3 個々データの95%予測区間 ………………………………………… 154
5.4 測定の繰り返し数(n数)の影響 …………………………………… 155
5.5 両側信頼区間と片側信頼区間 ……………………………………… 160

6 経時変化が直線的でない場合への対応 …………………………… 161
6.1 経時変化の典型的なパターン ……………………………………… 161
6.2 経時変化のモデル化 ………………………………………………… 161
6.3 一次反応 ………………………………………………………………… 162
6.4 二次関数 ………………………………………………………………… 163
6.5 時間軸の圧縮 …………………………………………………………… 165

第4章 プロセスバリデーションと品質の年次照査における統計 ……………………………………………………………………… 169

1 プロセスバリデーションの目的とその限界 …………………… 170

2 工程能力指数 ………………………………………………………… 173
2.1 工程能力指数の考え方 ……………………………………………… 173
2.2 工程平均が規格の中央にない場合 ………………………………… 174

3 工程のばらつきを解明する方法 …………………………………… 177
3.1 図によるイメージ的な理解 ………………………………………… 177
3.2 実験データの構造 …………………………………………………… 178
3.3 実験データと解析結果 ……………………………………………… 179
3.4 枝分かれ分散分析の解析結果 ……………………………………… 183

4 プロセスバリデーションへの適用事例 ································· 186
   4.1 生データと解析 ··· 186
   4.2 解析からリスクアセスメントへ ································· 188
5 品質の年次照査—各論 ··· 190
   5.1 定量（測定値をそのまま規格と比較する場合）················· 190
   5.2 類縁物質 ··· 193
   5.3 製剤均一性試験（測定値から新たな評価指標を構成する場合）···· 193
   5.4 溶出試験 ··· 199

第5章 ロットの合否判定における統計 ························· 211

1 医薬品における規格とは ······································· 212
   1.1 問題提起 ··· 212
   1.2 承認規格と出荷規格 ··· 214
2 抜取検査の基礎 ··· 216
   2.1 抜取検査の典型的な記述例 ··································· 216
   2.2 計数値の取り扱い ··· 216
   2.3 母集団の不良率が既知の場合にサンプル中の不良個数を
       推定する計算式 ··· 217
   2.4 ロットが合格する確率（二項分布）····························· 218
   2.5 理想と現実 ··· 219
3 ロット不良率を保証する抜取検査（JIS Z9002）················· 222
   3.1 JIS の数値表を用いた設計方法 ······························· 222
   3.2 JIS Z9002 の OC 曲線 ······································· 223
   3.3 検査のきびしさを調整する方法 ······························· 224
4 ロット平均値を保証する抜取検査（JIS Z9003）················· 226
   4.1 JIS の数値表を用いた設計方法 ······························· 226
   4.2 JIS の数値表を使った設計例 ································· 227
   4.3 JIS Z9003（平均値保証）の OC 曲線 ························· 228
   4.4 検査のきびしさを調整する方法 ······························· 229
5 サンプルの平均値で不良率を保証する抜取検査（JIS Z9003）··· 231
   5.1 JIS の数値表を用いた設計方法 ······························· 231
   5.2 JIS の数値表を使った設計例 ································· 232
   5.3 JIS Z9003（不良率保証）の OC 曲線 ························· 233
   5.4 溶出試験判定法 2 への応用 ································· 234
6 AQL を用いた抜取検査（JIS Z9015 AQL 指標型抜取検査）···· 237
   6.1 AQL 検査の適用場面 ······································· 237
   6.2 AQL 検査の設計方法 ······································· 237
   6.3 JIS Z9015（AQL 保証）の OC 曲線 ··························· 239

目 次

6.4 AQL 検査の正しい使い方 ……………………………………………… 240
6.5 LQ を用いた抜取検査 ……………………………………………………… 243

7 抜取検査からリスクアセスメントに ……………………………………… 246

第6章 実験計画法 ……………………………………………………… 247

1 実験計画法への誘い …………………………………………………… 248
　1.1 そもそも何？ …………………………………………………………… 248
　1.2 ランダマイズと交絡（ありがちな失敗）…………………………… 248

2 二元配置分散分析（交互作用がない場合）…………………………… 251
　2.1 実験データとグラフ ………………………………………………… 251
　2.2 二元配置デザインデータの見方 …………………………………… 252
　2.3 分散分析の実施と分散分析表の解釈 ……………………………… 255
　2.4 交互作用と反応曲面 ………………………………………………… 257
　2.5 母平均の推定 ………………………………………………………… 258

3 二元配置分散分析（交互作用がある場合）………………………… 260
　3.1 実験データとグラフ ………………………………………………… 260
　3.2 交互作用がある場合の結果の解釈 ………………………………… 262
　3.3 分散分析の実施と分散分析表の解釈 ……………………………… 264
　3.4 最適条件での信頼区間 ……………………………………………… 264

4 繰り返しのない二元配置分散分析 …………………………………… 266
　4.1 データと解析結果 …………………………………………………… 266
　4.2 最適条件での信頼区間 ……………………………………………… 269
　4.3 「繰り返しのない二元配置」と「対応のある差の検定」の関係 … 271

5 多元配置デザイン（直交配列表）……………………………………… 273
　5.1 直交配列表の必要性とメリット …………………………………… 273
　5.2 直交配列表の例 ……………………………………………………… 274
　5.3 直交配列表の使い方 ………………………………………………… 275
　5.4 直交配列表の構造と成分 …………………………………………… 275
　5.5 $L_8(2^7)$ の割り付けと計算例 …………………………………… 277
　5.6 一般線形モデルでの解析 …………………………………………… 280

索引 …………………………………………………………………………… 283
著者略歴 ……………………………………………………………………… 286

第0章

統計の基礎

1 統計って何？

2 正規分布と標準偏差

    2.1 ばらつきの数値化

    2.2 標準偏差のご利益（ごりやく）

    2.3 ユーザーフレンドリーな表現

    2.4 覚えておくと便利な数値

    2.5 ヒストグラムの作成と基本統計量の算出

    2.6 中央値と最頻値

    2.7 平均値の95% 信頼区間

    2.8 標準偏差の信頼区間

3 相関と回帰

    3.1 相関係数とその性質

    3.2 回帰分析の考え方と結果の見方

    3.3 直線性は何で判断すればよいか

    3.4 回帰診断

1 統計って何？

　難しい高尚な話は置いといて，筆者は統計の目的は全体像の把握にあると思っています。統計的検定という言葉をどこかで聞いたことはありますか？　例えば，A群とB群の平均値に違いはあるか？　というアレです。得られた結果をそのまま信用して小学生のように「A群の平均値のほうが大きいです」とは言わないでしょう，大人のみなさんは。ばらつきを考えると両群間に差はないかもしれないなぁ，とか言ったりすると思います。これって，試験したサンプルだけを見る限りA群のほうが大きいけど，背後に控える集団でもそのことが言えるのかなぁ，って心配しているからの発言だと思っています。大人のサイエンティストであるわれわれは，一を知って（サンプルのデータから）十を知る（試験をしなかったその他大勢の全体像を推測する）ということをやろうとしているわけです。受入時や出荷時に行う抜取り検査はまさにこれに当たります。安定性試験だって，サンプルとして3ロットを用いていますが，保証したいのはこれから製造するたくさんのロットの安定性のはずです。分析法バリデーションでもバリデーション時の試験精度がサンプルになって，これから当試験室で行うことになる試験の精度を保証したいのです。ということで，**少数のサンプルデータからまだ見ぬ全体像を把握することが統計の目的**だと，筆者は思っています。ちなみに，一つひとつの数値を観測値とか測定値（データ）と呼び，観測値の集りを**サンプル**と呼びます。そして，まだ見ぬその他大勢を**母集団**と呼んでいます。母集団の平均値は**母平均**，母集団の標準偏差は**母標準偏差**です。母集団に関するものは，接頭語として母がつくので見分けは簡単です（図0-1）。

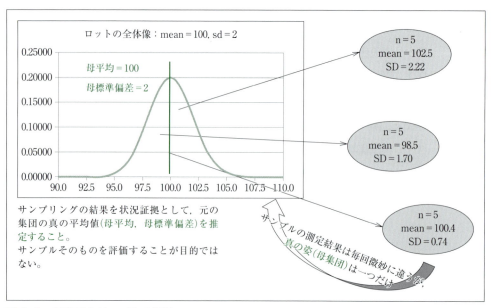

図0-1　母集団とサンプルの関係

2 正規分布と標準偏差

2.1 ばらつきの数値化

　統計とくれば，正規分布と標準偏差が真っ先に登場します。ということで，まずは基本中の基本である正規分布と標準偏差の解説です。ある錠剤の1錠含量を1,000錠くらい測定したとすると，その平均値は目標である対表示100%付近のところに位置するでしょう。中には少々含量が低い錠剤，逆に高い錠剤もあります。そのような状況をグラフにすると図0-2のようになります。分布が95%から106%くらいに収まっていますが，図0-2から1錠含量が95%より低い錠剤はほとんど存在しないであろうことを，同時に1錠含量が106%より高い錠剤もほとんど存在しないであろうことを想像することは難しくないかと思います。このグラフのように，横軸に測定値，縦軸に度数(頻度)を用いたものを「ヒストグラム」と呼びます。ですので，ばらつきを表現しようと思ったら，ヒストグラムを作成するのが一番確実なのです。

　ちなみに，この例のように左右対称の釣り鐘型の分布を**正規分布**といいます。自然に発生するばらつきは図0-2のような形になるので，統計の多くは，データのばらつきが正規分布になることを前提にしています。これもついでに覚えてしまいましょう。

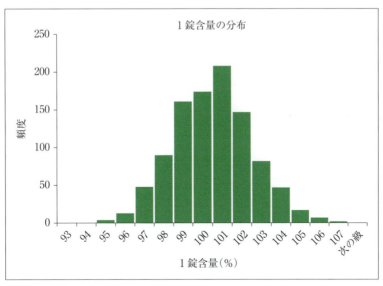

図0-2　正規分布の例(1錠含量の分布)

　ここで，ヒストグラムから感じ取れるばらつきの数値化に挑んでみたいと思います。一

第0章　統計の基礎

般に，ばらつきが大きい，小さいと感じるのは，平均値と個々のデータの乖離から感じているのです。この乖離のことを統計学では偏差と呼んでいます(図0-3)。偏差は分布の端のほうが大きくなっているので，全体的なばらつきを表現するためには，偏差の平均値を求めるのがよさそうです。ここで平均値を$\bar{x}$(エックス・バーと読みます)で表現することにします。個々の測定値は$x_1, x_2, \cdots x_n$で表現しましょう。そうすると，偏差は$(x_1-\bar{x}), (x_2-\bar{x}), \cdots (x_n-\bar{x})$，となります。

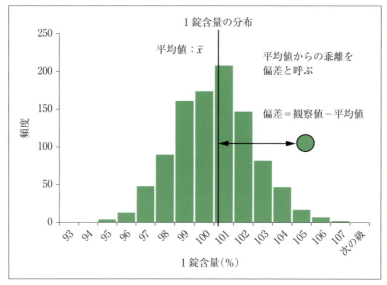

図0-3　偏差の図解

それでは偏差の平均を求めてみましょう。

$$\begin{aligned}
偏差の平均値 &= \frac{(x_1-\bar{x})+(x_2-\bar{x})+\cdots(x_n-\bar{x})}{n-1}\\
&= \frac{(x_1+x_2+\cdots x_n)-n\times\bar{x}}{n-1}\\
&= \frac{(x_1+x_2+\cdots x_n)-n\times\dfrac{(x_1+x_2+\cdots x_n)}{n}}{n-1}\\
&= 0
\end{aligned}$$

平均を求めるのにデータ個数のnで割りたいところですが，n−1で割っています。小学校からの常識に照らし合わせると合点がいきません。これは対象が「ばらつき」であることが理由なのです。観測データが1個ではばらつきは求められません。観測データが2個あって初めてばらつきが1個得られます。データが3個だったら，ばらつきの数は2個です。なので，ばらつきの数はn−1となるのです。数理統計の世界ではもっと厳密な説

明がありますが，今はこれ以上の深入りは止めておきましょう。n−1 は**自由度**と呼ばれており，「ばらつきの情報量，ばらつきの数」とでも理解しておけば十分です。自由度を表す記号は英語の Degree of Freedom の頭文字をとって **DF** とか **df**，またはギリシャ文字のϕ(ファイ)を使います。これは覚えておきましょう。

そして，計算結果です。困りました。どんなに頑張っても 0 以外の値にはなりません。よくよく考えてみると，個々のデータが平均値より大きい場合に偏差はプラスに，平均値より小さい場合に偏差はマイナスになります。われわれが「ばらつき」を議論するときは偏差の大きさ(すなわち絶対値)だけでよく，符号は不要だったのですが，上の計算ではこのことを反映していませんでした。なので，符号を消す必要があったのです。絶対値を取ってもよさそうですが，統計の学者は二乗することを選びました。これで偏差がプラス・マイナスで相殺されることはなくなりました。ただ，次元が異なってしまうので，最後に平方根で開いて整合性をとってあげる必要があります。実は，これが**標準偏差の定義式**になるのです。意外と素朴な発想だったのですね。

$$
\text{偏差の二乗の平方根} = \sqrt{\frac{(x_1-\bar{x})^2 + (x_2-\bar{x})^2 + \cdots + (x_n-\bar{x})^2}{n-1}}
$$

$$
= \sqrt{\frac{\sum(x_i-\bar{x})^2}{n-1}} \equiv 標準偏差
$$

これを少しだけ格好よく書き直してみます。標準偏差を表す記号は英語の Standard Deviation から頭文字を拝借して，ここでは **SD** としています。小文字の s やギリシャ文字のσ(シグマ)で表す場合もあります。

平均値は先に紹介した記号$\bar{x}$(エックス・バー)で表しました。

$$
SD = \sqrt{\frac{\sum(x_i-\bar{x})^2}{n-1}}
$$

ダメ押しとして，あと 2 つだけ重要な言葉を覚えましょう。標準偏差の定義式の分子の部分を**偏差平方和**と呼びます。英語では Sum of Squares と呼んでいるので，記号としては **SS** を用います。また，**標準偏差の二乗を分散**と呼びます。英語では Variance と呼んでいるので，記号としては **V** を用います。

$$SS = \sum (x_i - x)^2$$

$$V = \frac{SS}{n-1} = \frac{\sum(x_i - \bar{x})^2}{n-1} = SD^2$$

統計の本を読んでいると，さっきまで標準偏差で話をしていたのに"何の前触れもなく"分散で話が展開されることがあります。この逆の展開もあります。ここで迷子になる人は結構いるのです。なので，ここは呪文のように覚えてしまいましょう。

標準偏差の二乗は分散　（$\sigma^2 = V$）
分散の平方根は標準偏差　（$\sqrt{V} = \sigma$）

さて，そんなこんなでたどり着いた標準偏差ですが，その大きさをグラフで見ると図0-4のような感じになります。平均＝0，標準偏差＝1の正規分布で見てみると，平均から標準偏差の3倍離れたところで，分布はほぼ地上に降りてきています。これを理解していればヒストグラムを見ただけで標準偏差を大雑把に言い当てることができる（平均値から裾野までの距離の1/3が標準偏差となる）ので，ココは重要なところです。なお，この正規分布を記号で表す場合は$N(0, 1^2)$と表現します。Nは Normal Distribution の頭文字で，平均と分散（標準偏差の二乗の形で表現）の2つが引数として用いられています。

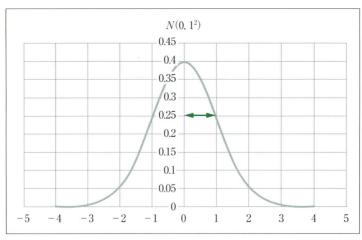

図 0-4　標準偏差の大きさ

2.2 標準偏差のご利益（ごりやく）

　こんな面倒な計算をして求める標準偏差が今まで生き残っているということは，それなりの価値があるからです。そんなご利益についての話です。ここで一瞬だけわれわれは全体像が見渡せる神様になったとしましょう。真の平均値も真の標準偏差もわかっています。さて，下界の人間がどんな会話をするか聞いてみましょう。

|上司| おーい，新人のF君，錠剤の試作をしたのだが，1錠サンプリングして重さを報告してくれないか。平均 30 mg になっているからね。
|F| 28 mg でした。サンプリングした錠剤は平均から 2 mg 軽いものでした。

　翌日……

|上司| F君，今日は別の機械で試作したのだが，また1錠サンプリングして重さを報告してくれないか。平均は昨日と同じ 30 mg になっているからね。
|F| 28 mg でした。サンプリングした錠剤は平均から 2 mg 軽いものでした。昨日と同じ感じっすかね。
|神様| Fよ，同じ 28 mg でも集団の中での位置付けが違うことに気がついていないのか？ さすが標準偏差も知らない新人だ。軽口もだが，先が思いやられる…

　さて，一瞬だけ神様になったみなさんはグラフを見ながら，初日の 28 mg の錠剤はある程度は巡り合えるけど，翌日の 28 mg の錠剤に巡り合うのはかなり難しいと直感的に感じたはずです。このレアさ加減を何とか表現したいものです。そこでこんな計算をしてみました。「標準偏差をモノサシにしたとき，取ってきたサンプルは平均からどのくらい乖離しているか？」です（図 0-5）。

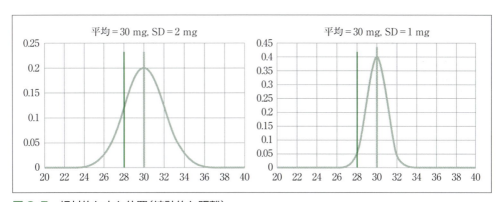

図 0-5　相対的な立ち位置（統計的な距離）

$$レアさ加減 = \frac{サンプルの重量 - 平均値}{標準偏差}$$

第 0 章　統計の基礎

そうすると，取ってきたサンプルの「集団の中での相対的な立ち位置」がわかるのです。一般化すると次のようになります。

$$u = \frac{x_i - \bar{x}}{\sigma}$$

このような計算を規準化(u)といいます。ここで標準偏差はギリシャ文字のσ(シグマ)で表現しました。ちなみに，ギリシャ文字で表したときは真の値(神様だけが知り得る値なので，神様が多いギリシャにしている？)を意味しています。ですので，この場合の標準偏差は細かいことにこだわると，母集団の標準偏差すなわち「母標準偏差」ということになります。規準化の 1 単位は標準偏差(σ)です。したがって，u＝1 とは平均値から標準偏差 1 個分だけ，記号で書くと 1σ 分だけ右側に離れたところという意味になります。u＝－1.5 ならば 1.5σ 分左側に離れたところとなります。規準化は平均値や標準偏差がいくつであろうと汎用的に使える便利な式です。統計の基本になるのでこれは絶対に理解しましょう(表 0-1)。

表 0-1　規準化の計算例

平均値	標準偏差	サンプルの重量(自分)	規準化(u)
30 mg	2 mg	28 mg	－ 1.0
30 mg	1 mg	28 mg	－ 0.5
30 mg	4 mg	28 mg	－ 2.0
28 mg	2 mg	28 mg	0.0

規準化は，平均からの乖離を標準偏差で割ったものであり，相対的な立ち位置を示す指標である。

2.3　ユーザーフレンドリーな表現

さて，規準化の計算をすると取ってきたサンプル(自分 x_i)が集団の中でどのような立ち位置であるかを示すことができたのですが，「自分は平均から 1σ 分だけ小さいです」といわれても，ピンときません。できれば「下から三分の一くらいのところにいます」のような一般人にとってわかりやすい言葉で聞きたいものです。そのために以下のような工夫がなされました(図 0-6)。

図 0-6 の薄色の正規分布で囲まれた面積を 1 とした場合，自分(ここでは濃い色線)の左

側の割合で話をするのです。昔は正規分布表と呼ばれる数値表で全体を1とした場合の割合を求めていましたが，今はExcelで簡単に求めることができます。

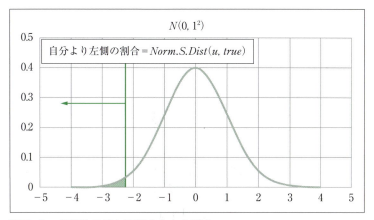

図 0-6　規準化の値と正規分布中の割合

uは規準化の値，trueは面積を求めるための「関数形」で，累積の割合を計算させるためのキーワードです。

Norm. S. Dist(−1.96, true) = 0.024998

と出れば正しく使えています。なお，全体を1とした場合の割合だと数値が小さい場合に間違いやすいので，2.5(%)のように適当な桁数でパーセント表示する場合もあります。

ひとくちコラム

規準化の値は自分（着目しているデータ x のことです）の相対的な場所を示したものですが，一般の人には理解しにくいものです。しかし，自分の左側の面積割合（全体を1とか100%と考えたときのものです）で表すとわかりやすくなります。その面積を求めるときに，Excelは "true" というコマンドを使用しています。面積を求める場合の命令と考えてください。一方，falseはそのときの縦軸の高さを求めるときの命令です。

ちなみにExcelでは規準化をzという記号で表しています。数理統計学の人たちはzで表現するのですが，品質管理の人たちはuで表現しています。紛らわしいですね。

第 0 章　統計の基礎

2.4　覚えておくと便利な数値

平均値 ±1σ, ±2σ, ±3σ の範囲に全体の何 % が含まれているかを覚えていればとても便利です（図 0-7）。

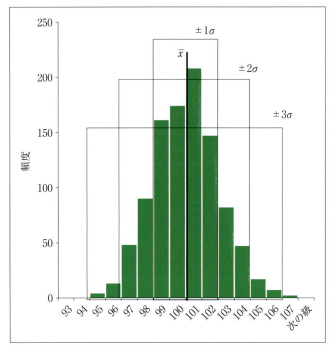

図 0-7　平均 ±1σ, ±2σ, ±3σ の範囲

平均値 ±1σ の範囲に全体の何 % くらいが包含されていると感じますか？　ぱっと見の印象だと半分くらいに見えますが，何と約 68% も包含されています。全体の 2/3 と覚えましょう。ちなみに折れ線グラフに標準偏差のヒゲをつけることがありますが，このことを知っていれば，標準偏差のヒゲの範囲に個々のデータの 2/3 くらいが入っていると想像することができます。

平均値 ±2σ の範囲には全体の約 95% が含まれます。これって 95% 信頼区間と何か関係があるのかなと思ったアナタ，エライ！　ここから少しヒネリを加えると 95% 信頼区間が求められます（後述）。

続いて平均値 ±3σ。品質管理の人は 3σ という言葉を聞いたことがあると思いますが，3σ を超えることは左右合わせて 0.3%（片側だと 0.15%！）しかない稀なことなのです。なので，3σ を超えるということは，0.3% の確率でしか起こらない珍しいことが今目の前で起こっている（記念写真撮ろう！）と考えるのではなく，今までの状況から何かが変わって

10

しまったと考えるのが品質管理上での解釈になっています。なので，こんな大変な状況を見逃すことは「ぼんやり者の誤り」といわれています。

2.5 ヒストグラムの作成と基本統計量の算出

統計をイメージで理解するためにはグラフ化が一番です。ここでは Excel を用いた場合の方法を紹介します（図 0-8）。ヒストグラムを作るには Excel のアドインツールにある「分析ツール」というものを使いますので，それをインストールしてください。「データ」タブを選択すると，右上に「データ分析」のボタンが出てきます。ここからたくさんの統計手法が選択できます。

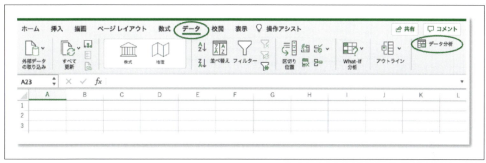

図 0-8 「分析ツール」の選択

ヒストグラムを作成するには分析ツールの中から「ヒストグラム」を選択します（図 0-9）。

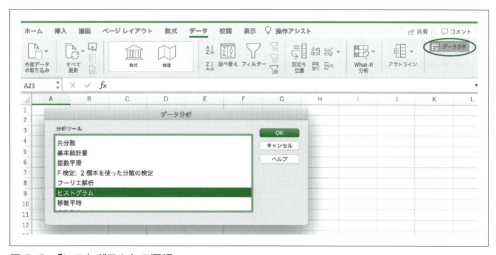

図 0-9 「ヒストグラム」の選択

グラフ化するデータはどのような表形式でも大丈夫です。図 0-10 の例のようにヒストグラムを作成したいデータを入力範囲として指定するだけです。一番下に「グラフ作成」のチェックボックスがありますので，そこにチェックを入れることもお忘れなく。

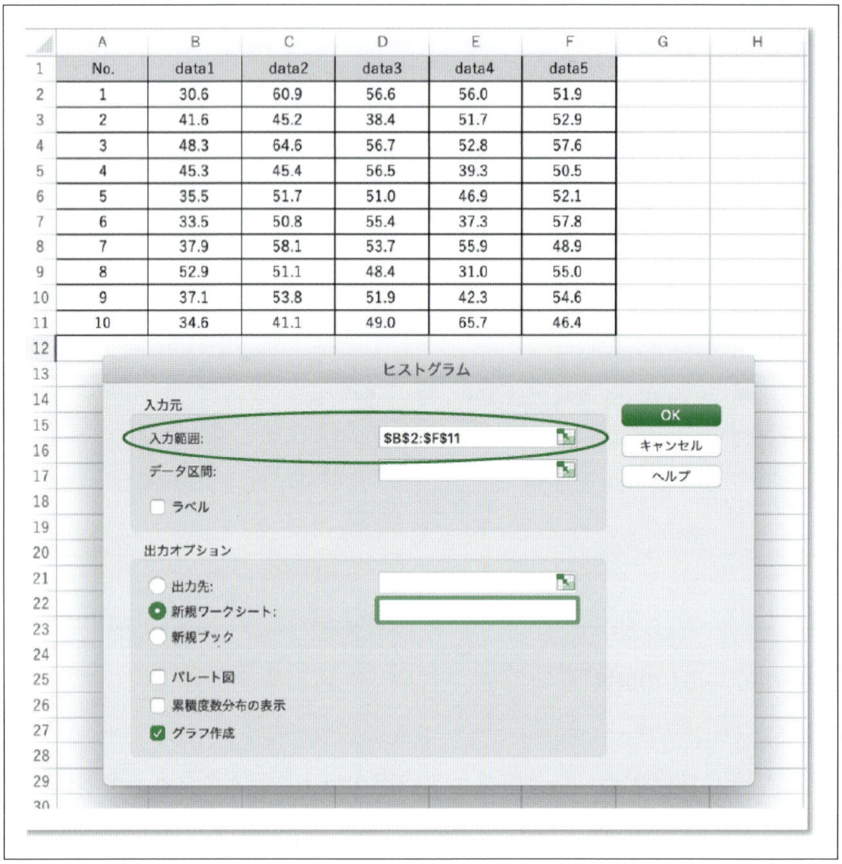

No.	data1	data2	data3	data4	data5
1	30.6	60.9	56.6	56.0	51.9
2	41.6	45.2	38.4	51.7	52.9
3	48.3	64.6	56.7	52.8	57.6
4	45.3	45.4	56.5	39.3	50.5
5	35.5	51.7	51.0	46.9	52.1
6	33.5	50.8	55.4	37.3	57.8
7	37.9	58.1	53.7	55.9	48.9
8	52.9	51.1	48.4	31.0	55.0
9	37.1	53.8	51.9	42.3	54.6
10	34.6	41.1	49.0	65.7	46.4

図 0-10　データ入力範囲の指定方法

OK ボタンを押すと新たなシートに図 0-11 のようなグラフができ上がります。横軸の数値が中途半端ですが(コンピュータが機械的に計算したもの)，これがデフォルトの設定です。少なくとも形はわかりますので，今はこれで十分です。見栄えをよくすることもできますので，興味のある方は Excel の解説本などを見てください。

ついでに平均値，標準偏差，分散，偏差平方和を求める関数も紹介しておきます(図 0-12)。サンプルから計算した結果なので，いくつかある選択肢の中から○○○. S となっているほうを使ってください。あまり馴染みのない DEVSQ 関数については計算過程を示しました。C 列は 10 個のデータの平均値，D 列は各データの平均値からの偏差，E 列は偏差の二乗，F 列は偏差の二乗をすべて足し込んだものです。定義どおりに計算した F 列の値は，当然ですが DEVSQ 関数が示した値と一致しています。分散と標準偏差については自分で計算してみてください。自信につながると思います。

2 正規分布と標準偏差

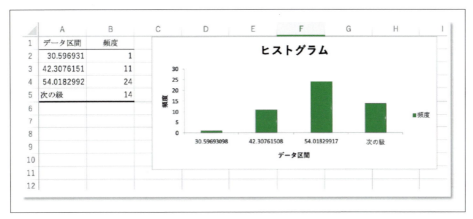

図 0-11　完成したヒストグラム（デフォルト状態）

	A	B	C	D	E	F
1	No.	データ	平均値	偏差	偏差の二乗	偏差平方和
2	1	80.4		0.1400	0.0196	
3	2	78.2		-2.0600	4.2436	
4	3	80.1		-0.1600	0.0256	
5	4	77.1		-3.1600	9.9856	
6	5	79.6	80.2600	-0.6600	0.4356	34.2040
7	6	80.4		0.1400	0.0196	
8	7	81.6		1.3400	1.7956	
9	8	79.9		-0.3600	0.1296	
10	9	84.4		4.1400	17.1396	
11	10	80.9		0.6400	0.4096	
12	平均値=AVERAGE(B2:B11)	80.2600		0.0000		
13	標準偏差=STDEV.S(B2:B11)	1.9495				
14	分散VAR.S(B2:B11)	3.8004				
15	偏差平方和DEVSQ(B2:B11)	34.2040				

図 0-12　偏差平方和の算出過程とよく使う統計関数

2.6　中央値と最頻値

　平均値と聞いてイメージするのは分布の中心位置です。少なくとも分布の中心を表す代表であってほしいです。でもヒストグラムを描いてみると，どう見ても「左右対称の釣鐘状の分布」とは言えないものに巡り合うことがあります。そのような場合は，今まで用いてきた平均値はあまり使い物になりません。場合によってはミスリードを引き起こしてしまいます。例えば年間所得の分布です（図 0-13）。腹立たしいですが，少数の高額所得者のせいで（怒）平均値（英語では Mean と言います）は 552 万円と分布の中心とは言い難いほど右側に移動しています。

13

第 0 章　統計の基礎

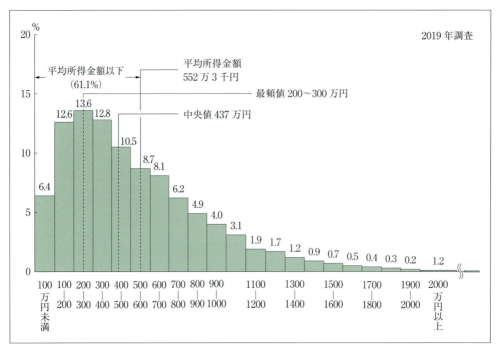

図 0-13　年間所得の分布
(厚生労働省「2019年国民生活基礎調査の概況」p.9 より一部改変)

　なので，数値だけを見て「自分は平均以下だ(泣)」と落ち込むわけです。このような場合は順位で評価するほうが良いでしょう。順位が真ん中の人の年収(437万円)をその集団の平均的な年収とするほうが現実的でしょう。サンプル数が100人だったら，50番目と51番目の平均値をとります。こうすることで，イーロン・マスク氏の悪影響を受けなくなります。このような指標を**中央値**とか**メジアン**(Median)と呼んでいます。数式表現は$\tilde{x}$のようになります。

　しかし，メジアンでもまだ納得がいきません。だって，一番のボリュームゾーン(所得が200万円～300万円)はもっと下なのですから。分布を代表する中心位置はやはり最大のボリュームゾーンとすべき，という意見だってわかります。そのような場所を**最頻値**と言います。英語だと**モード**(Mode)と言います。$\bar{x}$や$\tilde{x}$のような数式表現を筆者は見たことがありません。
　ちなみに，分布の中心を表す3つの指標の覚え方ですが，右から順に Mean, Median, Mode です。アルファベットでソートした順番になると覚えましょう。

　分布が正規分布とみなせない場合，標準偏差もその定義式から想像できるように，当てになりません。同様に信頼区間も当てになりません。そのような場合は何らかの数値変換をすると良いです。本書では数値変換が必要な場合のところで解説しています。

2.7 平均値の95%信頼区間

2.7.1 平均値のばらつき

　1錠含量の母平均が100%，母標準偏差が2%のロットからランダムに10錠ずつ選んで，サンプル平均値を求めることを延々と繰り返し，サンプル平均値のヒストグラムを描いたらどのような形になると思いますか？　まずは想像してみてください。1錠だけであれば103%以上の錠剤がサンプリングされるのはそれほど珍しいことではありません。しかし，3錠の平均が103%以上になるためには，3錠とも103%近辺からサンプリングされなければなりません。3錠のうち，1錠でも95%辺りからサンプリングされたら，せっかく103%付近で踏ん張っていたのに，一気に中央に引き寄せられてしまいますからね。なので，1錠のときよりもハードルがやや高くなります(図0-14)。平均値が分布の端っこに居座るのはかなり難しいことなのです。

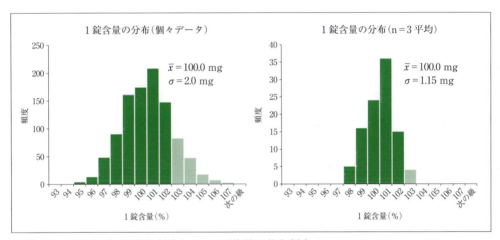

図0-14　個々のデータ分布(左)とn＝3平均値の分布(右)

　さらに10錠の平均となったら，平均値が103%以上に居続けることは困難を極めるでしょう。以上のイメージから想像できるように，サンプルの平均値はn数が多くなればなるほど，ロット全体の平均値(すなわち母平均)に近づいてくるのです。なので，10錠の平均値のヒストグラムは，図0-15のように母平均の近傍でスリムな形になります。

第 0 章　統計の基礎

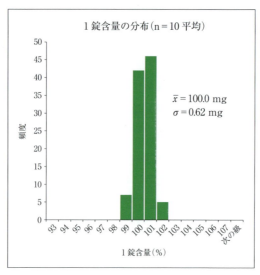

図 0-15　n＝10 平均の分布

　さて，平均値のヒストグラムも正規分布しているように見えます。それでは試しに平均値のばらつきを求めてみましょう。平均値の一つひとつを個々のデータと考えて，そのばらつきを「標準偏差を求める要領」で算出することは可能です。ただし，名称は**標準誤差**というものに変わります。なぜ誤差という呼び名になったのでしょうか？　平均値の標準偏差について考える前に，サンプルの平均値そのものについて深堀りしてみましょう。

2.7.2　サンプルの平均値とは母平均の推定値のこと

　結構見失いがちなことなのですが，われわれがサンプルを取って平均値を求めるのは，試験サンプルの平均値を求めるのが目的ではないのです。「1. 統計って何？」のところでも述べましたが，サンプルの試験結果から，試験をしなかったその他大勢（例えばロットの全体像）を推定するためなのです（図 0-16）。なので，試験サンプルの平均値を求めるということは，ロット全体の平均値（母平均と呼びます）を推定していることに他ならなかったのです。1 回目の試験と 2 回目の試験とでは得られる平均値が微妙に違います。換言すると，母平均の推定値が 1 回目と 2 回目とで微妙に異なっていたということです。なので，サンプル平均値のばらつきは，母平均を推定したときの推定誤差だったのです。計算方法は同じでも，計算結果が意味するものは異なっているので，標準偏差ではなく，**標準誤差**という名称が与えられたのです。英語でいうと Standard Error となり，頭文字をとって **SE** で表すことが多いです。

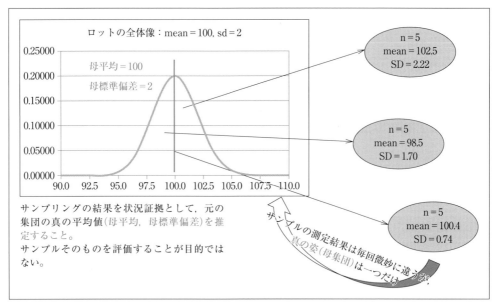

図0-16　母集団とサンプルの関係（図0-1再掲）

　標準誤差(SE)はサンプルの平均値を延々と求め続けなければ求まらないかというと，そうではありません。個々のデータのばらつきが大きければ，同じn数の平均値でもばらつきは大きくなりそうですね。実は標準偏差(SD)と標準誤差(SE)の間にはこんな関係があるのです。

$$SE = \frac{SD}{\sqrt{n}}$$

　式をじっと眺めてください。標準偏差(SD)が同じであっても，サンプル数nが増えると標準誤差(SE)が小さくなっていくことに気がつくでしょう。精度よく推定しようと思ったらn=2よりもn=3のほうがよいですし，n=10ならさらによいですね。直感的にも理解できるかと思います。母平均の推定誤差(推定精度)は大元のデータのばらつき(標準偏差)が小さいか，サンプル数nを大きくすればよくなるという感覚とドンピシャです。

第0章　統計の基礎

2.7.3　誤差を使いこなす(信頼区間の計算)

　母平均がどこにあるかは，推定するたびに微妙に異なります。したがってピンポイントでの話ができないので，幅を持たせて話すしかありません。これが母平均の信頼区間になるのです。同じサンプルの試験を何回か繰り返したとして，本音を言えば毎回同じ値になってほしいのに，結果は毎回微妙に異なることでしょう。実験で求めたのは(神様だけが知っている)母平均の推定値だからです。なので，信頼区間が登場してくるという次第です。

　さて，正規分布の説明のところで「覚えておくと便利な数値」の話をしました。平均値$\pm 2\sigma$の範囲に全体の約95%が含まれています。このヒストグラムが個々のデータではなく平均値で作られていたら，母平均の推定がどの程度のばらつきで行われたかを表すヒストグラムになります。そして$\pm 2SE$の範囲は正解率約95%の範囲だということになります。「約」ではないもう少し正確な範囲は± 1.96になります。ここから母平均の95%信頼区間のイメージは以下のように表すことができます。

95%信頼区間のイメージ＝サンプルの平均値$\pm 1.96 \times SE$

　これはあくまでもイメージですよ。正しい信頼区間はこれよりもちょっとだけ複雑になります。犯人は標準偏差です。サンプルの平均値はn個の平均値であり，これは毎回微妙に異なっていました。標準偏差もn個のサンプルから計算で求めるので，毎回微妙に異なります。今回はたまたま「ばらつきが小さかった」「大きかった」などが起こります。そして，サンプルから求めた標準偏差も「データ数が多いと真の標準偏差(母標準偏差と呼びます)に近づいていく」という性質があります。これは平均値の場合と同じです。n数が大きいということは，推定を行う上では絶対的なアドバンテージになるのです。ということでn数が小さいと曖昧さが増すため，推定にはそれなりの保険を掛ける必要がでてきます。保険は悪いことが起きたときに備えるものなので，真の標準偏差はデータから求めた値よりも大きいかもしれない…という場合に備えるわけです。そのために± 1.96をデータ数に応じて大きくしてあげるのです。その表を**t分布表**といいます。t分布表はデータ数(実際は，自由度n−1)を縦軸に，危険率(両側確率と表現されることもある)を横軸にしたクロス表の形で用意されています。危険率と信頼度は表裏一体なので，95%信頼区間を求めるときは危険率5%を用います(表0-2)。

2　正規分布と標準偏差

表0-2　t分布表

自由度	両側確率または危険率								
	0.50	0.40	0.30	0.20	0.10	0.05	0.02	0.01	0.001
1	1.000	1.376	1.963	3.078	6.314	12.706	31.821	63.657	636.619
2	0.816	1.061	1.386	1.886	2.920	4.303	6.965	9.925	31.599
3	0.765	0.978	1.250	1.638	2.353	3.182	4.541	5.841	12.924
4	0.741	0.941	1.190	1.533	2.132	2.776	3.747	4.604	8.610
5	0.727	0.920	1.156	1.476	2.015	2.571	3.365	4.032	6.869
6	0.718	0.906	1.134	1.440	1.943	2.447	3.143	3.707	5.959
7	0.711	0.896	1.119	1.415	1.895	2.365	2.998	3.499	5.408
8	0.706	0.889	1.108	1.397	1.860	2.306	2.896	3.355	5.041
9	0.703	0.883	1.100	1.383	1.833	2.262	2.821	3.250	4.781
10	0.700	0.879	1.093	1.372	1.812	2.228	2.764	3.169	4.587
20	0.687	0.860	1.064	1.325	1.725	2.086	2.528	2.845	3.850
30	0.683	0.854	1.055	1.310	1.697	2.042	2.457	2.750	3.646
40	0.681	0.851	1.050	1.303	1.684	2.021	2.423	2.704	3.551
50	0.679	0.849	1.047	1.299	1.676	2.009	2.403	2.678	3.496
60	0.679	0.848	1.045	1.296	1.671	2.000	2.390	2.660	3.460
120	0.677	0.845	1.041	1.289	1.658	1.980	2.358	2.617	3.373
99999	0.674	0.842	1.036	1.282	1.645	1.960	2.326	2.576	3.291

　t分布表の値は統計数値表には必ず載っていますが，今はExcelでも簡単に得ることができます。例えば，自由度5のときの危険率5%のt値は次のように求めます。

t 値 $= T.Inv.2T$（危険率，自由度）

　　$= T.Inv.2T(0.05, 5) = 2.571$

ということで，95%信頼区間の定義式は次のようになります。対象が平均値なので，平均値のばらつきである標準誤差を用いているところにも注目してください。

95% 信頼区間 = 平均値 $\pm T.Inv.2T(0.05, \text{自由度}) \times$ 標準誤差

　母平均の95%信頼区間をざっくりと表現すると「95%信頼区間＝出た目の平均値±$2SE$」となります。このイメージで覚えておくとよいでしょう。

19

2.7.4 信頼区間の本当の意味合い

さて，ようやく信頼区間の計算ができるようになりましたので，信頼区間の性質を解きほぐしていきましょう。やることは簡単です。データを10個ずつランダムに選んで，平均値と標準偏差を求めれば，95%信頼区間を1つ求めることができるので，これを延々と繰り返すだけです。実際にやってみましょう。

Excelの分析ツールの中に乱数の発生機能があります。乱数とは何の脈絡もない数字がでたらめな順番で出てくるものです。乱数も色々と種類があるのですが，ここでは正規乱数を選びます。正規乱数とは，でたらめな数字ではあるけれども「全部を集めてヒストグラムを描くと正規分布になっている」というものです。Excelのインターフェースは図0-17のようになっていて，変数の数(V)は横方向に何個出したいか，乱数の数(B)は縦方向に何個出したいかを入力するところです。この例だと横方向に10個，縦方向に100個なので合計1000個の乱数が出てくることになります。そして最終的には正規分布する乱数が発生されます。このとき，平均値と標準偏差の大きさはわれわれが指定できるのです(便利ぃ！)。この例では平均値は100，標準偏差は2としました。それともう1つ，Excelはコンピュータプログラムで乱数を発生させるので，基本，毎回同じ順番で同じ数字が出てきます。これではでたらめにならないので，出てくる数字をどこから表示するかも指定する必要があります。これをランダムシードと呼び，5桁以下の整数で指示することになっています。本当にそうなの？と思われる方は，出てきた1000個の乱数を対象にしてヒストグラムを作ってみてください。そこそこキレイな正規分布になっていることが確認できるでしょう。また，1000個の乱数の平均値と標準偏差も計算してみてください。

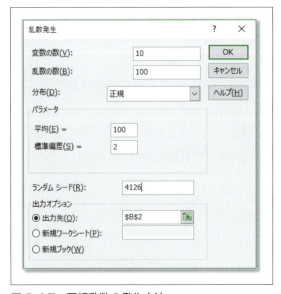

図 0-17　正規乱数の発生方法

ほぼ指示どおりの値になっていると思います。

　ここで，われわれはこの乱数が正規分布することだけは知っているけれど，平均値と標準偏差はわからないという立場をとってみましょう。われわれが生産現場で製品試験をするときは，例えばそれが1錠含量であるならば，分布が正規分布することは生産プロセスを知っていれば想像に難くありません。ただ，出来上がった製品の真の平均値や標準偏差はわかりません。n＝10のサンプルから（得られた状況証拠から）推定するしか方法はないのです。じゃあ，この推定方法がどのくらい信用できるかを見てみようじゃありませんか。正規乱数はこのチャレンジにうってつけの機能なのです。横方向n＝10の数値は平均値100，標準偏差2の正規分布からのランダムサンプリングをシミュレートしたものになります。ここから95％信頼区間を計算することは，今のみなさんなら朝飯前。しかも真の平均値が100であることも知っているので，計算された95％信頼区間が正しかったか否かだって簡単にわかります。ということで，1錠含量のn＝10の測定を1000回行ったとき（データ数は10×1000＝10,000個！）の95％信頼区間を求めたのが図0-18になります。

No.	x1	x2	x3	x4	x5	x6	x7	x8	x9	x10	平均(n=10)	SD(n=10)	t(0.05, 9)	95%CI幅	95%LCI	95%UCI
1	99.6	100.6	96.1	95.9	96.4	101.7	98.0	99.5	99.4	101.7	98.9	2.2	2.262	1.576	97.3	100.4
2	100.3	99.5	100.8	99.7	103.6	100.6	97.1	101.9	100.5	100.3	100.4	1.7	2.262	1.186	99.3	101.6
3	96.2	98.7	98.7	96.4	99.0	100.1	103.5	100.6	100.3	101.6	99.5	2.2	2.262	1.577	97.9	101.1
4	103.1	99.8	98.0	94.2	95.2	102.4	100.4	96.9	103.3	100.9	99.4	3.2	2.262	2.315	97.1	101.7
5	99.9	98.9	98.1	101.7	101.4	96.4	98.6	100.1	99.8	99.7	99.5	1.6	2.262	1.109	98.4	100.6
6	99.6	98.9	103.3	99.9	102.4	101.1	99.5	98.8	102.3	102.2	100.8	1.7	2.262	1.183	99.6	102.0
7	102.0	100.6	98.5	98.2	100.5	102.4	100.7	98.9	103.4	99.0	100.4	1.8	2.262	1.265	99.1	101.7
8	98.7	96.7	98.8	100.5	100.8	103.1	101.0	103.4	96.8	99.1	99.9	2.3	2.262	1.657	98.2	101.5
9	101.2	100.8	101.2	100.9	100.0	103.0	99.3	97.5	100.2	100.2	100.4	1.4	2.262	1.015	99.4	101.5
10	100.8	100.0	98.1	101.1	99.2	99.9	105.1	101.8	100.2	100.8	100.7	1.8	2.262	1.316	99.4	102.0
11	98.8	100.1	99.1	96.4	100.2	101.0	98.2	100.0	100.9	101.7	99.6	1.6	2.262	1.126	98.5	100.8
12	101.9	103.2	99.3	98.5	100.1	103.2	98.9	97.2	100.5	101.6	100.4	2.0	2.262	1.457	99.0	101.9
13	98.2	96.0	99.3	100.0	101.7	100.6	102.5	102.3	97.3	101.3	99.9	2.2	2.262	1.569	98.4	101.5
14	97.7	104.4	100.6	100.6	101.0	98.9	100.1	96.3	101.2	101.8	100.3	2.2	2.262	1.605	98.7	101.9
15	103.4	97.3	98.9	99.9	98.9	100.6	103.6	103.2	98.8	100.4	100.4	2.2	2.262	1.599	98.8	102.0
16	101.4	100.0	99.5	102.2	102.3	100.3	104.6	101.8	101.2	95.3	100.8	2.4	2.262	1.721	99.1	102.6
17	98.2	95.7	100.3	94.8	98.1	99.6	98.2	100.6	96.6	99.7	98.2	2.0	2.262	1.406	96.8	99.6
18	96.7	102.2	101.8	98.5	99.8	97.4	99.7	99.5	100.3	98.7	99.5	1.7	2.262	1.235	98.2	100.7
436	99.1	100.5	97.8	97.4	99.3	102.3	100.0	100.1	99.1	105.0	100.1	2.2	2.262	1.589	98.5	101.6
437	102.5	100.0	99.5	97.5	99.7	100.8	99.8	102.6	99.7	98.0	100.0	1.6	2.262	1.179	98.8	101.2
438	102.7	102.9	101.9	99.5	101.9	99.8	99.0	101.6	102.3	101.4	101.3	1.4	2.262	0.971	100.3	102.3
439	97.6	99.1	99.1	99.3	102.4	100.5	100.2	99.5	98.5	100.4	99.7	1.3	2.262	0.928	98.7	100.6
440	100.4	99.7	103.2	101.4	101.9	102.3	97.8	99.1	101.8	100.8	100.8	1.6	2.262	1.164	99.6	102.0
441	98.7	100.6	101.4	101.6	100.1	101.1	95.2	104.4	99.1	99.7	100.2	2.4	2.262	1.693	98.5	101.9
442	98.4	100.1	100.4	99.7	96.8	101.4	98.7	102.1	100.6	101.4	100.0	1.6	2.262	1.159	98.8	101.1
443	95.1	95.9	97.5	100.8	101.0	102.3	102.7	103.5	102.9	100.3	100.2	3.0	2.262	2.146	98.0	102.3
444	95.5	98.8	105.1	100.3	99.8	98.0	98.9	103.3	100.1	99.8	99.8	2.7	2.262	1.937	97.9	101.8
445	99.9	98.8	99.2	102.0	100.0	101.0	97.3	99.3	101.2	100.9	100.0	1.4	2.262	0.991	99.0	100.9
446	99.8	100.3	98.0	97.4	99.6	99.5	97.5	97.6	98.9	98.6	98.6	1.1	2.262	0.808	97.8	99.4
447	98.8	98.2	101.5	100.5	103.8	98.9	100.9	100.5	102.1	100.8	100.2	2.0	2.262	1.401	99.4	102.2
448	101.6	102.5	100.0	98.8	100.4	95.8	99.3	102.0	98.7	102.6	100.2	2.1	2.262	1.534	98.7	101.7
449	99.1	98.5	101.2	97.6	97.0	103.7	99.1	100.4	101.3	98.0	99.6	2.1	2.262	1.472	98.1	101.0

図0-18　95％信頼区間のシミュレーション結果（抜粋）

出た目の平均値と出た目の標準偏差は1000回のトライアルごとに異なっています。これは当然ですね。一方，保険としてのt値はデータの個数（正しくは自由度）によって決まるので，これは毎回同じ値（t＝2.262）。95%信頼区間の定義式にある±以降の部分を95%CI幅と表現しましたが，これは標準誤差依存なので毎回異なっています。信頼区間の上限下限は各々95%UCL（Upper Confidence Limit），95%LCL（Lower Confidence Limit）で表現していますが，これは出た目の平均値と信頼幅の合計なので，当然毎回異なります。95%信頼区間を95%LCL〜95%UCLと表現しましたが，これが真の平均値である100を含んでいれば正解となります。一方，100を含んでいない「ハズレ」（上の表では網掛け）も散見されました。そして真の平均値である100を含んでいない「ハズレ」の95%信頼区間の数は，この時のトライアルでは95%LCLが100を超えてしまったものが29個，95%UCLが100未満のものが23個でした。両方合わせて52個となります。1000トライアル中の話なので，「ハズレ」の割合は5.2%ということになります。この状況をイメージすると図0-19のようになります。信頼区間は幅ですので，横線で表しました。

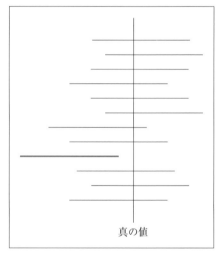

図0-19　95%信頼区間のイメージ図

　図0-19の中で，色太線で示した信頼区間は真の値を含んでいないので「ハズレ」です。信頼区間の説明として「真の値を95%の確率で含む区間」というものがありますが，これは少々言葉足らずです。図0-19をよく見ると，一つひとつの信頼区間は，真の値を含んでいるか否かの二者択一になっています。95%の確率で真の値を含んでいるような「中途半端な信頼区間」はありません。しかし，95%信頼区間を求めるという行為を延々と行うと，その行為回数の95%くらいは真の値をどこかに含んでいましたよね。図0-19でいうと，95%とは横方向の話ではなく，縦方向のことだったのです。じゃあ，今実験で求めた信頼区間（実験は1回なので信頼区間も図中のどれか1個です）を「真の値を95%の確率で含む区間」と表現できないのかというと，そうではありません。実験を行

う前であればどの信頼区間を引き当てるかが確定していないので「真の値を95%の確率で含む区間」という表現は間違いではないです。実験結果が出てしまったらクジを引いた後になるので，目の前の信頼区間はアタリかハズレのいずれかですが，実験者たるわれわれは真の値を知らないので当たっている確率は95%ですとしか言いようがありません。なので，結論的には「真の値を95%の確率で含む区間」となるのです。このややこしさを理解できたら信頼区間マスターです。

2.8 標準偏差の信頼区間

2.8.1 標準偏差のばらつき

標準偏差もサンプルの試験結果から計算するので，同じ母集団であっても観察される標準偏差の値は毎回微妙に異なります。なので，ここでも信頼区間の概念は存在します。ただ，標準偏差のばらつき具合は左右対称ではないので，計算は「出た目±信頼幅」という今までの形は使えません。上下別々に計算することになります。まずは標準偏差のばらつきの形を見てみましょう。

図0-20は母平均=100，母標準偏差$\sigma=2$のときに，n=3およびn=6でサンプリングして標準偏差を求めるということを，延々と10,000回繰り返した結果をヒストグラムにしたものです。発生させた正規乱数とそこから求めた標準偏差は図0-20のようになりました。ちなみに，標準偏差は平均値からのばらつきなので，乱数を発生させたときの母平均の値は，実はまったく反映されて（言い換えると，影響を受けては）いません。

No.	x1	x2	x3	x4	x5	x6	SD(n=3)	SD(n=6)
1	96.3	101.2	100.7	99.4	98.3	99.6	2.68	1.76
2	99.1	97.6	100.3	100.7	100.4	100.2	1.38	1.19
3	100.2	100.6	97.6	104.1	98.9	97.5	1.63	2.47
4	104.3	101.9	102.4	102.0	97.1	98.9	1.26	2.60
5	98.8	94.4	101.0	99.2	98.1	102.6	3.39	2.80
6	100.3	97.7	96.8	98.7	99.1	95.2	1.80	1.79
7	100.5	100.8	98.5	99.1	102.4	97.9	1.28	1.68
8	102.8	103.8	98.6	99.5	101.3	99.0	2.75	2.14
9	100.4	98.7	99.9	100.3	99.4	100.0	0.86	0.63
10	98.0	102.4	99.8	101.5	103.0	100.1	2.31	1.98
11	102.8	100.6	96.5	101.5	98.6	100.8	3.21	2.25
12	101.8	99.8	98.4	98.2	97.7	98.7	1.72	1.50
13	99.6	103.3	99.4	99.4	102.5	101.1	2.20	1.71
14	101.2	99.5	98.8	98.6	102.3	101.4	1.21	1.53
				・・・				
9992	102.8	97.0	105.5	97.2	96.8	98.5	4.37	3.66
9993	98.9	94.3	100.2	101.0	98.5	100.1	3.11	2.42
9994	98.3	102.6	96.8	97.0	97.6	97.6	3.03	2.26
9995	100.9	98.4	100.2	96.8	98.2	100.5	1.30	1.60
9996	100.1	98.0	101.4	96.9	97.4	101.1	1.69	1.95
9997	99.9	104.6	102.9	98.7	99.7	102.2	2.41	2.26
9998	98.8	98.4	99.3	99.8	99.9	99.8	0.47	0.63
9999	100.5	100.2	100.5	98.8	102.6	100.9	0.17	1.23
10000	98.0	98.1	98.4	100.0	103.4	99.1	0.22	2.06

図0-20　標準偏差のシミュレーション結果（抜粋）

23

第0章　統計の基礎

　信頼区間の世界的なスタンダードは95%なのですが，日本薬局方に記載されている分析法バリデーションでは標準偏差は90%信頼区間を推奨しているので，（いつも95%ではつまらないので）特別バージョンとして90%信頼区間で説明します。さて，90%信頼区間とは「最も信頼できそうな90%の範囲」ということになるので，標準偏差のヒストグラムを見ながら両端の各5%を切り落とせば90%信頼区間が求まることになります（図0-21）。大雑把なイメージになるのですが，n＝3の場合は小さいほうは0.50まで，大きいほうは3.50以上を切り落とせば残りが全体の90%になります。比較のためにn＝6の結果も示しておきます。切り落とされた残りの範囲（すなわち90%信頼区間）はn＝3のほうが広くなっています。言い換えると，n＝6のほうが信頼区間幅が狭い，推定精度が良いということになります。やはりn数が大きいということは統計において絶対的なアドバンテージになっているのです。

SD（n＝3）			SD（n＝6）		
標準偏差	頻度	累積頻度	標準偏差	頻度	累積頻度
0.00	0	0	0.00	0	0
0.25	169	169	0.25	1	1
0.50	434	603	0.50	30	31
0.75	700	1303	0.75	177	208
1.00	975	2278	1.00	406	614
1.25	1032	3310	1.25	828	1442
1.50	1065	4375	1.50	1248	2690
1.75	1034	5409	1.75	1537	4227
2.00	924	6333	2.00	1570	5797
2.25	861	7194	2.25	1400	7197
2.50	723	7917	2.50	1064	8261
2.75	550	8467	2.75	745	9006
3.00	449	8916	3.00	494	9500
3.25	354	9270	3.25	293	9793
3.50	269	9539	3.50	122	9915
3.75	172	9711	3.75	56	9971
4.00	111	9822	4.00	15	9986
4.25	66	9888	4.25	8	9994
4.50	43	9931	4.50	3	9997
4.75	26	9957	4.75	2	9999
5.00	25	9982	5.00	1	10000
5.25	8	9990	5.25	0	10000
5.50	6	9996	5.50	0	10000
5.75	1	9997	5.75	0	10000
6.00	0	9997	6.00	0	10000
6.25	3	10000	6.25	0	10000

図0-21　標準偏差の度数分布と分布両端の各5%

　ヒストグラムの形も見てみましょう（図0-22）。ぱっと見，n＝3のほうは左右対称とは言い難いです。n＝6のほうもよ～く見ると若干ですが右側にスソを引いています。ということで，最初に説明したように標準偏差のばらつきのヒストグラムは左右対称ではあ

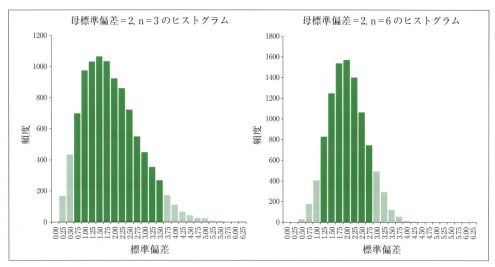

図 O-22　標準偏差のヒストグラムと 90％信頼区間のイメージ

りません。

2.8.2　χ^2（カイ二乗）分布

　標準偏差の信頼区間を求めるための実際の計算は，標準偏差のヒストグラムを使うのではなく，χ^2 分布（カイじじょう分布）と呼ばれるものを使います。まずは教科書的な説明から…

教科書的な説明

$x_1, x_2, \cdots x_n$ が正規分布 $N(\mu, \sigma^2)$ からの n 個の互いに独立なサンプルであるとき，偏差平方和を SS とすると

$$\chi^2 = \frac{SS}{\sigma^2}$$

は自由度 $(n-1)$ の χ^2 分布に従う

　厳密な表現をするとわかりにくいですね。イメージ的には次のように考えればよいです。

　正規分布する集団からランダムに何個かサンプリングして偏差平方和を求める。サンプリングの度に偏差平方和は異なった値をとるので，その偏差平方和を真の標準偏差の二乗で割った結果（χ^2 値）も当然毎回違います。このサンプリングを延々と続けてヒストグラムを描くと χ^2 分布と呼ばれるものになるということです。そしてヒストグラムの形状は自由度によって異なるということです。このシミュレーションも正規乱数の機能を使って 10,000 回行っています。こんな風に行いました。

第 0 章　統計の基礎

　発生させたデータは σ=2 でしたので，毎回の値は次のように計算しています。

$$\chi^2 = \frac{SS}{\sigma^2} = \frac{DEVSQ(データ範囲)}{2^2}$$

　結果を先ほどまでの表に追記しました（図 0-23）。表中では Chisq(n=3)のように表現しています。

No.	x1	x2	x3	x4	x5	x6	SD(n=3)	SD(n=6)	Chisq(n=3)	Chisq(n=6)
1	96.3	101.2	100.7	99.4	98.3	99.6	2.68	1.76	3.59	3.88
2	99.1	97.6	100.3	100.7	100.4	100.2	1.38	1.19	0.95	1.78
3	100.2	100.6	97.6	104.1	98.9	97.5	1.63	2.47	1.33	7.64
4	104.3	101.9	102.4	102.0	97.1	98.9	1.26	2.60	0.79	8.45
5	98.8	94.4	101.0	99.2	98.1	102.6	3.39	2.80	5.74	9.82
6	100.3	97.7	96.8	98.7	99.1	95.2	1.80	1.79	1.62	4.02
7	100.5	100.8	98.5	99.1	102.4	97.9	1.28	1.68	0.83	3.54
8	102.8	103.8	98.6	99.5	101.3	99.0	2.75	2.14	3.79	5.70
9	100.4	98.7	99.9	100.3	99.4	100.0	0.86	0.63	0.37	0.50
10	98.0	102.4	98.9	101.5	103.0	100.1	2.31	1.98	2.67	4.90
11	102.8	100.6	96.5	101.5	98.6	100.8	3.21	2.25	5.15	6.32
12	101.8	99.8	98.4	98.2	97.7	98.7	1.72	1.50	1.47	2.80
13	99.6	103.3	99.4	99.4	102.5	101.1	2.20	1.71	2.42	3.66
14	101.2	99.5	98.8	98.6	102.3	101.4	1.21	1.53	0.73	2.92

図 0-23　標準偏差と χ^2 値のシミュレーション結果

　Chisq(n=3)と Chisq(n=6)の度数分布表とヒストグラムは図 0-24，図 0-25 のようになりました。これが自由度の大きさで変わる χ2 分布の形なのです。

　標準偏差のばらつきのときと同じように，中央の 90% を残すために両端の 5% ずつを切り落としました。χ^2 分布も正規分布とは異なり，左右対称ではなく歪んだ分布になっていることが見てとれるでしょう。歪みかたは n 数が小さいほど極端です。したがって，平均値のように「出た目 ±2σ」では計算できないという次第です。ここまできっちり理解する必要はありません。**ばらつきに関する分布は非対称**ということがイメージとして掴めればそれで十分です。

26

2 正規分布と標準偏差

Chisq (n=3)

データ区間	頻度	累積頻度
0.0	0	0
1.0	4025	4025
2.0	2308	6333
3.0	1475	7808
4.0	833	8641
5.0	507	9148
6.0	363	9511
7.0	192	9703
8.0	119	9822
9.0	64	9886
10.0	39	9925
11.0	27	9952
12.0	21	9973
13.0	9	9982
14.0	10	9992
15.0	4	9996
16.0	1	9997
17.0	0	9997
18.0	0	9997
19.0	2	9999
20.0	1	10000

Chisq (n=6)

データ区間	頻度	累積頻度
0.0	0	0
1.0	400	400
2.0	1101	1501
3.0	1488	2989
4.0	1515	4504
5.0	1293	5797
6.0	1111	6908
7.0	819	7727
8.0	635	8362
9.0	464	8826
10.0	369	9195
11.0	251	9446
12.0	193	9639
13.0	133	9772
14.0	75	9847
15.0	58	9905
16.0	32	9937
17.0	24	9961
18.0	15	9976
19.0	6	9982
20.0	4	9986

図 0-24　標準偏差の 90％信頼区間に対応する χ^2 値の度数分布

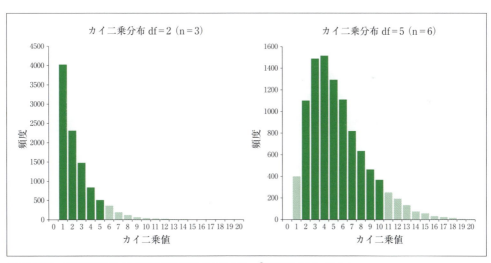

図 0-25　標準偏差の 90％信頼区間に対応する χ^2 値のヒストグラム

第0章 統計の基礎

2.8.3 信頼区間の求め方

本題の標準偏差の信頼区間に戻りましょう。信頼区間の計算方法は教科書的な定義式が出発点になります。欲しいのは神様だけが知っている真の標準偏差 σ なので，以下のように変形します。

$$\sigma^2 = \frac{SS}{\chi^2}$$

ここで，χ^2 分布を利用して（最も信頼できそうにない）左右 5% ずつを切り落とします。この値は正規分布や t 分布と同じように Excel 関数（Chisq.Inv）で求まります。

90% 信頼下限を求めるのになぜ χ^2 は 0.95 という大きいほうの値を使うのか気になる人もいると思いますが，単に割り算の結果が小さくなるほうを用いるためと理解してください。ちなみにギリシャ文字の ϕ はアルファベットの df（Degree of Freedom）と同様に自由度を表すときに使います。この際，慣れ親しんでしまいましょう。

$$\sigma^2_{L90} = \frac{SS}{\chi^2(0.95, \phi)} = \frac{DEVSQ(データ範囲)}{Chisq.Inv(0.95, n-1)}$$

$$\sigma^2_{U90} = \frac{SS}{\chi^2(0.05, \phi)} = \frac{DEVSQ(データ範囲)}{Chisq.Inv(0.05, n-1)}$$

先に述べたように信頼区間の一般的な範囲は 95% です。ここまで読み進められた方には釈迦に説法ですが，標準偏差の 95% 信頼区間を求めるときは，切り落としは左右各々 2.5% です。以下のように χ^2 の確率部分が異なりますので，間違わないようにしてください。

$$\sigma^2_{L95} = \frac{SS}{\chi^2(0.975, \phi)} = \frac{DEVSQ(データ範囲)}{Chisq.Inv(0.975, n-1)}$$

$$\sigma^2_{L95} = \frac{SS}{\chi^2(0.025, \phi)} = \frac{DEVSQ(データ範囲)}{Chisq.Inv(0.025, n-1)}$$

3 相関と回帰

3.1 相関係数とその性質

　相関係数とは身長と体重の関係のように，ペアになって観測されるデータの関連性の強さを表す指標です。図 0-26 のように，変数 x と変数 y の間に正の相関があると，変数 x の値が大きくなるに従い変数 y の値も大きくなっています。もちろん，ばらつきがあるので，まったく矛盾なく連動しているというわけではありませんが，ほぼ連動しています。このようなグラフを**散布図**といい，散布図に最もフィットする直線を**回帰直線**といいます。Excel で散布図を描かせると，頼まなくても回帰直線を表示してくれます。

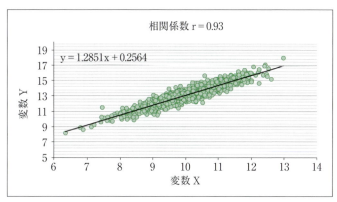

図 0-26　散布図と回帰直線の例

　このグラフを上下方向から眺めてみましょう。x 軸の両端はデータ数がまばらですが，中央付近はデータが多そうです。分布を把握するにはヒストグラムが最適ですので，ヒストグラムを描いてみたら正規分布のような形になりました（図 0-27）。同じ要領で左右方向から眺めると，やはり正規分布の様相を呈していました。このような分布を**二次元正規分布**と呼びます。何だか難しそうな名前ですが，横から見ても縦から見ても正規分布になっている，というものです。高さは紙面からこちらに向かって伸びているとイメージしてください。例えていうなら，鶏のトサカのようなものです。

　さて，正規分布とくれば，次は標準偏差です。データはペアになっているので x と y のデータ数は必ず同じになります。なので，データ数のことは一旦忘れて，標準偏差の定義式の分子の部分（偏差平方和でしたね）で考えます。図 0-28 を見ながら考えます。x 軸方向の偏差平方和 $S(xx)$ と y 軸方向の偏差平方和 $S(yy)$ を見ると，ともに二乗の形になって

第 0 章　統計の基礎

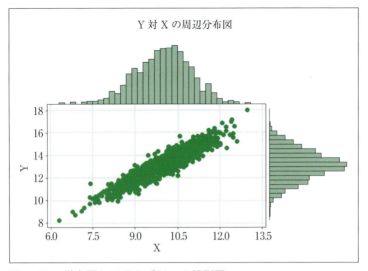

図 0-27　散布図と X および Y への投影図

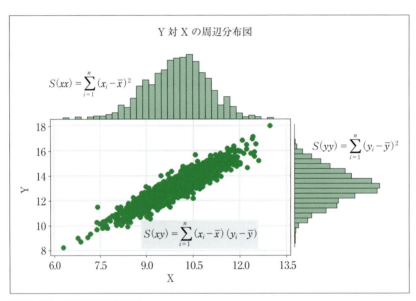

図 0-28　積和の構成原理

います。形式上の話ですが，ペアになっている S(xx) と S(yy) から 1 個ずつ偏差をもってきて掛け合わせたものを作ることができます。これも結果的に二乗の形をしているので何となく整合性が出てきました。これは x と y の関連性の強さを表す新たな指標となり，**積和 S(xy)** と呼ばれています。偏差平方和の親戚です。

　参考のため，以上の説明で出てきた定義式をまとめておきました。

$$S(xx) = \sum_{i=1}^{n}(x_i - \bar{x})^2$$

$$S(yy) = \sum_{i=1}^{n}(y_i - \bar{y})^2$$

$$S(xy) = \sum_{i=1}^{n}(x_i - \bar{x})(y_i - \bar{y})$$

さて，図 0-29 を見ながら積和の性質を見ていきましょう．横軸は x 軸，縦軸は y 軸です．x 方向の平均値は横軸の真ん中あたりにありますので，ここに x の平均値 ($\bar{x}$) のラインを引きます．少々紛らわしいのですが図の中央の縦線がこれに相当します (y 軸のように見えますが，あくまでも ($\bar{x}$) のラインです)．なので，この縦線の右側は x の偏差がプラスになる領域になります．同様に y 方向の平均値 ($\bar{y}$) を引きます．これは横方向に伸びている線です．この横線より上の領域は y の偏差がプラスになる領域です．

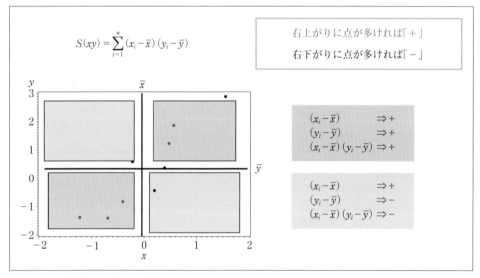

図 0-29　積和 $S(xy)$ の性質

では，積和がプラスになる領域はというと，グレーの領域 (第 1 象限と第 3 象限) です．積和がマイナスになるのは色アミのほうの領域です．グレーの領域に点が多ければ積和はプラスに，色アミの領域に多ければマイナスになります．均等にばらつくと，積和はプラスマイナスで相殺され，ゼロに近づきます．ここで相関係数の定義式を紹介します．

$$\text{相関係数 } r = \frac{S(xy)}{\sqrt{S(xx)}\sqrt{S(yy)}} = \frac{\sum(x_i - \bar{x})(y_i - \bar{y})}{\sqrt{\sum(x_i - \bar{x})^2}\sqrt{\sum(y_i - \bar{y})^2}}$$

分子の部分に着目してください．x と y の積和になっています．よく，関係が右上がりなら相関係数はプラス，右下がりならマイナスと聞きますが，これは積和が支配していた

のです。分母はどう転んでもプラスにしかなりません。そしてxとyに相関がないとき，測定点は均等にばらつきますので，そのときの積和はゼロに近づき結果的に相関係数がゼロに近づくわけです。ということで，相関係数の支配者は積和であったというお話でした。

ちなみに，相関係数の二乗を**寄与率**といいます…好きですね，二乗が。寄与率は説明力の強さと思ってください。相関係数 r は−1〜+1 の範囲をとるので，寄与率は 0〜1 の間になり，使いやすいです。

さて，xとyに次のような関連があったとします。散布図から，相関の強さがうかがえます。相関係数は 0.98 でした。次に，このデータ群からxが 4.5〜5.5 の範囲のものだけをピックアップしてみました（図 0-30）。回帰統計は Excel の出力ですが，読み方は図0-34（p.35）を参照してください。

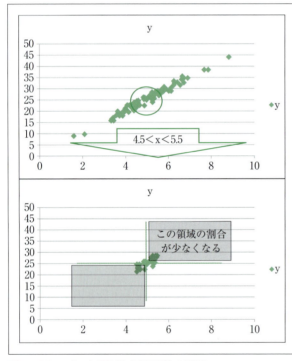

図 0-30　データ範囲と相関係数の関係

見た目もそうですが，相関係数（Excel 出力では重相関 R と表現）は r＝0.845…と低くなりました。xとyの関係はまったく変わっていないにもかかわらず，です。単にデータ範囲を狭めただけです。xとyの間の本質的な関係性は同じであっても，データの範囲が狭くなると相関係数は低くなってしまうのです。なので，必ず散布図を描いて，実態を把握するようにしましょう。ちなみにここで表示される標準誤差とは（日本薬局方の分析法バ

リデーションの解説では残差の標準偏差と呼んでいます), x で y を推定したときの予測誤差の平均的な値で, 上の例では x と y の関係が変わっていないので似たような値になっているのです。数値が微妙に異なっているのはデータ数が異なるためです。

3.2 回帰分析の考え方と結果の見方

x と y の間に直線的な関係が見てとれれば, そこに「最もフィットするような」直線を当てはめることができるでしょう。その直線を回帰直線と言います。早速, 山勘で"エイヤっ"と引いてみましょう。図0-31のようになりました。

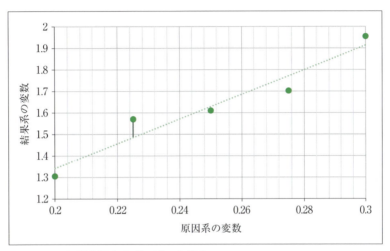

図0-31　回帰直線を直感で引いた場合

このときのわたしたちの頭の中はおそらく平均値を求めるのと同じように「各点からの離れ具合がプラスマイナスで相殺されるようなところがよさそうだ」ではないでしょうか。悪くはありませんが, 統計は二乗がお好き。正しくは次のようになります。

実測値と回帰直線からの乖離(偏差のようなものですが, 残差という別の名前があります)を二乗して足し合わせたものが最小になるように線を引くのです。このようにして直線を求めることを, **最小二乗法**といいます。面倒な計算が必要ですが, ここはコンピュータに任せましょう。傾きと切片が求まります。

> **ひとくちコラム**
>
> 残差という名称は味わい深いです。x 軸の値で y 軸の値を推定したときに実測値と差が出ます。これは回帰直線で説明できなかった残りの差分となります。なので, 残差と呼んでいるのです。

それでは実際に回帰分析をやってみましょう。題材は安定性試験で，経時変化に直線を当てはめてみたものです。全体像を把握するために，まずはグラフ作成です（図 0-32）。

経過月数	定量値（%）
0	99.6
3	96.3
6	102.2
12	98.6
18	97.6
24	92.7
30	93.8
36	96.6
39	90.2

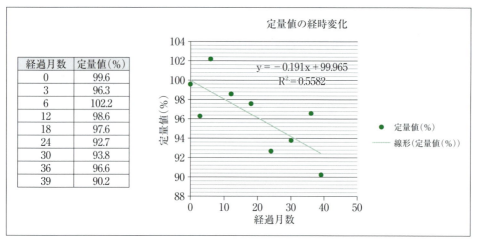

図 0-32　データのグラフ化（散布図作成機能による）

Excel で回帰分析を行うときは，Y 範囲には結果を，X 範囲には原因を入力します。最も重要な注意事項は「定数に 0 を使用」には絶対にチェックを入れないこと。ここにチェックを入れると強制的に原点を通る直線（すなわち，切片は必ずゼロ）を引くという誤りを犯してしまいます。要注意です。詳しくは次項で説明しますが，「残差グラフの作成」には必ずチェックを入れましょう（図 0-33）。

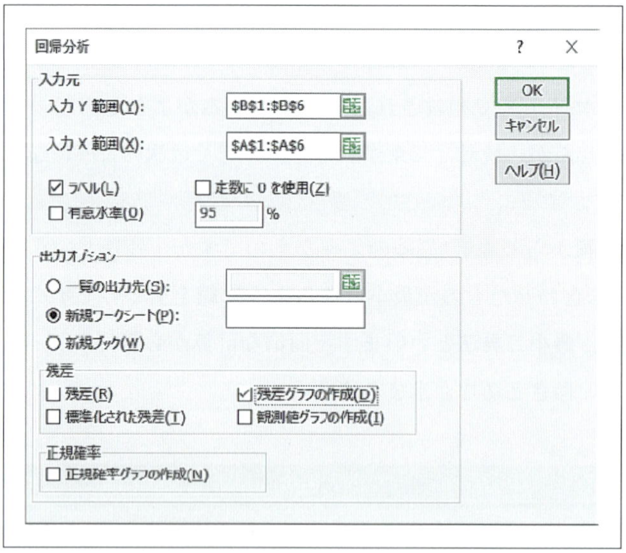

図 0-33　回帰分析の指定方法

Excel は(説明変数が複数ある)重回帰分析にも対応しているので，一般的な表現との対応関係を記載しておきました(図 0-34)。

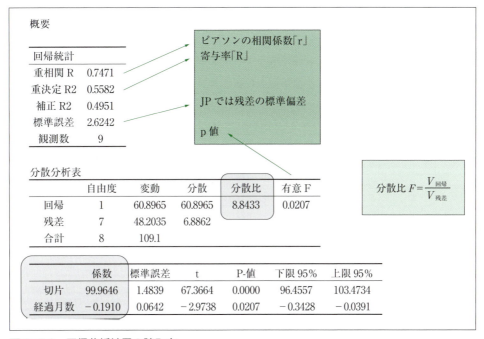

図 0-34　回帰分析結果の読み方

　今は出力表のすべてを理解する必要はありません。用語を知識として知っているだけで十分です。分散分析表にある「変動」とは偏差平方和のことです。偏差平方和(変動)を自由度で割った結果が分散，回帰の分散を残差の分散で割った結果が「観測された分散比」，有意 F となっていきますが，一般的には p 値と呼ばれているものです。なので，回帰の有意 F と Month の P-値(これも普通は小文字で p 値です)は同じ値になっています。ソフトウエアによってこの辺の表現が異なることがありますので，表現のバリエーションに翻弄されないようにしましょう。いろいろ書きましたが重要なのはここから回帰式を書き下せることです。任意の経過月数における定量値の推定式は，網掛け部分の切片と経過月数の傾きを用いて，以下のようになります。

当該経過月の平均値＝99.96－0.19×経過月数

　これによると，イニシャルの推定値は 99.96%，36 カ月での推定値は 93.12% となります。

第 0 章　統計の基礎

3.3 直線性は何で判断すればよいか

　本項は American Statistician という学術雑誌からの引用になります。まずはデータをご覧ください（表 0-3）。x と y のデータが 4 組あります。個々のデータは微妙に異なっていますが，4 組とも x の平均値と標準偏差，y の平均値と標準偏差は同じになっています。ちなみに，オリジナルの論文では標準偏差ではなく偏差平方和になっていますが，ばらつきをイメージしにくいので筆者が標準偏差に置き換えました。

表 0-3　相関と回帰を考察するためのデータ

NO.	pattern 1		pattern 2		pattern 3		pattern 4	
	x1	y1	x2	y2	x3	y3	x4	y4
1	10	8.04	10	9.14	10	7.46	8	6.58
2	8	6.95	8	8.14	8	6.77	8	5.76
3	13	7.58	13	8.74	13	12.74	8	7.71
4	9	8.81	9	8.77	9	7.11	8	8.84
5	11	8.33	11	9.26	11	7.81	8	8.47
6	14	9.96	14	8.10	14	8.84	8	7.07
7	6	7.24	6	6.13	6	6.08	8	5.25
8	4	4.26	4	3.10	4	5.39	19	12.50
9	12	10.84	12	9.13	12	8.15	8	5.56
10	7	4.82	7	7.26	7	6.42	8	7.91
11	5	5.68	5	4.74	5	5.73	8	6.89
mean	9.00	7.50	9.00	7.50	9.00	7.50	9.00	7.50
SD	3.32	2.03	3.32	2.03	3.32	2.03	3.32	2.03

（J.F. Anscombe, Graphs in statistical analysis", The American Statistician, 27, pp.17-21 (1973) より引用）

　まず，相関係数を見てみましょう（表 0-4）。pattern 1～4 まで桁落ちレベルで一致しています。

表 0-4　相関係数の比較

回帰統計（pattern 1）	
重相関 R	0.8164
重決定 R2	0.6665
補正 R2	0.6295
標準誤差	1.2366
観測数	11

回帰統計（pattern 2）	
重相関 R	0.8162
重決定 R2	0.6662
補正 R2	0.6292
標準誤差	1.2372
観測数	11

回帰統計（pattern 3）	
重相関 R	0.8163
重決定 R2	0.6663
補正 R2	0.6292
標準誤差	1.2363
観測数	11

回帰統計（pattern 4）	
重相関 R	0.8163
重決定 R2	0.6664
補正 R2	0.6293
標準誤差	1.2358
観測数	11

次に回帰の分散分析表(表0-5)ですが，これもまったく同じ結果と言ってよいでしょう。

表0-5　分散分析結果の比較

pattern 1	自由度	変動	分散	観測された分散比	有意 F
回帰	1	27.5100	27.5100	17.9899	0.0022
残差	9	13.7627	1.5292		
合計	10	41.2727			

pattern 2	自由度	変動	分散	観測された分散比	有意 F
回帰	1	27.5000	27.5000	17.9656	0.0022
残差	9	13.7763	1.5307		
合計	10	41.2763			

pattern 3	自由度	変動	分散	観測された分散比	有意 F
回帰	1	27.4700	27.4700	17.9723	0.0022
残差	9	13.7562	1.5285		
合計	10	41.2262			

pattern 4	自由度	変動	分散	観測された分散比	有意 F
回帰	1	27.4600	27.4600	17.9795	0.0022
残差	9	13.7456	1.5273		
合計	10	41.2057			

回帰式の傾きと切片はどうでしょうか？　これも桁落ちレベルでまったく同じです(表0-6)。

表0-6　回帰係数の比較

pattern 1	係数	標準誤差	t	p-値	下限95%	上限95%
切片	3.0001	1.1247	2.6673	0.0257	0.4557	5.5444
x1	0.5001	0.1179	4.2415	0.0022	0.2334	0.7668

pattern 2	係数	標準誤差	t	p-値	下限95%	上限95%
切片	3.0009	1.1253	2.6668	0.0258	0.4553	5.5465
x2	0.5000	0.1180	4.2386	0.0022	0.2331	0.7669

pattern 3	係数	標準誤差	t	p-値	下限95%	上限95%
切片	3.0025	1.1245	2.6701	0.0256	0.4587	5.5462
x3	0.4997	0.1179	4.2394	0.0022	0.2331	0.7664

pattern 4	係数	標準誤差	t	p-値	下限95%	上限95%
切片	3.0069	1.1240	2.6751	0.0254	0.4641	5.5497
x4	0.4996	0.1178	4.2402	0.0022	0.2331	0.7662

ということは，この4つのパターンにおけるxとyの関係は全部同じようなものと思いたくなります。念のためグラフを描いてみたら図0-35のような結果でした。

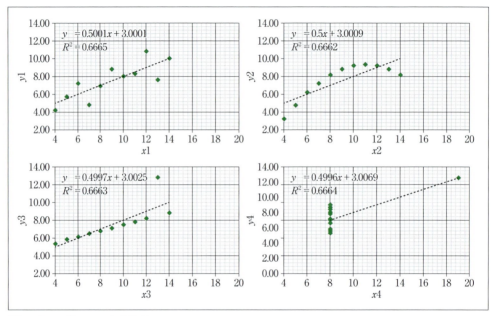

図0-35 グラフによる比較

ビックリです。まったく様相が異なるではありませんか！ この中でまともに相関係数や回帰分析の結果を使えそうなのは，最初のpattern 1くらいです。

・pattern 2は，直線関係というよりは二次曲線のほうがフィットしそうです。
・pattern 3は，1点が異常です。実験のミスか転記ミスなどがありそうです。
・pattern 4は，相関や回帰直線をたった1点が支配しています。この1点が動いたら結果も大きく変わるので，実験そのものが適切ではありません。

3.4 回帰診断

以上のように，相関係数，分散分析，回帰分析だけでは全体像が見えてこないのです。そこで活用してほしいのが回帰診断と呼ばれるものです。方法はいくつかあるのですが，ここでは残差プロットと呼ばれるものを紹介します。残差…回帰直線と実測値の乖離でしたね…。濃度を横軸に，残差の大きさを縦軸にしてグラフを描くのです。Excelで回帰分析を行うときに「残差グラフの作成」にチェックを入れることと言ったのは，残差プロットが欲しかったからです。結果は以下のような感じになりました。

- pattern 1 は特に変なクセはありません。この判断は見た目の感覚で十分です(図 0-36)。

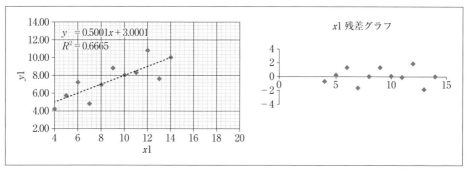

図 0-36　pattern 1 の回帰直線と残差グラフ

- pattern 2 の残差プロットは，クセありです。二次曲線を当てはめたほうが良さそうです(図 0-37)。

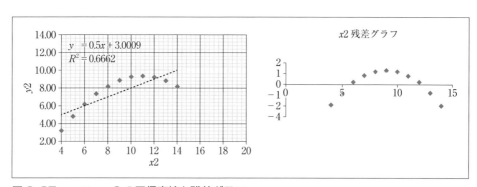

図 0-37　pattern 2 の回帰直線と残差グラフ

- pattern 3 はクセというか，異常点が明らかです。解析の前に転記ミスか実験のミスを疑うべきでしょう(図 0-38)。

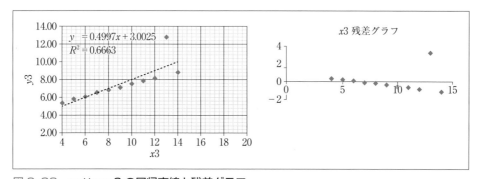

図 0-38　pattern 3 の回帰直線と残差グラフ

- pattern 4 はクセというよりは，実験のデザインとしてダメです。これで相関を論じるのですか？　とツッコミを入れたくなります（図 0-39）。

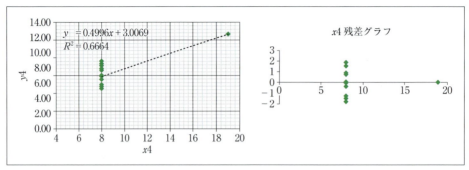

図 0-39　pattern 4 の回帰直線と残差グラフ

ということで，直線性は何で判断すればよいか？　の答えですが，見た目で（視覚的に）判断となりました。随分いい加減なように思われるかもしれませんが，実験データの解析において重要なのは統計ではなく，現象の理解のほうです。まずは，結果をグラフ化して自分が感じ取った論点の客観性を統計で判断するのが良いです。この事例をじっくりと味わってほしいところです。

まとめ

　以上で，本書を読み通すのに必要な基礎は終わりです。基礎と言いながら，かなりの深掘りもしましたので，そのすべてを最初から理解する必要はありません。次章では検定や推定，品質管理の最強ツールである管理図を解説しますが，内容を難しく感じたら，またこの基礎に戻ってみてください。きっと，新しい発見がありますよ。

第 1 章

統計を用いた
品質管理の手法

1. 平均値の差の検定と推定（Student の t 検定）
　1.1　2 群比較の適用場面
　1.2　Excel での解析方法と結果の見方
　1.3　t 検定の中身（等分散を仮定した場合）
　1.4　t 検定の中身（分散が等しくないと仮定した場合）
　1.5　p 値が意味するところ
　1.6　平均値の 95% 信頼区間
　1.7　平均値の差の推定
2. 対応のある差の検定と推定
　2.1　Excel での解析方法と結果の見方
　2.2　対応のある差の信頼区間
　2.3　対応のある t 検定とピアソン相関
3. 一元配置分散分析
　3.1　Excel による一元配置分散分析の方法
　3.2　水準平均の推定
　3.3　水準平均の差の推定
　3.4　t 検定との関係
4. 管理図
　4.1　工程のシミュレーション
　4.2　管理限界線の求め方
　4.3　管理図の性能
　4.4　管理図をうまく使えるかは群分けにあり
　4.5　$\bar{x}-R$ 管理図の弱点をカバーする $\bar{x}-R_s-R$ 管理図とは
　4.6　管理図のまとめ

1 平均値の差の検定と推定（Student の t 検定）

1.1 2 群比較の適用場面

　2 つのグループの平均値(正しくは母平均)に差があるか否かを判断するときに用いられるのが Student の t 検定と呼ばれるものです。しかし現実的には比較が 2 つのグループに限定されることは少なく，複数のグループの平均値を対象にすることのほうが多いと思います。このときに使われるのが一元配置分散分析と呼ばれるものです。さらに一元配置分散分析は 2 群比較にも使えるので，<u>極論すれば t 検定は必要ありません。しかし，t 検定の考え方は一元配置分散分析を理解する基礎になりますので，ここで取り上げた次第です</u>。まずは数値例で見ていきましょう。

　今まで銘柄 A の原料を購入してきましたが，もっと安く納入できる B 社が現れました。可能ならば受入先を変更したいけど，平均値に差があると困るのでこれを判断したい。過去 10 ロット以上のデータを集めた結果は図 1-1 のとおりです。数値だけでは状況が把握できないので，グラフも描いてみました。ぱっと見の印象は，「銘柄 A のほうが高そうだなぁ」ではないでしょうか。しかしグラフを見ると同一銘柄内でもロット間のばらつきは意外に大きく，たかだか 10 ロット程度から得られた平均値(母平均の推定値)にはひょっとしたら差がないかもしれません。ここはやはり客観的な評価が必要になる場面です。

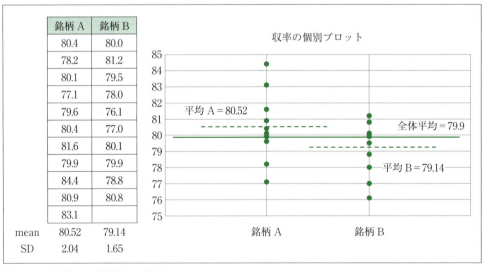

図 1-1　銘柄 A と銘柄 B の比較

1.2 Excelでの解析方法と結果の見方

t検定はExcelでもできるので，まずはExcelに計算してもらいましょう。アドインツールである「データ分析」を使います(図1-2)。

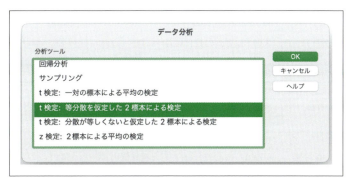

図1-2　Excelにおける解析(手法の選択)

この中にt検定の選択肢は3つありますが，ABの2群比較なので2標本による検定が候補になります。「等分散を仮定した…」と「分散が等しくないと仮定した…」のどちらを使うべきか迷いますので，とりあえず両方やってみましょう。幸い，使い方は同じです。「変数1の入力範囲」に銘柄Aのデータを，「変数2の入力範囲」に銘柄Bのデータを指定します。「仮説平均との差異」には差があるか否かを判別したいので数値の0を入れます。もし差異が1以上あるかを判別したいなら数値の1を入れればよいです(図1-3)。

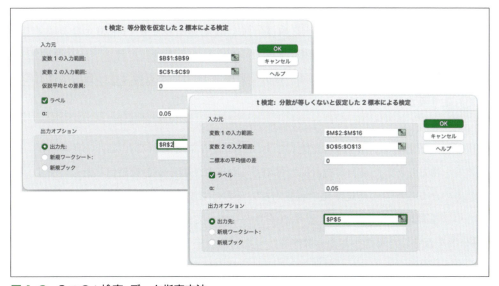

図1-3　2つのt検定 データ指定方法

第 1 章　統計を用いた品質管理の手法

結果は比較しやすいように並べて示しました（図 1-4）。

t- 検定：等分散を仮定した 2 標本による検定	銘柄 A	銘柄 B
平均	80.5182	79.1400
分散	4.1536	2.7338
観測数	11	10
プールされた分散	3.4811	
仮説平均との差異	0.0000	
自由度	19	
t	1.6906	
P(T<=t)片側	0.0536	
t 境界値 片側	1.7291	
P(T<=t)両側	0.1073	
t 境界値 両側	2.0930	

t- 検定：分散が等しくないと仮定した 2 標本による検定	銘柄 A	銘柄 B
平均	80.5182	79.1400
分散	4.1536	2.7338
観測数	11	10
仮説平均との差異	0.0000	
自由度	19	
t	1.7081	
P(T<=t)片側	0.0519	
t 境界値 片側	1.7291	
P(T<=t)両側	0.1039	
t 境界値 両側	2.0930	

図 1-4　2 つの t 検定 結果の比較（等分散 VS 分散が等しくない）

表の 1 行目から，平均，分散，観測数とありますが，これはどちらの検定でも同じ内容です。次は違っていますね。等分散を仮定したほうには「プールされた分散」に数値が入っています。プールされた分散とは，両群のばらつき（分散）を 1 カ所にまとめてしまうということで，分散の平均値みたいなものと理解してください。逆に，分散が等しくないと仮定したほうは，分散の平均を求める合理性がないので空欄になっています。仮説平均との差異は，われわれが入力した数値がそのまま出てきます。

自由度の基本は $n-1$ です。データ数は全部で 21 個あるので $n-1=20$ となるはずですが，表示は 19 となっています。困りました。正しい考え方は，A 群のデータ数は 11 なので自由度は 10，B 群の自由度は 9，合計で自由度 19 というものです。**自由度はどの括りで n とするかを見極めることが重要です**。

次が検定統計量と言われる「t 値」です。これは A 群と B 群の出た目の平均値が，標準誤差を物差しとした場合に統計的にどのくらい離れているかを数値化したものです。標準偏差のところで学んだ規準化の親戚みたいなものです。平均値を対象としているので，ばらつきを標準偏差ではなく，標準誤差で表しているところが大きな違いです。t 値は「等分散を仮定した場合」と「分散が等しくないと仮定した場合」とで微妙に異なっています。これは計算式をみれば雰囲気くらいは感じ取れるでしょう。標準偏差と標準誤差の関係式を思い出しながら読み進めてみてください。

1.3 t 検定の中身（等分散を仮定した場合）

まず，プールした分散を求めます。偏差平方和 S_A と S_B は Excel の DEVSQ（データ範囲）で求まりましたね。自由度は A の自由度と B の自由度を足し合わせて求めます。ちゃんと A 群と B 群の加重平均となっています。

$$
\begin{aligned}
V_{pooled} &= \frac{S_A + S_B}{(n_A - 1) + (n_B - 1)} \\
&= \frac{41.5364 + 24.6040}{(11 - 1) + (10 - 1)} = \frac{66.1404}{19} = 3.4811
\end{aligned}
$$

次は t 値です。この値が大きければ両群の平均値の統計的な距離は大きいということです。

$$
\begin{aligned}
t &= \frac{mean_{(A)} - mean_{(B)}}{\sqrt{V_{pooled}\left(\dfrac{1}{n_A} + \dfrac{1}{n_B}\right)}} \\
&= \frac{80.5182 - 79.1400}{\sqrt{3.4811 \times \left(\dfrac{1}{11} + \dfrac{1}{10}\right)}} = \frac{1.3782}{\sqrt{3.4811 \times 0.1909}} = 1.6906
\end{aligned}
$$

t 値は規準化の親戚みたいなものと書きましたが，t＝1.6906 とは銘柄 A と銘柄 B の出た目の平均値が標準誤差の 1.6906 倍離れている（厳密には自由度に応じた t 分布を用いるので，これはあくまでイメージです）ということです。2σ は離れていないので，両者を区別すべきかは微妙です。

で，ようやく，結論です。これは「P(T<＝t)両側」のところを見ます。昔はこの値を得るのに数値表を使っていましたが，今は Excel の統計関数でも簡単に計算できます。

$$
\begin{aligned}
p &= T.Dist.2T(t\,値,\ 自由度) \\
&= T.Dist.2T(1.6906, 19) = 0.10725
\end{aligned}
$$

$p < 0.05$ ではないので統計的有意ではありません。t 値から感じた印象そのままでしたね。

第 1 章　統計を用いた品質管理の手法

1.4　t検定の中身（分散が等しくないと仮定した場合）

こちらは，A群の標準誤差とB群の標準誤差をちゃんと尊重しています。

$$t = \frac{mean_{(A)} - mean_{(B)}}{\sqrt{\dfrac{\sigma^2_{(A)}}{n_{(A)}} + \dfrac{\sigma^2_{(B)}}{n_{(B)}}}}$$

$$= \frac{80.518 - 79.140}{\sqrt{\dfrac{2.0238^2}{11} + \dfrac{1.6534^2}{10}}} = \frac{1.3782}{\sqrt{0.3776 + 0.2734}} = 1.7081$$

$$p = T.Dist.2T(t値，自由度)$$

$$= T.Dist.2T(1.7081, 19) = 0.1039$$

どちらの方法を選んでも結論に違いはありませんでした。が，場合によっては，片方は有意差あり，もう片方では有意差なしとなることもあるでしょう。実に悩ましいです。

1.5　p値が意味するところ

p値は「もしA群とB群の母平均がまったく同じだったとしたら，出た目が実験結果のようになる確率は如何ほどか？」の確率を表していて，最大で1.000です。したがってこの事例の場合，もしA群とB群の母平均がまったく同じだったとしても，今回くらいの差が出る確率は0.10…（10%）くらいはあるということになります。統計的に意味のある差（統計的有意差とか単に有意差と言うことが多いです）があるか否かの分かれ目は $p=0.05$ です。これは統計的検定が開発されたときからずっと変わりません。なので，高名な学者になるまで異論は唱えないでください。

今回の場合は $p=0.10$…だったので，統計的な差があると言えるレベルまで達していないことになります。ここで勢いあまって両群間に差はない（同じである）と言ってしまったら，それは言い過ぎ（間違い）になります。データ数がもっと多ければ，この程度の差であっても差は存在すると言える可能性が残るからです。言ってみれば証拠不十分，不起訴と同じです。シロが証明されたわけではなく，クロと言えなかったに過ぎません。なので，この時点で言うべきは「両群間に統計的な差があるとは言えない」といった奥歯に物が挟まったような言い方になります。

46

ちなみに,「等分散を仮定した検定」と「分散が等しくないと仮定した検定」のどちらを使うべきかですが,筆者は強い理由がない限り等分散を仮定した検定を使ったほうがよいと考えています。理由は論理的整合性の確保です。t検定の多群拡張版である一元配置分散分析では,すべての群のばらつきは等しいとの前提を置いているからです。

Excelを使った場合,検定はここまでで終了です。平均値の95%信頼区間や,差の95%信頼区間はありませんので,ここから先は手計算が必要です。難しくないので頑張って読み進めてください。ちなみに,統計パッケージを使えば差の推定までやってくれます。さすが専門ソフトです。

1.6 平均値の95%信頼区間

これは基礎編で述べた方法をそのまま使えばよいです。等分散を仮定した場合で解説します。なので,プールした分散を使います。等分散を仮定しない場合は,各群独自の分散を使えばよいです。なお,添え字のU/Lは上限と下限という意味です。

$$\mu_{U/L} = \bar{x}_i \pm t(0.05, \phi_i) \sqrt{\frac{V_{pooled}}{n_i}}$$

例えばA群の95%信頼区間は

$$\mu_{A(U/L)} = \bar{x}_A \pm T.Inv.2T(0.05, \phi_A) \times \sqrt{\frac{V_{pooled}}{n_A}}$$

$$= 80.5182 \pm 2.2281 \times \sqrt{\frac{3.4811}{11}} = 79.2648,\quad 81.7716$$

1.7 平均値の差の推定

差の信頼区間は,平均値の信頼区間と同じような計算で求まります。ただ,平均値の信頼区間そのものが曖昧さを持っているで,曖昧なもの(A群の平均値)と曖昧なもの(B群の平均値)の差は,もっと曖昧になってしまいます。ということで,差のばらつきは両者を足し合わせたものになります。

これも等分散を仮定したほうの結果を用いて計算してみます。差の記号はギリシャ文字のδ(英語のDifferenceの頭文字Dが由来)で表します。

第 1 章　統計を用いた品質管理の手法

$$\delta_{U/L} = (\bar{x}_A - \bar{x}_B) \pm t(0.05, \phi) \sqrt{\left(\frac{V_{pooled}}{n_A} + \frac{V_{pooled}}{n_B}\right)}$$

$$= (80.52 - 79.14) \pm T.Inv.2T(0.05, 19) \times \sqrt{\left(\frac{3.4811}{11} + \frac{3.4811}{10}\right)}$$

$$= 1.38 \pm 2.0930 \times \sqrt{0.3164 + 0.3481} = 1.38 \pm 1.71$$

$$= -0.33, \quad +3.09$$

　差の 95% 信頼区間は -0.33 から 3.09 となりました。すなわち，差の母平均はマイナスかもしれないし，プラスかもしれないということです。どちらかが大きいとか小さいとか断言できない状態ということなので，統計的有意差がないとした検定結果 p = 0.1073 と矛盾はありません。ここからは想像してください。95% 信頼区間のどちらから 0.000 だった場合は差の大小が確定するし，そのときはドンピシャで p 値 = 0.05 になります。

48

2 対応のある差の検定と推定

2.1 Excelでの解析方法と結果の見方

t検定の中に「一対の標本による平均の検定」というのがありました（図1-5）。これはAB2群比較ではあるけれど，データに対応がある場合の特別バージョンです。というか，studentのt検定とはまったくの別物なのです。

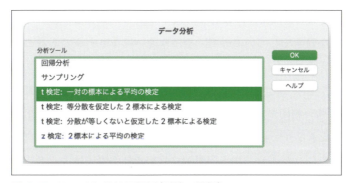

図1-5　Excelにおける解析（手法の選択）

早速，数値例を見てみましょう。課題は以下です。

> 成分Xの含量を精密法（A法），簡易法（B法）で比較した。両者の差が「多く見積もっても0.02%以下であれば」日常試験として簡易法を採用したい。採用できるか？

これは単に検定すれば済む話ではなく，差の95%信頼区間が0.02%を超えているかどうかまで判断を迫られているわけです。

このデータをどのようなグラフにするか，実験科学者としてのセンスが問われるところです。先ほどまでの例にならえば図1-6のようになるでしょうか…。ぱっと見の印象は，違いはなさそうだ，になるでしょう。これを普通に「等分散を仮定したt検定」にかけることは，もちろんできます。

49

第 1 章　統計を用いた品質管理の手法

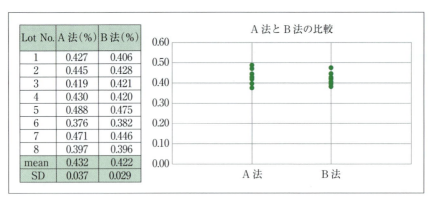

図 1-6　精密法(A法)と簡易法(B法)全体的な比較

　でも，せっかく同じロットで A 法と B 法で測定しているので，対応関係を考慮した方法で比較するのがよさそうです。筆者なら図 1-7 のようにします。グラフから，A 法とB 法は同じような動きをしているので，やはり違いはなさそうであることはわかりますが，図 1-6 のグラフよりも情報量が多いように感じませんか？　ロットの如何に関わらずA 法と B 法は近い値を出していることがわかります。ここからさらに踏み込んで，A 法と B 法の間には強い相関がありそうだ，ということも想像できます。出た目の差は小さいので有意差はなさそうにも見えます。最初のデータ表からここまでの考察ができるとよいですね。ちなみに，<u>A 法 B 法で各々単独に求めた標準偏差はよく考えてみるとロット間のばらつきも反映していますが，「ロットごとに求めた差」の標準偏差は純粋に方法間の差のばらつきだけです。</u>ここ，重要なポイントです。

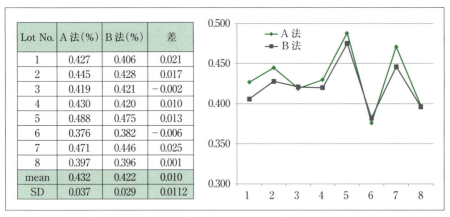

図 1-7　精密法(A法)と簡易法(B法)のロットごとの比較

　Excel の使い方はまったく同じです。等分散を仮定したものと比べてみましょう(図 1-8)。

2 対応のある差の検定と推定

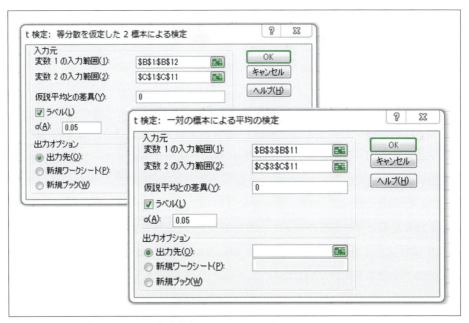

図 1-8　解析パラメータの入力（手法に関わらず同じ）

結果の出力（図 1-9）も似たようなものですが，着目すべき違いのところに網かけをしています。また，自前で計算した差の信頼区間も追記しておきました。

t-検定：一対の標本による平均の検定ツール		
	A法(%)	B法(%)
平均	0.4316	0.4218
分散	0.0013	0.0009
観測数	8	8
ピアソン相関	0.9667	
仮説平均との差異	0	
自由度	7	
t	2.4842	
P(T<=t) 片側	0.0210	
t 境界値片側	1.8946	
P(T<=t) 両側	0.0420	
t 境界値両側	2.3646	
差の大きさ(A-B)	0.010(%)	
差の 95% 信頼上限	0.0192(%)	
差の 95% 信頼下限	0.0005(%)	

t-検定：等分散を仮定した 2 標本による検定		
	A法(%)	B法(%)
平均	0.4316	0.4218
分散	0.0013	0.0009
観測数	8	8
プールされた分散	0.0011	
仮説平均との差異	0.0000	
自由度	14	
t	0.5966	
P(T<=t) 片側	0.2801	
t 境界値片側	1.7613	
P(T<=t) 両側	0.5603	
t 境界値両側	2.1448	
差の大きさ(A-B)	0.0099(%)	
差の 95% 信頼上限	0.1519(%)	
差の 95% 信頼下限	−0.1321(%)	

図 1-9　2 つの t 検定 結果の比較（一対の標本 VS 等分散）

まず，一対の標本によるほうには「ピアソン相関」なる数値が出ています。これはいわゆる相関係数のことです。グラフを見たときに A 法と B 法の間の相関は高そうだと，つい口走ってしまいましたが，あながち勇み足ではなかったようです。最も大きな違いは自

第 1 章　統計を用いた品質管理の手法

由度です。「一対の標本」のほうは自由度＝7 です。これは解析しているデータがロットごとに算出した A 法と B 法の差だからです。差のデータ数が 8 なので，自由度が 7 になったというわけです。

　そして p 値にも大きな違いがありました。「一対の標本」のほうは p＝0.0420 と統計的な差がありました。グラフを見ると，A 法のほうが多くのロットで高めの値を出していましたが，これが効いたのですね。一方，「等分散を仮定」したほうでは p＝0.5603 と差があるとは言えないという結果でした（最初に描いたグラフからイメージしたとおりの結果だと思いませんか？）。

　これだけを見ると，等分散を仮定した検定結果で（統計的有意差がなかったという消極的な理由で）B 法を採用できると結論する人がいるかもしれません。でも，p＞0.05 ということは証拠不十分で不起訴と同じなので，A 法と B 法が同等というわけではありません。実験誤差が大きいほど差の検出力は低くなるので，ばらつきの大きい雑な実験（ロット間のばらつきも含める）をしたほうが得という，科学者としてあり得ない態度を許すことになってしまいます。こんなまやかしは信頼区間を計算するとすぐに崩れますけどね。対応関係を考慮しなかった場合，差の 95% 信頼区間は－0.132（%）～0.152（%）となり，B 法の採用条件である「差はせいぜい 0.02% 以下」という条件をクリアできません。

2.2　対応のある差の信頼区間

　では，A 法と B 法の間に統計的有意差が見られた「一対の標本」における差の信頼区間の算出に入ります。初お目見えの記号は次の 2 つ，$\bar{d}$ は出た目の差の平均値，δ は仮説平均との差異（この場合はゼロ）です。あとは今までの流れで解読できると思います。

$$t = \frac{\bar{d} - \delta}{\sqrt{V_d / n}}$$

$$= \frac{0.010 - 0.000}{\sqrt{0.000126/8}} = 2.4842$$

$$p = T.Dist.2T(t, \phi)$$

$$= T.Dist.2T(2.4842, 7) = 0.042$$

$$\delta_{U/L} = \bar{d} \pm t(0.05, \phi) \times \frac{\sigma_d}{\sqrt{n}}$$

$$= 0.010 \pm T.Inv.2T(0.05, 7) \times \frac{0.0112}{\sqrt{8}}$$

$$= 0.010 \pm 2.365 \times 0.00396 = 0.0005, 0.0192$$

こちらの解析結果ではA法とB法の間にはp＝0.042と統計的有意差があることが確実になっているので，普通に考えたらB法は採用できないとなるでしょう．でも，差の大きさそのものに着目すると，その大きさは微々たるもの．差のばらつきが小さいことと相まって，95%信頼区間はかなり狭い範囲に収まりました．結果，有意差はあるものの，当初設定した「両者の差が多く見積もっても0.02%以下であれば」という条件はクリアしたので，めでたく採用となります．実験の目的とデザインに最適な解析方法を選択することの大切さが伝われば何よりです．

2.3 対応のあるt検定とピアソン相関

A法とB法の値がこれだけ近ければ，B法の値からA法で測定したときの値を精度良く推定できそうな気がします．その素朴な思いをグラフにしてみました（図1-10）．

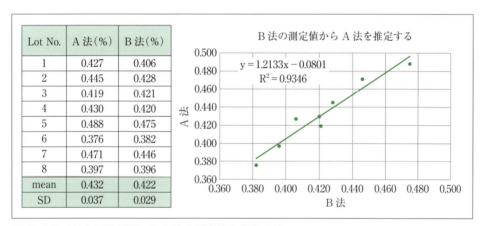

図1-10　B法の測定値からA法の測定値を推定する

Excelで散布図を描かせると回帰直線と寄与率（一般的にはRで表現されますが，ExcelではR^2と表現されている）がオマケで出てきます．寄与率の平方根が相関係数ですので，ここから相関係数を求めました．

$$r = \sqrt{R} = \sqrt{0.9346} = 0.9667$$

この数値が「一対の標本」の解析で出てきたピアソン相関です．意外な親戚が現れた気がしますが，データをグラフ化すると納得の関係です．実験データの解析において，グラフ化は統計計算より事実を雄弁に語ります．

3 一元配置分散分析

3.1 Excel による一元配置分散分析の方法

分散分析のことを英語では Analysis of Variance と言い，略して ANOVA（アノーヴァ）と呼んでいます。結果に影響を与える因子が1つだけの場合を一元配置分散分析（1 Way ANOVA）と呼んでいます。平均値の多群比較に用いられます。これも具体例で見ていきましょう。

> ある原薬の合成工程において，収率を高めるために反応温度の影響を調べた。実験は各温度で3回ずつ繰り返し，合計12回の実験はランダムな順序で行った。収率に対する反応温度の効果を解析せよ。

ということで，まずはデータのグラフ化です。グラフ化には統計パッケージ Minitab を使いました。ここでは各群内のばらつきを尊重したグラフになっています（表現に決まりはないので，自分の信念に基づいてグラフを作りましょう）（表1-1，図1-11）。

表1-1 実験データ

観察データ			
A1(80)	A2(90)	A3(100)	A4(110)
90.1	89.8	91.6	91.3
90.0	90.5	91.4	90.0
89.5	90.8	91.1	90.6
89.9	90.4	91.4	90.6

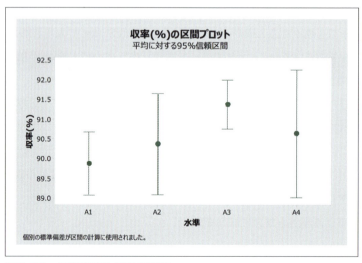

図1-11 反応温度と収率の関係

3　一元配置分散分析

ひとくちコラム

　結果に影響を与える原因のことを因子とか要因と呼びます。英語だと factor です。グループという意味を強調するときは群と呼ぶこともあります。また，実際の実験条件（80℃，100℃，120℃等）を水準と呼びます。したがって，この例は 1 因子 4 水準実験と呼びます。繰り返し数を説明するときは 1 群 n=3 と言います。ソフトウエアにより表現が異なるので，本書ではソフトウエアの表記はそのまま引用し，文章中では文脈に応じて因子，要因および群を用いています。

　一元配置デザインで行われた実験データは，図 1-12 のように分解することができます。

観察データ			
A1(80)	A2(90)	A3(100)	A4(110)
90.1	89.8	91.6	91.3
90.0	90.5	91.4	90.0
89.5	90.8	91.1	90.6
89.9	90.4	91.4	90.6

水準平均					水準平均からの乖離(測定誤差)			
A1(80)	A2(90)	A3(100)	A4(110)		A1(80)	A2(90)	A3(100)	A4(110)
89.9	90.4	91.4	90.6		0.23	− 0.57	0.23	0.67
89.9	90.4	91.4	90.6		0.13	0.13	0.03	− 0.63
89.9	90.4	91.4	90.6		− 0.37	0.43	− 0.27	− 0.03
89.9	90.4	91.4	90.6		0.00	0.00	0.00	0.00

図 1-12　実験データを水準効果と実験誤差に分解

　左の表は観察データそのものですが，参考のために水準ごとの平均値も出しておきました（最下段）。中央の表は，「もし実験誤差がなかったら」という仮想データです。実験誤差がなければ n=3 の繰り返しはすべて同じ値になるので，結果，すべての枠に各水準の平均値が入ることになります。これが誤差なしの理想状態の水準効果になります。

　一方，観察データがばらつくのは実験誤差があるからで，これが右側の表になります。歪みのみをまとめて表にした感じです。おもしろいのは同一水準内での実験誤差の平均値が必ずゼロになっているところです。各群の平均値を中心に偏差を求めているので，当然と言えば当然の結果です。分散分析とは，観察データを水準効果（中央の表）と実験誤差（右側の表）に分ける作業なのですが，これからそれを解き明かしていきます。

55

計算方法の詳しい説明はさておき，とりあえず分散分析を行ってみましょう。Excel アドインの分析ツールの一番上に「分散分析：一元配置」と出てきます(図 1-13)。

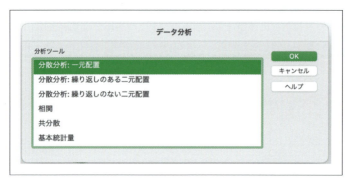

図 1-13　Excel における解析(手法の選択)

　重要な注意点として，1 群のデータが縦並び(列)なのか，横並び(行)なのかを教えてあげる必要があります。この例では n = 3 のデータが縦に並んでいるので，「データ方向」は列を選びます。それと，後々便利なので，群のラベル込みで入力範囲を指定し(表 1-1 のデータ表の太枠内))，「先頭行をラベルとして使用」にチェックを入れます(図 1-14)。詳しくは Excel のマニュアル本などをみてください。

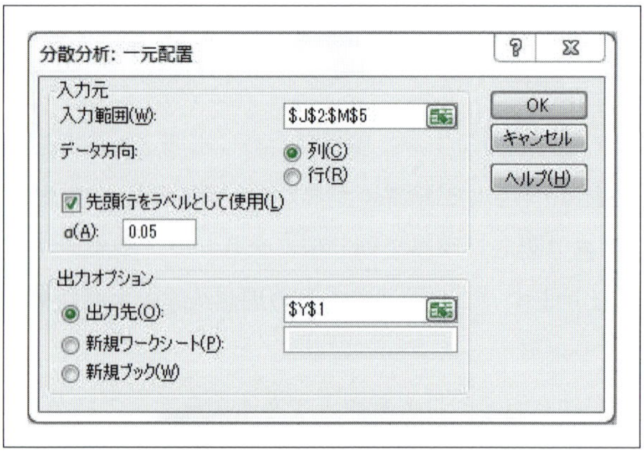

図 1-14　一元配置分散分析の指定方法

　OK ボタンを押すと図 1-15 の解析結果が出力されます。ラベル込みでデータ範囲を指定したので，概要のところにはデータ表のラベルが引き継がれています。データの縦横指定を間違えると，変な表示になるのでここで気がつきますし。便利でしょ。

概要

グループ	データの個数	合計	平均	分散
A1(80)	3	269.6	89.8667	0.1033
A2(90)	3	271.1	90.3667	0.2633
A3(100)	3	274.1	91.3667	0.0633
A4(110)	3	271.9	90.6333	0.4233

分散分析表

変動要因	変動	自由度	分散	観測された分散比	P-値	F境界値
グループ間	3.5225	3	1.1742	5.5039	0.0240	4.0662
グループ内	1.7067	8	0.2133			
合計	5.2292	11				

図 1-15　Excel による一元配置分散分析の解析結果

　Excel の分散分析表のヘッダー表現は汎用的なので，技術的意味合いがわかるように書き直すと図 1-16 のようになります。F 境界値は Excel 独特の出力で，p 値＝0.05 ピッタリになるときの F 値を示しています。この F 境界値なるもの，Excel 以外で筆者は見たことがありませんので，省略しても支障ありません。結論，p＝0.042 なので，統計的有意差ありとなります。Excel が面倒を見てくれるのはここまでです。

分散分析表

要因または因子	偏差平方和	自由度	分散	分散比(F値)	p値
温度	3.5225	3	1.1742	5.5039	0.0240
実験(群内)誤差	1.7067	8	0.2133		
合計	5.2292	11			

図 1-16　ヘッダーを書き直した分散分析表

分散分析における偏差平方和の計算は，Excel の DEVSQ 関数を用いると実に簡単です（図 1-17）。理由の解説は割愛しますが，偏差平方和の計算が分散分析の基本であることを感じてもらえれば幸いです。

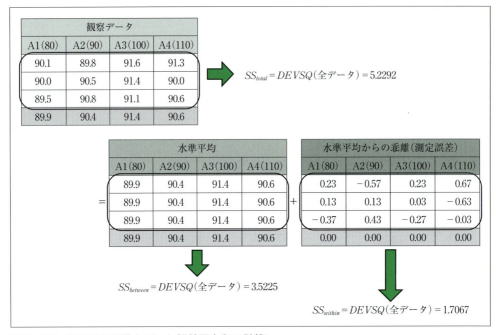

図 1-17　DEVSQ 関数を用いた偏差平方和の計算

> **ひとくちコラム**
>
> 自由度の基本は $(n-1)$ ですが，$(n-1)$ の理由より大切なのは「どの括りでnとする」かの見立てです。
> グループ間の自由度＝グループ数－1＝4－1＝3
>
> グループ内の自由度は同一グループ内のデータ数が基準になります。n=3 でくり返しをしているので1群あたりの自由度は2です。そしてその塊が群の数だけあるのです。
> グループ内の自由度＝群の数×グループ内の自由度＝4×(3-1)＝8
>
> 自由度の合計はグループ間の自由度とグループ内の自由度の合計ですが，グループの存在を無視して実験全体のデータ数を元に求めることもできます。そしてこの両者が一致するのが美しいところです。
> 合計の自由度＝実験全体のデータ数－1＝4×3－1＝11

3.2　水準平均の推定

2群比較なら「2群の間に差がありました」で終わっても疑問はありませんが，3群以上だと，どこととこに？　となるでしょう。分散分析で p＜0.05 の場合はどこかの群の母平均が他の群の母平均と異なる，といった包括的なものになります。逆に p＞＝0.05 の場

合は，すべての群の母平均間に有意差はない，ということになります。ですので，実務的にはどことどこに有意差があったのかを見つける必要があります。しかし，Excelはそこまで面倒を見てはくれません。したがって，ここから先は自力で手計算です。統計パッケージを使えば黙っていても計算してくれますけどね。ちなみに，これを記号で書くと以下のようになります。

$H_0：\mu_1＝\mu_2＝\mu_3＝\mu_4$　　これを帰無仮説と呼びます

$H_1：\mu_1＝\mu_2＝\mu_3＝\mu_4$ のうち少なくとも1つは ≠ がある　　これを対立仮説と呼びます

ひとくちコラム

　統計的検定は差があることを検出することを目的に開発されました。差があることを言いたいのに，「差がなかったら」を前提にしています。最初からひねくれていますね。これを帰無仮説（Null Hypothesis）と呼び，記号 H_0 で表します。ゼロ仮説とも言うので，添字にゼロを使っています。そして証明したいほう（差がある）を対立仮説（Alternative Hypothesis）と言います。記号 H_1 で表します。

分散分析の後で最初にやることは，各水準平均とその95%信頼区間の推定です。母平均の推定値は「出た目の平均値」でいいのですが，標準誤差は等分散を仮定したt検定のときと同じように，各群の平均的な分散を求めます。Excelの概要には各グループの分散が出ているので試しに平均を求めてみると，グループ内の分散の平均値は0.2133となりました。なんとこれが分散分析表にあるグループ内の分散である0.2133と一致しているではありませんか！（図1-18）　グループ内の分散の本質はこれです。

概要

グループ	データの個数	合計	平均	分散
A1（80）	3	269.6	89.8667	0.1033
A2（90）	3	271.1	90.3667	0.2633
A3（100）	3	274.1	91.3667	0.0633
A4（110）	3	271.9	90.6333	0.4233
			平均	0.2133

分散分析表

変動要因	変動	自由度	分散	観測された分散比	P-値	F境界値
グループ間	3.5225	3	1.1742	5.5039	0.0240	4.0662
グループ内	1.7067	8	0.2133			
合計	5.2292	11				

図1-18　Excelによる一元配置分散分析の解析結果

第 1 章　統計を用いた品質管理の手法

　材料が出揃ったので計算してみます。各記号の意味合いは以下です。

$\mu(A_i)$：各グループの平均値

ϕ_e：グループ内の自由度，添字の e は「誤差の自由度」由来

V_e：グループ内の平均的な分散

r：グループ内の繰り返し数

$$
\begin{aligned}
\text{各水準母平均の 95\% 信頼区間} &= \mu(A_i) \pm t(0.05, \phi_e) \times \sqrt{\frac{V_e}{r}} \\
&= \mu(A_i) \pm T.Inv.2T(0.05, 8) \times \sqrt{\frac{0.2133}{3}} \\
&= \mu(A_i) \pm 2.3060 \times 0.2666 \\
&= \mu(A_i) \pm 0.615
\end{aligned}
$$

　一覧表にまとめると表 1-2 のようになります。グループ内のばらつきは同じとの仮定を置いているので，95% 信頼幅（95%CI 幅）はすべてのグループで共通しています。

表 1-2　水準平均と 95% 信頼区間

水準	mean	95%CI 幅	95% 下限	95% 上限
A1(80)	89.87	0.615	89.25	90.48
A2(90)	90.37	0.615	89.75	90.98
A3(100)	91.37	0.615	90.75	91.98
A4(110)	90.63	0.615	90.02	91.25

3.3　水準平均の差の推定

　グラフ上，差が最も大きそうな A1 と A3 を例にして，計算過程を図 1-19 に示しました。その結果，95% 信頼区間がプラス側に偏ったので，差の存在が確実になりました。少なくともここに不等号があったために，全体として p<0.05 になったわけです。

3 一元配置分散分析

95％信頼区間

$$= \mu(A_3) - \mu(A_1) \pm t(\phi_e, a)\sqrt{\frac{2V_e}{r}}$$

$\mu(A_i)$ ＝各水準の平均値
ϕ_e ＝グループ内の自由度＝8
V_e ＝グループ内の分散＝0.2133
r ＝グループ内の繰り返し数＝3

水準 A_3 と A_1 の差の信頼区間 $= \mu(A_3) - \mu(A_1) \pm T.Inv.\,2T(0.05, 8) \times \sqrt{\frac{2V_e}{r}}$

$$= (91.37 - 89.87) \pm 2.3060 \times \sqrt{\frac{2 \times 0.2133}{3}}$$

$$= 1.50 \pm 0.870$$

$$= 0.63 \sim 2.37\,(\%)$$

図 1-19　水準間の差の信頼区間

　この計算式も差の信頼区間の推定ではお馴染みになったばらつきの足し算がされています。各群の母平均の推定では $\sqrt{\frac{Ve}{r}}$ だったものが $\sqrt{\frac{2V_e}{r}}$ になっているところです。A1 の母平均も A3 の母平均も，言ってみれば曖昧です。曖昧なものと曖昧なものの引き算なので，結果はさらに曖昧になります。なので，欲しいのは A3 由来のばらつきと A1 由来のばらつきを足し合わせたばらつきです。これをそのまま数式にすると $\sqrt{\frac{V_{e(A3)} + V_{e(A1)}}{r}}$ なのですが，各群内のばらつきは同じ（$V_{e(A3)} = V_{3(A1)} \equiv V_e$）としているので，結局はグループ内の分散を 2 個足し合わせる，または 2 倍するというこの書き方に落ち着いたわけです。

第 1 章　統計を用いた品質管理の手法

3.4　t 検定との関係

　t 検定の説明で使ったデータ（図 1-1 から再掲）を用いて，一元配置分散分析をした結果を表 1-3，図 1-20 に示します。隣には t 検定の結果を載せていますので，比較してみましょう。

　最終結論である p 値はどちらも 0.1073 と同じ値です。ただ，p 値の算出根拠となる両群の統計的距離は分散分析では F = 2.8581，t 検定では t = 1.6906 と大きく異なっています。しかし，F 値の平方根を求めると $\sqrt{2.8581} = 0.1073$ となり，t 値と同じになります。分散分析は平均値の差を平均値のばらつき（分散）に変換し二乗の世界で扱っているのに対し，t 検定では平均値のまま扱っています。たったそれだけのことだったのです。t 検定と一元配置分散分析は本質的にはまったく同じものなので，t 検定は分散分析との論理的整合性を重視し，等分散を仮定した検定を使うのがよいのです。

表 1-3　銘柄 A と B の比較

銘柄 A	銘柄 B
80.4	80.0
78.2	81.2
80.1	79.5
77.1	78.0
79.6	76.1
80.4	77.0
81.6	80.1
79.9	79.9
84.4	78.8
80.9	80.8
83.1	

分散分析：一元配置
概要

グループ	標本数	合計	平均	分散
銘柄 A	11	885.7	80.5182	4.1536
銘柄 B	10	791.4	79.1400	2.7338

分散分析表

変動要因	変動	自由度	分散	分散比	P- 値	F 境界値
グループ間	9.9492	1	9.9492	2.8581	0.1073	4.3807
グループ内	66.1404	19	3.4811			
合計	76.0895	20				

t- 検定：等分散を仮定した 2 標本による検定

	銘柄 A	銘柄 B
平均	80.5182	79.1400
分散	4.1536	2.7338
観測数	11	10
プールされた分散	3.4811	
仮説平均との差異	0	
自由度	19	
t	1.6906	
P(T<=t)片側	0.0536	
t 境界値片側	1.7291	
P(T<=t)両側	0.1073	
t 境界値両側	2.0930	

図 1-20　一元配置分散分析と t 検定の比較図

4 | 管理図

　管理図とは，品質管理に使われる基本的な手法(QC7つ道具と言われています)の1つ
で，やり方さえ覚えてしまえば高校生でも(いや，中学生でもか)作成することが可能で
す。しかし，簡単だからと侮ることなかれ。そんじょそこらの難しそうな検定などより
ずっと賢いのです。そんな管理図の能力を具体的な数値例で見ていくことにしましょう。

4.1 工程のシミュレーション

　錠剤の打錠工程をイメージしてください。製造中に1錠重量の工程平均が変動しないと
仮定した場合，経時的(例えば10分ごと)にサンプリングされたn＝10の平均値とばらつ
き(Range＝max-min)はどのようなトレンドグラフになるでしょうか?…これをシミュ
レートするために，平均値を100 mg，ロット内のばらつきを標準偏差で3 mgとして，
表1-4のデータを発生させました。

表1-4　打錠工程の仮想データ(平均値＝100 mg，標準偏差＝3 mg)

mean =	100.0												
SD =	3.0												
Sampling ID	X1	X2	X3	X4	X5	X6	X7	X8	X9	X10	mean	R	SD
1	100.7	99.0	96.1	97.9	101.8	100.7	97.0	101.1	98.4	99.1	99.18	5.71	1.88
2	102.2	101.1	99.9	100.8	95.9	92.6	102.9	99.9	100.0	100.7	99.59	10.29	3.08
3	104.8	101.5	98.6	95.5	97.0	94.7	94.7	103.8	99.1	99.2	98.88	10.11	3.60
4	102.2	101.5	100.1	100.7	101.1	97.5	104.4	100.4	99.9	97.9	100.57	6.92	2.00
5	95.7	100.9	99.6	99.3	98.4	97.7	98.5	99.9	101.0	98.5	98.95	5.26	1.56
6	102.5	100.6	99.8	103.5	99.6	100.7	100.7	96.9	102.6	96.5	100.34	6.93	2.28
7	102.8	104.6	98.1	103.0	98.4	101.3	101.6	99.2	94.1	96.6	99.96	10.52	3.26
8	96.3	103.4	103.7	101.7	96.9	98.1	102.1	100.8	104.3	96.5	100.37	7.97	3.15
9	101.1	96.4	97.8	95.3	102.0	101.8	96.1	101.1	99.2	99.8	99.06	6.70	2.50
10	94.7	102.1	99.7	106.0	99.0	102.5	103.6	96.7	99.0	96.6	99.99	11.30	3.52
11	100.1	100.4	101.9	99.0	106.1	96.2	103.4	98.6	98.5	99.4	100.37	9.85	2.81
12	98.4	101.6	96.6	98.3	98.8	98.5	101.5	100.3	100.5	98.9	99.35	4.94	1.57
13	101.9	99.0	99.4	100.3	100.4	99.8	99.5	95.4	97.3	105.9	99.88	10.43	2.75
14	99.1	102.5	100.4	100.4	100.7	100.9	100.5	104.6	100.6	100.3	101.01	5.47	1.51
15	103.3	96.0	103.8	101.3	97.8	99.5	96.6	101.4	100.6	105.3	100.57	9.32	3.11
16	104.3	102.0	98.6	96.9	96.4	102.8	100.6	99.7	106.8	103.5	101.17	10.32	3.32
17	103.6	96.7	99.3	102.3	92.8	97.2	98.1	98.3	102.4	99.0	98.96	10.79	3.19
18	97.9	98.5	100.7	102.4	100.0	97.0	101.2	103.6	99.9	103.9	100.52	6.89	2.33
19	97.9	103.5	99.7	97.2	101.3	99.8	101.5	102.4	102.3	106.6	101.21	9.46	2.77
20	105.5	96.3	95.2	94.7	101.6	101.3	95.7	101.2	101.6	94.0	98.71	11.56	3.97
										mean =	99.93	8.54	2.71

第1章　統計を用いた品質管理の手法

　生データをプロットすると図1-21のような感じです。若干，点が多くてうるさい感じがしますが，サンプリングポイントが変わるたびに，平均値やばらつきが少し変動していることもわかります。

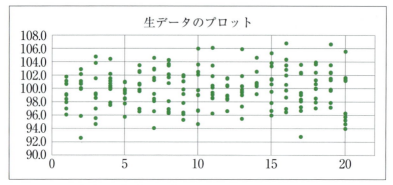

図1-21　1錠重量の生データプロット

　まあ，これでも全体像はつかめますが，これを平均値の動きとばらつきの動きに分離してあげると，すっきりします（図1-22）。ばらつきの指標には標準偏差を使いたいところですが，管理図が開発されたのは電卓すらなかった100年以上も前。現場での計算の手間を省くため，最大値と最小値の差，すなわちデータ範囲が使われています。ここは先人の知恵に敬意を表してそのまま範囲を使います。

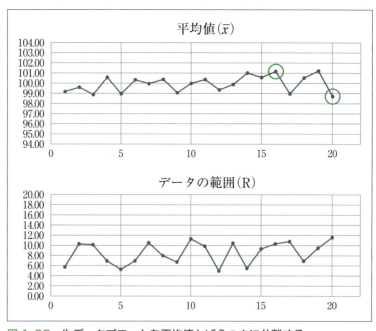

図1-22　生データプロットを平均値とばらつきに分離する

4　管理図

　平均値のグラフを見ると16点目や20点目の平均値が高そう／低そうです。これをばらつきの範囲と感じる人もいれば，平均値が違うと感じる人もいるでしょう。データ範囲のグラフを見ても，ばらつきの評価は人それぞれでしょう。そこで，客観的な判断基準の導入が図られました。各々のグラフに3σ限界線を引いてあげるのです。これを管理限界線と呼びます。単なる折れ線グラフに管理限界線をプラスしたのが管理図と呼ばれるもので，平均値とばらつきを対象としたこの管理図は$\bar{x}-R$（エックスバー・アール）管理図と呼ばれています。

4.2 管理限界線の求め方

　管理限界線を求めるための数値表は，JIS Z9020-2 シューハート管理図に載っています（表1-5）。この例では，1回のサンプリングは n=10 ですので，表の枠で囲った n=10 の行を参照します。

表1-5　$\bar{x}-R$ 管理図の管理限界線を求める係数

n	$\bar{x}-R$							
	A2	d2	d3	D3	D4	A1*	B3	B4
2	1.880	1.128	0.853	−	3.267	2.659	−	3.267
3	1.023	1.693	0.888	−	2.575	1.954	−	2.568
4	0.792	2.059	0.880	−	2.282	1.628	−	2.266
5	0.577	2.326	0.864	−	2.115	1.427	−	2.089
6	0.483	2.534	0.848	−	2.004	1.287	0.030	1.970
7	0.419	2.704	0.833	0.076	1.924	1.182	0.118	1.882
8	0.373	2.847	0.820	0.136	0.864	1.099	0.185	1.815
9	0.337	2.970	0.808	0.184	1.816	1.032	0.239	1.761
10	0.308	3.078	0.797	0.223	1.777	0.975	0.284	1.716

　管理限界線の計算式は図1-23に記載しましたが，管理限界線を計算するのに最も重要な数字は範囲の平均値（$\bar{R}$）です。これが範囲の管理限界線のみならず，平均値の管理限界線をも支配しているのです。ロット内のばらつきが大きければ平均値の変動も大きくなるからです。0章で学んだ標準偏差と標準誤差の関係式を思い出しましょう。

$$UCL(\bar{x}) = \bar{x} + A_2\bar{R}$$
$$= 99.93 + 0.308 \times 8.54 = 102.56$$
$$CL(\bar{x}) = \bar{x} = 99.93$$
$$UCL(\bar{x}) = \bar{x} - A_2\bar{R}$$
$$= 99.93 - 0.308 \times 8.54 = 97.30$$

$$UCL(R) = D_4\bar{R} = 1.777 \times 8.54 = 15.17$$
$$CL(R) = \bar{R} = 8.54$$
$$UCL(R) = D_3\bar{R} = 0.223 \times 8.54 = 1.90$$

図1-23　管理限界線の計算

平均値の管理限界線は「全体平均±3σ」の形になっています。しかしデータ範囲の管理限界線は上下別々に求めています。これはばらつきの分布が左右対称になっていないためです。また，表中にD3がないのはデータ数が少なく桁数も少ない場合は複数個のデータが同じ値になることもあり得るので，下限を設けていないということです。

それでは，管理限界線を追加したグラフを見てみましょう(図1-24)。今回の例では管理限界線を飛び出した点はありませんでしたので，20回のサンプリング中に平均値もばらつきも変化はなかったという結論になりました。この最初の20点のトレンドを今後の基準にします。

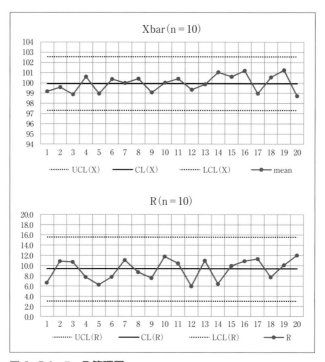

図1-24　$\bar{x}-R$管理図

4　管理図

4.3 管理図の性能

4.3.1　判断基準

　それでは，もし管理限界線を飛び出したら，どう解釈すればよいでしょうか？　その場合，1,000回中3回しか起こらないことが目の前で起こったことになるので，珍しいことが起こったに過ぎないと考えて，そのまま経過観察することもあるでしょう。でも，1,000回中3回くらいしか起こらないことが，たった20回の観察で起こったのですから，これは異常事態だ，平均値やばらつきが変化したかもしれないと考えるほうがリスクとしては小さいです。ですので，「管理限界線を飛び出したら，工程平均やばらつきが変化したと判断しましょう」というのが管理図の運用ルールになっています。これを**管理外れ**と呼びます。もちろん，1,000回中3回しか起こらないことが本当に起こったという場合だってあるでしょうけれど，その誤判断のリスクはたったの0.3%です。これは腹を括って受け入れましょう。

　ここで管理図を運用する上でのルールを紹介します。管理図とは今までの状態が今後も続くであろうことを前提としているので，管理の基準を作成するフェーズと，その基準に照らし合わせて今の状態を評価するフェーズに分かれているのです。運用ルールを簡単にまとめると以下のようになります。

・工程が安定している過去20ロット以上のデータを集積する
・このデータを用いて管理限界線を算出する
・この管理図は解析用管理図と呼ばれ管理限界線は点線で表す

・これ以降のロットはこの状態が続くものと仮定し，この管理限界線を延長して新たなロットのデータをプロットする
・この管理図は管理用管理図と呼ばれ管理限界線は一点鎖線で表す
・管理限界線は一定期間(例えば，1年とか20ロットとか)で計算し直す

4.3.2　管理状態(平均もばらつきも変わらない)が続いた場合

　例えば，最初の20点で管理限界線を設定した後，次の20点が同じ状態を保っていた場合，管理外れは発生しないはずです。シミュレーション結果を見てみましょう(表1-6，図1-25)。

第1章 統計を用いた品質管理の手法

表1-6 打錠工程の仮想データ（工程平均もばらつきも変わらない場合）

mean =	100.0												
SD =	3.0												
Sampling ID	X1	X2	X3	X4	X5	X6	X7	X8	X9	X10	mean	R	SD
21	95.5	101.6	97.2	98.8	98.0	94.5	100.6	99.2	101.4	99.3	98.62	7.13	2.38
22	101.0	99.8	101.1	103.4	98.1	100.5	99.1	98.2	101.2	100.2	100.25	5.30	1.57
23	104.6	105.3	101.3	99.2	94.2	102.1	105.8	95.7	104.6	99.6	101.24	11.59	4.05
24	96.5	97.1	100.5	96.0	98.2	99.7	98.5	96.8	98.7	98.6	98.04	4.45	1.43
25	99.5	98.6	105.2	97.6	103.1	98.3	96.8	98.4	98.6	104.2	100.03	8.36	2.96
26	96.9	99.3	101.6	92.5	100.9	100.8	97.8	103.3	101.5	106.6	100.13	14.15	3.83
27	102.8	95.8	98.5	97.3	104.9	92.8	97.8	98.0	98.7	105.0	99.17	12.27	3.95
28	96.3	94.3	103.6	103.0	100.5	104.5	99.8	98.4	99.4	94.8	99.46	10.23	3.59
29	101.7	99.6	97.2	101.9	102.4	104.4	98.5	102.6	99.8	98.9	100.71	7.14	2.21
30	100.2	102.2	98.4	98.3	100.5	100.5	101.3	102.7	100.4	97.8	100.23	4.90	1.65
31	110.0	101.3	99.3	97.8	96.6	101.5	99.8	98.4	97.0	100.9	100.26	13.41	3.83
32	95.1	98.7	103.6	102.9	97.8	109.2	101.2	103.4	97.7	100.3	101.00	14.12	4.02
33	104.5	98.7	104.3	98.8	99.9	101.6	97.1	98.0	102.7	101.8	100.74	7.42	2.63
34	103.9	101.3	103.4	97.4	95.0	97.8	98.7	102.2	100.6	99.3	99.97	8.88	2.83
35	101.2	101.0	101.6	98.9	99.5	100.9	101.6	99.6	104.3	105.6	101.41	6.73	2.11
36	101.8	99.8	104.2	103.0	98.7	99.6	99.1	103.2	100.3	93.8	100.35	10.34	2.98
37	96.1	104.6	97.9	96.1	100.8	98.5	102.4	96.8	98.8	95.4	98.74	9.23	3.01
38	96.8	100.7	97.5	97.0	96.1	98.4	99.7	93.4	101.6	94.9	97.62	8.25	2.56
39	99.2	99.2	107.0	99.1	97.4	104.1	98.3	100.8	105.4	98.0	100.86	9.58	3.39
40	97.6	101.6	99.5	96.0	100.7	98.8	95.4	96.6	96.5	97.7	98.04	6.23	2.07
										mean =	99.84	8.98	2.85

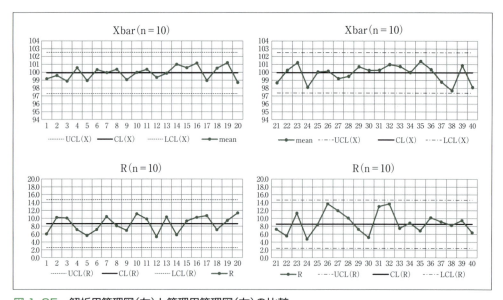

図1-25 解析用管理図（左）と管理用管理図（右）の比較

68

4 管理図

右側の管理限界線は左側の管理限界線を単純に延長しただけで，右側の測定値は管理限界線の計算に何ら影響を与えていません。と言うか，与えてはいけないのです。これが解析用管理図と管理用管理図の唯一最大の違いです。ちなみに管理図は図1-25の例のように，上に平均値，下に範囲を配置する2段重ねで表示することになっています。

管理用管理図を見ると平均値も範囲も管理限界線を超えていません。このような状態を「**管理状態にある**」と言います。ちなみに，管理限界線は3σのところに設定していますが，これを検定に置き換えると「危険率0.3%の検定」に相当します。通常の検定は危険率5%ですので，検定としては検出率が低いです。かなり保守的な基準ですが，筆者は「これは工程の状態を維持する努力を怠らないことが暗黙の前提」になっていると考えています。

4.3.3 工程平均が変化した場合

それでは，工程平均が100 mgから102 mgに変化した場合はどんな様相を呈するでしょうか？ ロット内のばらつきは変わらないとの仮定でデータを発生させました（表1-7）。解析用管理図と管理用管理図を並べてみたところ図1-26のような感じになりました。

表1-7 打錠工程の仮想データ（工程平均が100 mgから102 mgに変化した場合）

mean =	102.0
SD =	3.0

Sampling ID	X1	X2	X3	X4	X5	X6	X7	X8	X9	X10	mean	R	SD
41	103.3	102.8	105.5	97.7	102.9	101.5	104.5	103.1	104.6	102.8	102.87	7.80	2.15
42	102.4	106.2	105.5	104.0	101.8	101.2	102.3	99.9	103.8	98.0	102.52	8.21	2.49
43	102.8	104.1	105.4	102.9	104.3	101.6	95.1	104.2	104.6	106.3	103.14	11.19	3.13
44	96.5	105.2	100.8	100.5	106.1	104.2	98.5	101.7	104.4	96.2	101.41	9.84	3.56
45	98.0	102.3	95.9	106.7	100.9	104.1	101.3	99.9	104.8	98.8	101.28	10.82	3.31
46	98.5	103.5	103.9	100.3	103.5	102.8	107.3	104.6	100.1	105.7	103.03	8.76	2.69
47	98.1	92.5	99.9	102.3	101.7	103.7	100.5	99.7	105.4	101.8	100.56	12.97	3.53
48	101.2	98.1	104.4	103.1	99.3	96.2	103.0	101.5	97.7	101.1	100.57	8.20	2.67
49	103.0	101.6	98.0	98.9	99.3	98.0	108.0	96.9	100.6	103.0	100.73	11.05	3.31
50	104.6	103.5	101.7	100.5	98.6	103.9	97.5	103.9	96.9	103.2	101.43	7.71	2.87
51	102.1	96.9	105.9	99.6	103.4	104.0	102.1	102.2	102.5	105.5	102.43	9.00	2.66
52	100.2	98.2	102.1	99.1	98.8	104.0	107.6	101.7	103.9	96.8	101.23	10.83	3.29
53	102.1	103.6	102.4	106.2	100.2	100.9	101.7	108.6	97.1	103.4	102.63	11.54	3.18
54	100.0	97.7	109.5	101.1	103.8	97.6	104.1	99.2	105.1	103.1	102.13	11.94	3.73
55	98.7	96.9	101.4	105.2	101.0	106.9	97.0	100.2	100.8	104.6	101.26	10.00	3.39
56	99.6	100.5	105.5	102.5	102.6	104.6	104.0	103.1	103.6	105.2	103.12	5.91	1.92
57	106.6	101.7	102.5	102.1	98.4	104.1	104.1	99.0	102.1	101.6	102.18	8.29	2.43
58	102.2	106.8	106.5	103.7	103.3	101.7	103.4	103.0	100.0	98.4	102.92	8.37	2.57
59	100.1	103.6	105.0	102.1	103.6	96.5	97.6	104.4	99.8	99.5	101.22	8.51	2.94
60	100.0	104.1	100.3	100.2	98.2	102.6	103.1	102.7	96.1	103.9	101.13	7.93	2.60
										mean =	101.89	9.44	2.92

69

第1章 統計を用いた品質管理の手法

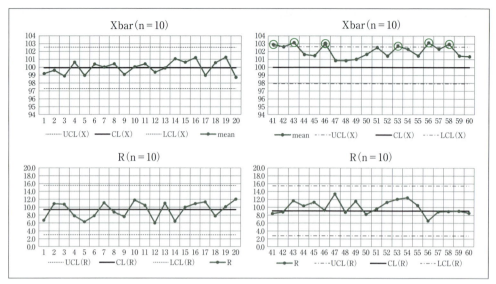

図 1-26 打錠工程の仮想データ（工程平均が 100 mg から 102 mg に変化した場合）

　右側の管理用管理図の平均値で管理限界線を超えた点が多発しています。先ほどまでとは異なり，**管理状態にないこと**になります。また，管理限界線を超えた点は目立つように○で囲むのが通例になっています。

　範囲（R 管理図）のほうを見てみましょう。こちらは解析用管理図の状態と同じで，**管理状態にあります**。以上を総合すると，<u>平均値が上がっただけで，ばらつきに変化はなかった</u>との評価になります。

4.3.4 ロット内のばらつきが変化した場合

　今度は先ほどの逆で，平均値は変わらずで，ロット内のばらつきが 3 mg から 4 mg に増えた場合です（表 1-8，図 1-27）。

　ばらつきが増えたので当然ですが，R 管理図で管理外れが検出されています。一方，<u>不思議なことに平均値でも管理外れが 2 箇所ほどみられました</u>。ばらつきしか変えていないので腑に落ちません。しかし，<u>ばらつきが大きくなると n = 10 の平均値のばらつきも大きくな</u>るので，程度問題ですが結果的に平均値の管理外れが発生する場合があるのです。

4 管理図

表 1-8 打錠工程の仮想データ（標準偏差が 3 mg から 4 mg に変化した場合）

mean =	100.0
SD =	4.0

Sampling ID	X1	X2	X3	X4	X5	X6	X7	X8	X9	X10	mean	R	SD
61	94.1	101.3	103.5	101.3	98.7	104.1	95.8	95.3	100.7	103.7	99.85	10.04	3.70
62	98.8	105.4	103.5	105.4	101.1	96.3	97.4	96.5	101.1	104.5	100.98	9.15	3.61
63	103.6	98.9	106.2	99.3	104.7	100.8	105.9	98.8	102.4	96.9	101.76	9.34	3.28
64	102.1	99.0	104.8	106.6	97.3	93.7	97.6	97.1	102.7	97.3	99.82	12.90	4.04
65	99.2	106.5	100.1	96.6	99.4	101.6	101.5	93.4	106.8	94.7	99.97	13.32	4.43
66	95.1	107.6	98.7	105.2	99.6	101.3	101.6	102.6	105.2	95.8	101.25	12.53	4.08
67	102.1	101.7	96.8	95.1	100.4	94.4	91.7	99.2	104.3	103.4	98.92	12.59	4.22
68	105.1	100.2	99.5	104.8	97.9	98.1	96.6	99.6	99.2	91.4	99.24	13.73	3.92
69	100.8	100.0	101.7	104.9	87.4	96.7	99.7	98.4	97.0	98.4	98.49	17.46	4.56
70	98.3	94.2	100.8	105.5	103.2	98.0	98.0	101.0	101.9	104.4	100.52	11.21	3.42
71	99.1	103.4	97.2	103.9	100.2	89.6	100.2	98.5	104.0	98.7	99.46	14.39	4.23
72	100.7	98.6	97.4	110.0	102.9	102.4	103.4	102.7	106.4	102.7	102.72	12.52	3.59
73	101.7	101.8	97.5	99.6	107.6	101.3	102.8	104.8	91.2	105.1	101.33	16.40	4.58
74	99.7	95.2	92.7	104.2	103.7	95.0	94.9	100.1	94.7	91.3	97.15	12.91	4.49
75	105.7	97.7	99.0	97.4	102.2	95.1	107.7	111.0	99.1	98.5	101.33	15.90	5.17
76	99.9	93.2	104.4	95.4	96.0	103.4	103.0	104.1	94.5	98.9	99.29	11.19	4.31
77	100.4	94.5	99.6	100.4	98.0	103.3	102.1	97.0	107.4	104.1	100.67	12.87	3.74
78	91.4	103.9	92.8	99.0	96.2	99.0	96.1	99.8	104.2	96.9	97.93	12.77	4.16
79	99.5	96.2	104.7	99.8	103.5	93.9	99.8	112.1	99.4	103.3	101.22	18.16	5.03
80	97.9	100.5	102.3	101.4	95.1	96.6	109.5	100.7	103.6	110.4	101.80	15.31	5.03
										mean =	100.19	13.23	4.18

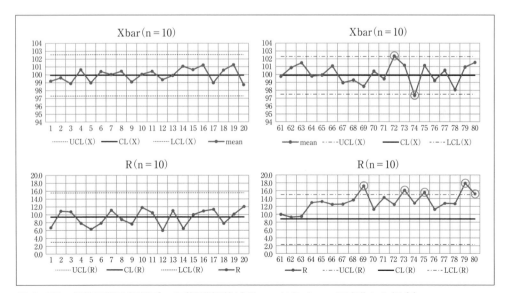

図 1-27 打錠工程の仮想データ（標準偏差が 3 mg から 4 mg に変化した場合）

4.3.5　管理図の特性と管理状態の判断

以上の事例から $\bar{x}-R$ 管理図の特性は以下のようになります。

$\bar{x}-R$ 管理図の特性
- 平均値に変化があると $\bar{x}$ のグラフにのみ変化が現れる
- ばらつきに変化があると，$\bar{x}$ と R の両方に変化が現れる

管理状態にないことの判定法は実はたくさんあります。
① 点が管理限界線の外あるいは線上に打点される（3σ を超えた状態）
② 3 点中 2 点が 2σ 以上（2σ 超えの確率は 5%，それが 3 回中 2 回発生しているので，$0.025^2 \times {}_3C_2 = 0.0015$）
③ 中心線に対して片側に連続して 9 点現れる（片側に現れる確率は 50%，それが同じ側に 8 回連続しているので $0.5^8 = 0.004$）
④ 点が引き続き上昇または下降する
⑤ 点が周期的な変動を示す
⑥ 点が中心線の近くのみに現れる
⑦ 点が中心線のまわりに少ない

---

①～③までは確率的に 0.3% 近辺になっています。

④はリスクを放置するな！ということ。

⑤は横軸に曜日を当てはめたら金曜だけばらつきが大きいとかの周期性のこと。

⑥はばらつきが小さくなると平均値が中心に集まってくる。

⑦は逆でばらつきが大きくなると平均値があばれるということです。

なお，管理外れは目立つように○で囲みます（図 1-28）。

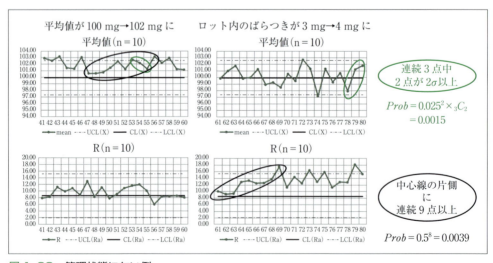

図 1-28　管理状態にない例

4.3.6 範囲の素晴らしい性能

範囲の平均値($\bar{R}$)を d_2 で割ると，なんとグループ内の標準偏差が推定できます。例えば，解析用管理図を例にとると範囲の平均値は 8.54 でした。計算すると以下のようになりました。

$$\frac{\bar{R}}{d_{2(n=10)}} = \frac{8.54}{3.078} = 2.77$$

サンプリングの度に求めた標準偏差の平均値は表 1-4(p.63)を見ると 2.71 です。どうですか，この一致度の高さは！　標準偏差は 10 個すべてのデータを使って，偏差平方和を求めてと難しい計算が必要でしたよね。それに対して，範囲は最大と最小を見つけてその差を計算するだけです。データ数としてはたったの 2 つです。ただし，そんじょそこらの 2 個のデータではありません。10 個中の選りすぐりの最大値と選りすぐりの最小値なのです。背後に 10 個分の情報が隠れているのです。なので，この推定精度になっているのです。

ちなみに，今回の例示に使った全 80 ポイントの範囲 R と標準偏差の関係を散布図にプロットしてみました(図 1-29)。相関の高さが感じ取れるでしょう。安心して範囲 R で管理図を作成してください。

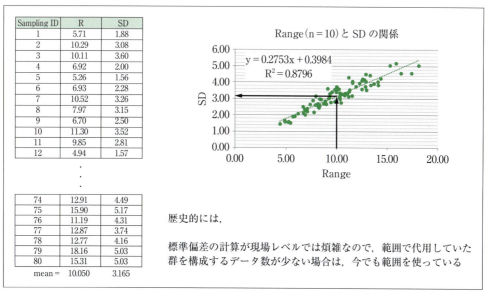

図 1-29　標準偏差と範囲の関係

4.4 管理図をうまく使えるかは群分けにあり

4.4.1 実際にあった例

　以上は管理図の教科書的な説明です。これで現実の管理がうまくできると思ったら大間違い。管理図を賢く使いこなすのはとても難しいのです。多くの方が，この実際上の難問に阻まれて，管理図は使い物にならないとか，見かけ上の管理外れに翻弄されているのです。そんな自戒の念を込めて以下の例を見てください。

　製品 ABC は粉末の注射剤で，円盤型ホイールの周辺に 8 個の充填ピストンがあり，上部にある供給ホッパーから粉末を吸引し，回転しながら順次，下にあるバイアルに充填しています。充填ピストンに目詰まりがあると困るので，充填量のモニタリングは 8 個のバイアルを連続的にサンプリングします。そして，せっかくなので n = 8 の群を構成して管理図を作成していました。工程を図示すると図 1-30 のようになります。

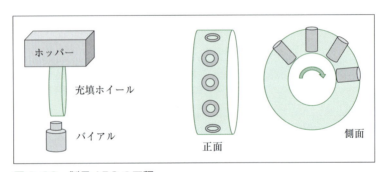

図 1-30　製品 ABC の工程

　充填量の生データは表 1-9 のとおりです。

表 1-9 充填量の生データ

Sampling ID	x1	x2	x3	x4	x5	x6	x7	x8	mean	Range
1	196	197	198	201	198	195	195	195	197	7
2	190	194	199	194	194	197	197	196	198	10
3	196	196	198	198	190	192	196	196	195	8
4	195	196	189	198	190	195	196	193	194	9
5	203	199	203	208	195	200	199	198	201	13
6	196	191	204	189	196	199	198	198	196	15
7	207	200	196	193	200	196	197	201	198	14
8	203	196	199	202	206	199	196	201	200	10
9	199	202	206	200	203	200	202	199	201	8
10	189	190	190	187	192	191	184	186	189	8
11	195	195	194	194	200	195	194	198	196	6
12	198	199	203	199	201	199	194	204	199	10
13	199	198	201	193	200	202	199	200	199	9
14	197	192	194	200	198	194	197	193	196	9
15	200	199	198	193	194	201	197	199	198	8
16	195	203	197	197	197	196	200	196	198	7
17	191	195	194	194	196	195	191	193	194	5
18	206	210	213	206	214	209	212	213	210	8
19	203	203	202	196	200	200	198	209	201	13
20	207	205	210	204	207	206	204	205	206	6
21	189	202	193	192	194	192	183	193	192	19
22	201	204	199	204	200	203	203	200	202	5
23	203	202	204	204	197	199	196	195	200	9
24	213	211	215	211	213	208	210	211	212	7
25	200	207	200	202	201	203	197	205	202	10
26	199	195	195	193	199	198	192	202	196	10
27	214	206	209	214	215	207	207	214	211	9
28	203	193	205	199	201	207	204	204	202	14
29	204	197	201	198	202	199	198	201	200	7
30	184	189	189	193	192	186	184	189	188	9
31	196	204	190	198	192	192	197	193	195	14
32	190	193	192	195	194	193	193	200	194	11
33	193	199	192	194	194	193	196	193	194	8
34	205	201	207	204	208	205	200	204	204	8
35	185	191	194	192	191	193	191	191	191	9
36	203	204	203	200	204	195	201	198	201	9
37	201	193	196	200	197	193	200	199	197	8
38	201	204	201	199	199	201	208	202	202	9
39	197	195	199	199	190	196	197	192	196	9
40	206	203	205	206	201	206	201	208	204	7
41	195	204	196	196	198	199	199	191	197	12
42	209	206	212	210	212	213	208	204	209	9
43	206	198	204	208	204	200	209	202	204	12
44	194	197	196	200	198	195	198	198	197	6
45	194	195	89	194	195	191	188	194	193	7
46	198	196	202	207	205	200	203	205	202	11
47	200	197	200	203	198	201	197	202	200	6
48	202	208	201	202	207	202	206	203	204	6
								平均	199.00	9.24

第1章　統計を用いた品質管理の手法

管理限界線を計算してみましょう(図1-31)。

n	$\bar{x}-R$			
	A2	d2	d3	D3	D4
2	1.880	1.128	0.853	-	3.267
3	1.023	1.693	0.888	-	2.575
4	0.792	2.059	0.880	-	2.282
5	0.577	2.326	0.864	-	2.115
6	0.483	2.534	0.848	-	2.004
7	0.419	2.704	0.833	0.076	1.924
8	0.373	2.847	0.820	0.136	1.864
9	0.337	2.970	0.808	0.184	1.816
10	0.308	3.078	0.797	0.223	1.777

$UCL(\bar{x}) = \bar{\bar{x}} + A_2\bar{R}$
$\quad\quad\quad = 199.00 + 0.373 \times 9.24 = 202.45$
$CL(\bar{x}) = \bar{\bar{x}} = 199.00$
$LCL(\bar{x}) = \bar{\bar{x}} - A_2\bar{R}$
$\quad\quad\quad = 199.00 - 0.373 \times 9.24 = 195.55$

$UCL(R) = D_4\bar{R} = 1.864 \times 9.24 = 17.23$
$CL(R) = \bar{R} = 9.24$
$LCL(R) = D_3\bar{R} = 0.136 \times 9.24 = 1.26$

図1-31　管理限界線の計算

$\bar{x}-R$管理図を描くと，平均値が大暴れしています。普通に解釈すると，工程平均は時々刻々と変動しており，充填量が管理されているとは言えない状況です。オペレーターは大変です。管理外れのたびに充填量のメモリを調整しなければならないのですから。一方，n=8のばらつきはほぼ安定しています(図1-32)。$\bar{R}$から充填量のばらつきを求めると3.24 mgとなりました。

$$\sigma_{within} = \frac{\bar{R}}{d_{2(n=8)}} = \frac{9.24}{2.847}$$
$$= 3.24 (mg)$$

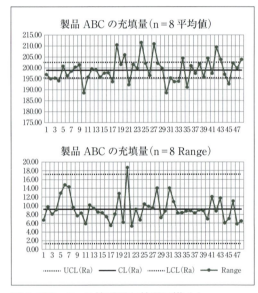

図1-32　$\bar{x}-R$管理図を普通に描くと

しかし，平均値が大暴れしている割には充填量のヒストグラムは綺麗な正規分布，それほど不安定な工程とは思えませんでした。そこで充填工程を再度観察してみました(図1-33)。

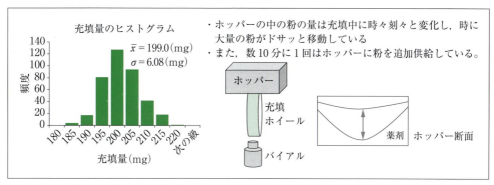

図1-33 実際の充填メカニズムを観察してみると…

考察の結果，1ロット中の「真の工程平均は一定」であるが，長期的には大波があり，その時々の見かけの工程平均の回りに（小波のように）充填量がばらついているのではないか？ したがって，本当は図1-34のように「工程のばらつきは大波」なのではないか？という仮説にたどり着きました。

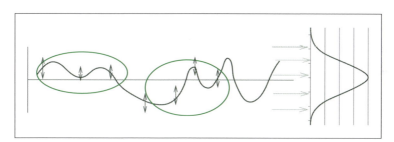

図1-34 充填メカニズムから仮説を得る

そこで，大波が群内のばらつきになるように，試みに，n＝8の測定データから最初の1個のみを利用し，4時点で群を構成してみました（表1-10）。新たな群分けによるn＝4の管理図を描いた結果が図1-35です。

表1-10 充填メカニズムを考慮し群分けを再構成

New Sampling	X1	X2	X3	X4	mean	Range
N01	198	195	196	193	195	5
N02	202	196	196	201	199	6
N03	202	190	197	199	197	12
N04	200	196	196	199	198	4
N05	195	208	201	206	202	14
N06	193	201	201	210	201	17
N07	202	195	210	203	202	15
N08	200	191	196	194	195	9
N09	195	205	193	201	198	12
N10	197	202	194	204	199	9
N11	197	210	204	197	202	13
N12	195	202	199	203	200	8
				mean =	199.41	10.91

第 1 章　統計を用いた品質管理の手法

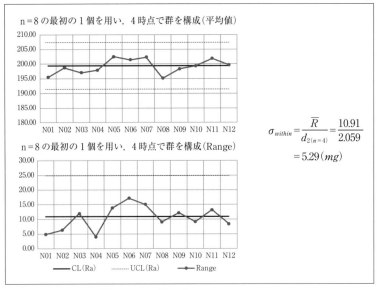

図 1-35　正しい群分けによる管理図

　1 群 n＝4 のばらつきは大波のばらつきを反映して 3.24 mg から 5.29 mg へと大きくなりましたが，平均値は管理限界線内で安定した動きを示しています。結果，平均値もばらつきも管理状態であったとの結論になりました。この事例でわかるように，群の構成を間違えると偶然変動と捉えるべき平均値の変動が，いとも簡単に意味のある変動となってしまうのです。ですので，工程をよく観察して，群の構成方法を決める必要があります。これが難しいのです。統計が難しいのではなく，固有技術の考察が難しいのです。

4.4.2　種明かし

　この事例はリアルなデータを用いたのではなく，当時の状況を思い出しながらシミュレーションで作り出したものなので，実は母平均とか母標準偏差はわかっているのです。筆者が発生させたデータは，以下のとおりです。

母平均＝200.0 mg
大波のばらつき＝5.0 mg
小波（連続 8 本間の）ばらつき＝3.0 mg

　この条件で正規乱数を発生させたわけです。工程全体のばらつきは大波と小波を足し合わせたものですので，分散の加法性を利用すれば足し算が可能です。

$$\sigma^2_{total} = \sigma^2_{between} + \sigma^2_{within} = 5.0^2 + 3.0^2 = 5.83^2$$

ということで，これがシミュレーション条件による真の全体像になります。

では，観察されたデータから工程のばらつきがどのように推定されたかを見てみましょう。

- 全体のヒストグラムから得られた標準偏差は 6.08 mg でしたので，シミュレーションが与えた工程全体のばらつき 5.83 mg とほぼ一致しています。

- 小波のばらつきは n＝8 の R 管理図から，3.24 mg であることが推定されています。これもシミュレーション条件の 3.0 mg にほぼ一致しています。

- さらに，大波のばらつきは工程全体のばらつきから小波を差し引いたものになるので，計算で求まります。この推定値もまたシミュレーション条件の 5.0 mg にほぼ一致しています。

$$\sigma^2_{between}＝\sigma^2_{total}－\sigma^2_{within}＝6.08^2－3.24^2＝5.14^2$$

いかがでしたか？　上記解析は観察データと充填工程の理解だけで行ったものです。しかもヒストグラムと管理図だけでここまで解明できるのです。高校生でもわかる簡単な手法だから大したことはできないと侮ってはいけません。管理図を使いこなすというのはこういうことなのです。

4.5 $\bar{x}-R$ 管理図の弱点をカバーする $\bar{x}-R_s-R$ 管理図とは

$\bar{x}-R$ 管理図を使っていて，この事例ほどではなくても平均値の管理外れが頻発することってありませんか？　筆者はよく経験しました。実は $\bar{x}$ 管理図には大前提があるのです。その大前提と前提が崩れた場合の問題点を以下にまとめました。

$\bar{x}$ 管理図の大前提
すべてのロットの母平均は同じである。すなわち，**群間の変動はゼロである。**

しかし
- 現実的には**測定では日間変動**が存在する。製造では**ロット間変動**が存在する。
- すべてのロットの母平均が同じという前提が成り立たないケースは数多く存在する。
- 表面上，数多くの異常が発生しているように見える。
- 許容できる日間変動，ロット間変動を異常として判断してしまうと，**許容できない異常が表面上の（許容できる）異常にまぎれ込んでしまう。**
- 異常が多すぎると**許容できない異常を調査しない理由**にしてしまう恐れがある。
- したがって，許容できない異常のみを検出する工夫が必要。

ということで，本当に捨て置けない異常のみを検出するためには，次に述べる $\bar{x}-R_s-R$ 管理図を使うのが効果的なのです。その元になる $x-R_s$ 管理図から解説していきます。

4.5.1　$x-R_s$ 管理図

　$x-R_s$ 管理図とはデータが 1 個しか得られない場合に適用する方法です。ばらつきの情報は，隣り合った測定値の差（移動範囲：R_s）を利用します。暗黙の前提として「ロット間誤差を含めても工程全体を均一な母集団とみなせる」ことが必要です。この前提を置くことで，複数のロットからの n＝1 のデータは，均一の母集団からの複数個のデータとみなすことができるのです。隣り合ったデータ間の差異（移動範囲：R_s）は，$\bar{x}-R$ 管理図における 1 群 n＝2 のデータと等価とみなすのです。これにより 1 群 n＝1 のデータであっても，ばらつきの情報が抽出できるというわけです（図 1-36）。

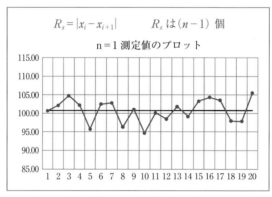

図 1-36　（群内ばらつきの情報がない）n＝1 の管理図

　以上の理屈からわかるように，$x-R_s$ 管理図の管理限界線は，基本的に n＝2 の $\bar{x}-R$ 管理図と同じです（図 1-37）。

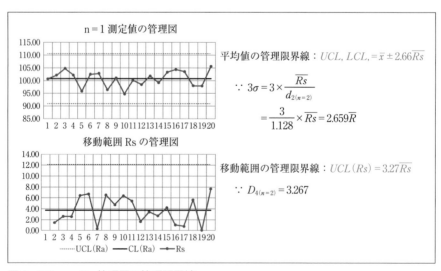

図 1-37　$x-Rs$ 管理図の管理限界線

4.5.2 $\bar{x}-R_s-R$ 管理図

$\bar{x}-R_s-R$ 管理図とは，$\bar{x}-R$ 管理図でロット間変動を許容できる場合，$\bar{x}$ を1個のデータとみなして $x-R_s$ 管理図を併用したものになります。筆者が統計を学んだ頃にはありませんでしたが（単に知らなかっただけかも），現在では統計パッケージの Minitab には入っているので，市民権を得てきたのかと思っています。見かけは，普通の $\bar{x}-R$ 管理図の間に移動範囲（R_s）の管理図を差し込んだ形で，管理図3段重ねとなります。描き方のポイントは以下になります。

- 平均値（$\bar{x}$）の管理限界線は，範囲（R）から求めるのではなく，ロット間のばらつきを許容した移動範囲（R_s）から求めます。以下の解説図では参考のために範囲（R）から求めた管理限界線も入れていますが，表示すべきは移動範囲（R_s）から求めた管理限界線のみです。

- 移動範囲（R_s）の管理限界線は，平均値（$\bar{x}$）を1個の測定値とみなして，$x-R_s$ 管理図を作成したときのものになります。

- R 管理図は従来の R 管理図のままです。

図 1-38 は，粉末注射剤 ABC の充填量のデータに $\bar{x}-R_s-R$ 管理図を適用した結果です。平均値に管理外れはなく，平均値は安定していることが確認できました。また，移動範囲にも管理外れはなく，サンプリングポイント間のばらつき（すなわち，大波のばらつき）も一定で安定していることがわかります。範囲の管理図には1点管理外れがありますので，原因究明が必要です（正規乱数を発生させた結果ですので，本当に 3/1000 の稀な現象が現れたのだと思います）。

第 1 章　統計を用いた品質管理の手法

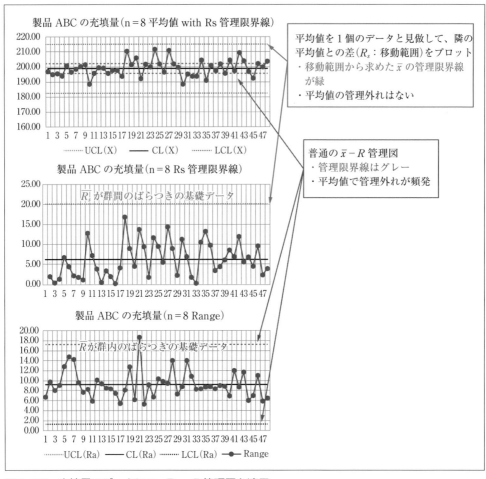

図 1-38　充填量のデータに $\bar{x}-Rs-R$ 管理図を適用

　参考のため統計パッケージ Minitab を使った場合の結果を図 1-39 に示します。ロット間変動を示す「サブグループ内平均」に対する管理限界線は移動範囲から求めたもののみになっています。すなわち，許容している（許容せざるを得ない）ロット間のばらつきを凌駕するほどのロット間変動があった場合のみ管理外れとして扱っています。

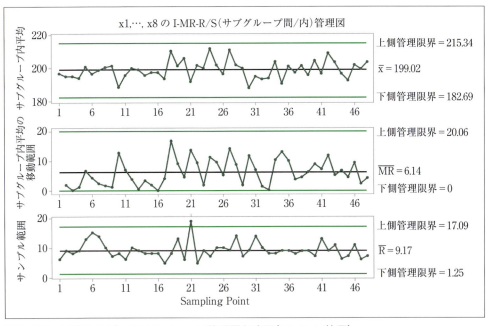

図 1-39　充填量のデータに $\bar{x}-Rs-R$ 管理図を適用（Minitab 使用）

4.6 管理図のまとめ

　管理図は誰にでも作れる簡単なツールですが，管理図を効果的に運用するには工程の理解などの固有技術の蓄積が不可欠です。これがないと単なる数字遊びになりかねません。また，管理限界線を飛び出したら即，異常発生と考えるのも短絡的です。本当に当該ロットの平均値に異常がある場合のほうが少ないですから…以下を参考にしていただければ幸いです。

・「平均値の管理外れ」≠「工程は管理状態にない」

・平均値の管理外れが発生する原因
　・群分けが適切でない
　・測定の日間誤差が大きい（室内再現性が悪い）
　・ロット内が均一でないにも関わらず，サンプリング箇所が少ない（サンプリング誤差が大きい）
　・<u>当該ロットの平均値に異常がある</u>

・平均値の管理外れが多発した場合，測定誤差，サンプリング誤差を調査すべし

第 1 章　統計を用いた品質管理の手法

　ということで，他のすべての可能性が否定できたときのみ，当該ロットの平均値に異常があると判断してよいことになります。というか，最初にこのくらいの検討をしておくべきです。そして，このハードルを乗り越えた本当に捨て置けない管理外れに対してはきちんと原因究明をすべきなのです。

第2章

分析法バリデーションにおける統計

1. 分析法バリデーションと統計手法

2. 併行精度
- 2.1 併行精度の基本
- 2.2 3濃度について分析法の全操作を各濃度3回ずつ繰り返して測定

3. 真度
- 3.1 真度の基本
- 3.2 真度の信頼区間がゼロを挟まなければ失敗か？
- 3.3 複数の濃度で実験したときの解析方法
- 3.4 真度と併行精度の関係

4. 室内再現精度
- 4.1 室内再現精度の実験デザイン
- 4.2 典型的な実験デザインでの解析詳解
- 4.3 一元配置分散分析表から室内再現精度を求める
- 4.4 室内再現精度の信頼区間
- 4.5 同一条件での繰り返しがない場合
- 4.6 枝分かれデザインによる解析
- 4.7 構造模型の比較

5. 直線性
- 5.1 分析法バリデーションにおける直線性
- 5.2 回帰分析結果の解釈
- 5.3 頭打ちが見られたときの対処

6. 検出限界
- 6.1 算出方法
- 6.2 検出限界の設定根拠

1 | 分析法バリデーションと統計手法

　平成9年(1997年)10月28日の医薬審第338号「分析法バリデーションに関するテキスト(実施方法)について」によると，以下の9項目について検討を行うことが要求されています。この要求に応えるための統計手法はかなり限られていて，標準偏差，信頼区間，回帰分析くらいなのです。少し格好よく進めようとするならば，これに分散分析が加わるくらいです。

- (1) 特異性　　　　　統計を用いることは少ない
- (2) 真度　　　　　　標準偏差と信頼区間
- (3) 併行精度　　　　標準偏差と信頼区間／分散分析
- (4) 室内再現精度　　標準偏差と信頼区間／分散分析
- (5) 直線性　　　　　回帰分析
- (6) 検出限界　　　　統計を用いることは少ない
- (7) 定量限界　　　　統計を用いることは少ない
- (8) 範囲　　　　　　統計を用いることは少ない
- (9) 頑健性　　　　　今は統計を用いない

　ということで，ここでは基本的な統計の方法が，実験誤差の評価にどのように応用されているかを中心に解説していきます。

　この章を読み進めるのに重要なことは，分析操作のどこにどのような性格の誤差が発生しうるかをイメージできることです。まあ，普通に分析の実務を行っていれば「うすうす気にはなっていたけど」という内容なので肩肘を張る必要はありません。むしろ今までの疑問が解けるかも，といったワクワク感で読んでいただければ幸いです。

2 | 併行精度

2.1 併行精度の基本

「分析法バリデーションに関するテキスト(実施方法)」によると，併行精度は，次のいずれかの方法で評価すると書かれています。

(a) 規定する範囲を含む濃度について，分析法の全操作を少なくとも9回繰り返して測定する。
（例えば，3濃度について分析法の全操作を各濃度3回ずつ繰り返して測定する。）
(b) 試験濃度の100％に相当する濃度で，分析法の全操作を少なくとも6回繰り返して測定する。

併行精度を求める実験を図にすると図2-1のようになります。まあ，普通にn＝3の試験をしてくださいといわれたときの測定の繰り返しをイメージすればよいです。一人の人が秤量から測定までを1日で3回繰り返しますよね。ただ，併行精度を求める実験は普通の定量試験とは異なり，標準溶液はあってもなくてもかまいません。まあ，わかりやすさを考えるとあったほうがよいのですが，作るとしたら1つだけです。良かれと思って，サンプル1用の標準溶液1，サンプル2用の標準溶液2などとやってはいけません。そんなことをすると，標準溶液の調製誤差が入り込んでしまい，併行精度を実態よりも悪く評価してしまうことになるからです。そうすると定量値が真の値を示しているかどうかがわからないのではと不安になるかもしれませんね。しかし，併行精度の評価実験においては極論すると真値などどうでもよいのです(そのために，別枠で真度の評価があるのです)。まったく同じ試料ならば毎回同じ値になってほしいわけですが，必ずしもそうはなりません。毎回同じにならないのは試験過程のどこかにばらつきの原因があるからです。ということで，測定の再現性のみにフォーカスしたのが併行精度なのです。

なので，実験で重要になるのは，出発点の乳鉢の中身です。これが均一でないと，測定結果がばらついたときに「いやあ，乳鉢の中が均一じゃないので，それが原因かな」なんていうトンチンカンな話になってしまうからです。測定する対象物が均一であって，はじめて測定の再現性を評価できるので，これが実験上最も重要なポイントになります。

第 2 章　分析法バリデーションにおける統計

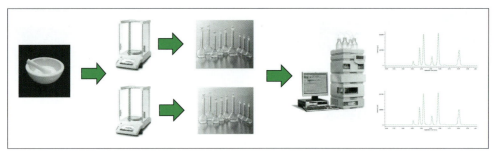

図 2-1　併行精度の評価範囲

　まずはよりシンプルな(b)パターンでの評価例を以下に示します。同一試料を n=6 で分析し以下の結果が得られたとします。とりあえず，型どおりに計算すると表 2-1 に示すようになります。必要な統計量は Excel の関数で簡単に求まりますので，下ごしらえとしてあらかじめ計算しておくとよいでしょう。ちなみに，標準偏差の信頼区間の一般的な範囲は 95% ですが，ここは日本薬局方の記載を尊重して 90% 信頼区間としています。

表 2-1　併行精度の実験データ例

n	測定値(%)	
1	100.4	
2	100.1	
3	99.7	
4	101.1	
5	99.9	
6	99.5	
平均値	100.117	=AVERAGE(範囲)
標準偏差	0.574	=STDEV.S(範囲)
偏差平方和	1.648	=DEVSQ(範囲)
Chisq(Low)	11.070	=CHISQ.INV(0.95, n−1)
Chisq(High)	1.145	=CHISQ.INV(0.05, n−1)

　平均値も標準偏差も単位は元データの単位(この場合は対表示パーセント)が引き継がれます。これ，重要なので覚えてくださいね。この例では測定は対表示パーセントなので，平均値も標準偏差も単位は対表示パーセントです。しかし，平均値も標準偏差も試験結果がいつも対表示パーセントで得られるとは限りませんので，標準偏差だけでは誤差が大きいのか小さいのかわかりにくい場合があります。そのときは，標準偏差を平均値で除して相対評価する必要があります。これは相対標準偏差(RSD：Relative Standard Deviation)とか変動係数(CV：Coefficient of variation)と呼ばれています。注意してほしいのが，このときの割り算で平均値と標準偏差に引き継がれた元データの単位が消滅して単位のない

無名数になるということです。代わりにパーセント変換するときに100をかけるので，誤差率としてのパーセントが新たな単位として付加されるところです。結果として単位はパーセントになるのですが，同じパーセント表示であっても元データに付いていた対表示パーセントと誤差率としてのパーセントでは意味合いが異なるので，ここは意識して明確に区別しましょう。

$$CV(\%) = \frac{SD(\%)}{\bar{x}(\%)} \times 100 = \frac{0.574}{100.117} \times 100 = 0.573\,(\%)$$

次は信頼区間です（図2-2）。第0章の2.8で考え方と計算式を紹介しましたので，以下は復習になります。この計算で求まるのは「分散」です。なので，標準偏差の形にするには最後に平方根で開いてあげる必要があります。これ，忘れないでください。単位は偏差平方和の$\%^2$が引き継がれます。

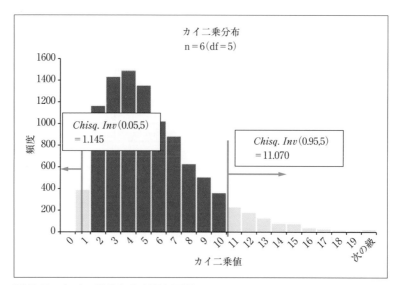

図2-2　カイ二乗分布の上限と下限

$$\sigma^2_{L90} = \frac{SS(\%^2)}{\chi^2(0.95, n-1)} = \frac{DEVSQ(範囲)}{Chisq.Inv(0.95, 5)} = \frac{1.648}{11.070} = 0.39^2\,(\%^2)$$

$$\sigma^2_{U90} = \frac{SS(\%^2)}{\chi^2(0.05, n-1)} = \frac{DEVSQ(範囲)}{Chisq.Inv(0.05, 5)} = \frac{1.648}{1.145} = 1.20^2\,(\%^2)$$

∴　$0.39\,(\%) \leq \sigma_{repeat} \leq 1.20\,(\%)$

併行精度の基本は以上です。

2.2 3濃度について分析法の全操作を各濃度3回ずつ繰り返して測定

例えば，対表示 80%，100%，120% のところで n＝3 で試験した場合です。実験デザインとしては「3水準，繰り返し数 n＝3 の一元配置」と呼ばれるものになります。併行精度の特徴を理解するために，あえて状況を少し複雑にします。すなわち，濃度ごとに別の試験者が別の日に試験したとします。ただし，n＝3 の繰り返しは秤量から計測までを同一の試験者が実施しています(すなわち，n＝3 の繰り返しは併行精度を求めるときの要件を満たしています)。データとグラフは図 2-3 のとおりで，n＝3 のデータはそれなりにまとまっています。見た感じ，繰り返し測定の再現性は良さそうです。すなわち，「誰が，いつ，どの濃度で試験しても」繰り返し n＝3 の誤差は安定していそうだということです。

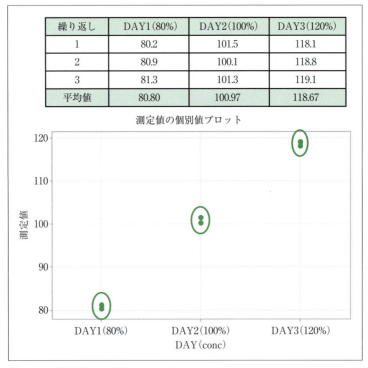

図 2-3　併行精度の実験データ(3濃度)

図中の○で囲った n＝3 のばらつきの求め方ですが，必ずしも分散分析である必要はありません。n＝3 のばらつきの平均的なものを求めればよいのですから。Excel で分散分析を行うと概要という表が出てきますが，そこに n＝3 のばらつきが分散の形で出ていま

す(図2-4)。この平均を求めてみると分散の平均値=0.3822となりました。これが「誰が，いつ，どの濃度で試験しても」発生する平均的なばらつきになります。そして，この値は分散分析表のグループ内の分散と等しいのです。というか，グループ内の分散はこのようにして求めているのです。ともに網掛けをしておいたので，見つかりましたよね。

概要

グループ	標本数	合計	平均	分散
DAY1(80%)	3	242.4	80.80	0.3100
DAY2(100%)	3	302.9	100.97	0.5733
DAY3(120%)	3	356.0	118.67	0.2633
		平均=	100.15	0.3822

分散分析表

変動要因	変動	自由度	分散	分散比	P-値
グループ間	2153.8689	2	1076.9344	2817.5610	0.0000
グループ内	2.2933	6	0.3822		
合計	2156.1622	8			

図2-4　Excelによる一元配置分散分析の結果

併行精度の点推定値は，

$$\sigma_{repeat} = \sqrt{V_{repeat}} = \sqrt{0.3822} = 0.6182(\%)$$

相対標準偏差(変動係数)は(少々心許ないですが)全体平均を用いて，

$$RSD(\%) = \frac{標準偏差}{全体平均} \times 100 = \frac{0.6182}{100.14} \times 100 = 0.6173(\%)$$

となりました。相対標準偏差の単位である(%)は，誤差率としてのパーセントです。混同しないように注意しましょう。

90%信頼区間の計算には偏差平方和と自由度が必要でしたね。これは分散分析表の「グループ内」の行に載っている変動(偏差平方和)と自由度を使います。偏差平方和は元データの単位である対表示パーセントを引き継いでいるので，得られる標準偏差も対表示パーセントが引き継がれます。

第 2 章　分析法バリデーションにおける統計

$$\sigma_{L90}^2 = \frac{SS_{within}(\%^2)}{\chi_{0.95}^2} = \frac{2.2933}{Chisq.Inv(0.95, 6)} = \frac{2.2933}{12.5915} = 0.4267^2(\%^2)$$

$$\sigma_{U90}^2 = \frac{SS_{within}(\%^2)}{\chi_{0.05}^2} = \frac{2.2933}{Chisq.Inv(0.05, 6)} = \frac{2.2933}{1.6353} = 1.1841^2(\%^2)$$

$$\therefore \quad 0.4267\,(\%) \leq \sigma_{repeat} \leq 1.1841\,(\%)$$

　もし，信頼区間も相対標準偏差でほしければ，全体平均を分母として標準偏差の上下限を分子にすれば求まります。くどいようですが，そのときの(%)は誤差率としてのパーセントです。

$$RSD_{L90}(\%) = \frac{標準偏差_{L90}}{全体平均} \times 100 = \frac{0.4267}{100.14} \times 100 = 0.4261\,(\%)$$

$$RSD_{U90}(\%) = \frac{標準偏差_{U90}}{全体平均} \times 100 = \frac{1.1841}{100.14} \times 100 = 1.1824\,(\%)$$

3 真度

3.1 真度の基本

「分析法バリデーションに関するテキスト（実施方法）」によると，真度の評価に必要なデータとして次のように書かれています。

> 規定する範囲を含む濃度について，分析法の全操作を少なくとも9回繰り返して測定する。（例えば，3濃度について分析法の全操作を各濃度3回ずつ繰り返して測定する。）

第0章で95%信頼区間の勉強をしたので，さっそく応用してみましょう。真度の評価試験を絵柄にすると図2-5のようになります。添加回収実験が一般的ですが，賦形剤からの抽出率が問題になることもあります。なので，ここではそのような場面を想定しました。実際に完璧に均一な粉体を調製することが可能かどうかはわかりませんが，それが可能だとしましょう。乳鉢の中に粉体1gあたり有効成分99 mgが含まれています（100 mgを狙ったけど，そこまで精緻にできなかった…）。それを秤量し，抽出し，希釈し，分析装置で含量を測定しました。もし結果が平均で98 mgとなれば，期待値よりも1 mgだけ少なく測定されたことになります。この期待値からの乖離が「真度」になります。次の数値例で具体的に見てみましょう（図2-6）。添加回収実験を6回行ったところ，毎回の測定値は少しずつ異なり，得られた真度も微妙に違っていました。

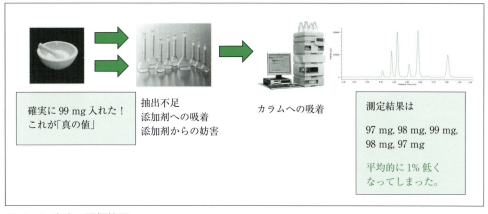

図2-5　真度の評価範囲

第 2 章　分析法バリデーションにおける統計

n	Value (%)
1	99.1
2	101.0
3	99.8
4	98.9
5	100.3
6	98.8
mean =	99.65
SD=	0.88

真度 $= \text{mean} - \mu$
$\qquad = 99.65 - 100.00$
$\qquad = -0.350\ (\%)$

95%信頼区間 $=$ 真度 $\pm\, t(0.05, n-1) \times \dfrac{\text{標準偏差}}{\sqrt{n}}$

$\qquad = -0.350 \pm 2.571 \times \dfrac{0.88}{\sqrt{6}}$

$\qquad = -1.271, \quad 0.571$

図 2-6　真度の評価結果（1 濃度）

　実験結果は母集団からのサンプリング試験の結果ですので，真度の推定がピンポイントではできないということになります。ここは信頼区間の出番です。平均値，標準誤差（標準偏差とサンプル数から求まります），t 値（T.INV.2T で求まりましたね）がわかれば簡単に計算できました。最も簡単なパターンですが，これが真度評価の基本です。ここで μ は期待値（回収がうまくいけば 100% なので $\mu = 100$ となります）を表しています。真度の点推定値（出た目）は単純に回収率の平均値と期待値の差となります。0.35% だけ低いという結果です。求めた信頼区間が（−1.27〜0.57）となっているので，真度はプラスかもしれないし，マイナスかもしれません。すなわち，真度の信頼区間がゼロを挟んでいると「プラスともマイナスとも言えないなら，真度はゼロって言っても間違いではないよね！」となり，真度はゼロ（真値と測定値の差はありません）と解釈されることが多いです。しかし，これは絶対的な条件ではありません。理由はこれに続く 2 つの事例を見ればわかると思います。

3.2　真度の信頼区間がゼロを挟まなければ失敗か？

　図 2-7 の結果を見てください。出た目の真度は 2.0% も低いですが，信頼区間は（−5.88〜1.88）とゼロを挟んでいるので，先ほどの理屈で言えば真度はゼロとなってしまいます。これでよいの？　と多くの方が違和感を覚えるのではないかと思いますが，いかがでしょうか？

n	Value (%)			
1	100.7		真度=	-2.000
2	93.6		SE=	1.513
3	96.7		t(5, 0.05)=	2.571
4	95.2			
5	103.7		95%LCL=	-5.889
6	98.1		95%UCL=	1.889
mean =	98.00			
SD=	3.71			

図 2-7　真度の評価結果（ばらつきが大きい場合）

　一方，その次の例では出た目の真度は−0.35% しかありませんが，信頼区間は（−0.62〜−0.07）とゼロを挟んでいません（図 2-8）。これは，どう転んでも真度はゼロではなく，ズバリ測定結果には確実にカタヨリがあるということになります。でも，こちらのほうは，先ほどと別の違和感がありませんか？　差はどんなに大きく見積もっても"たったの"0.62% ですので，目くじら立てるほどの乖離ではありません。実務上はまったく支障ありません。困りましたね。

n	Value (%)			
1	99.7		真度=	-0.350
2	99.6		SE=	0.106
3	99.9		t(5, 0.05)=	2.571
4	99.9			
5	99.2		95%LCL=	-0.622
6	99.6		95%UCL=	-0.078
mean =	99.65			
SD=	0.26			

図 2-8　真度の評価結果（ばらつきが小さい場合）

　以上の 3 つの事例を図にしてみました。図 2-9 のような感じです。

第2章　分析法バリデーションにおける統計

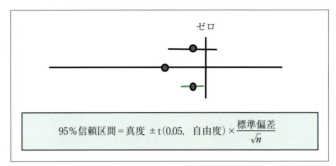

図2-9　真度がゼロを挟まなかったら失敗か？

　もし，信頼区間がゼロを挟むことが真度の絶対的な評価基準だったとすると，成功のための秘訣は2番目の例のような状況にすることです。信頼区間の定義式を見ながら解説すると，±以降の数値を大きくすればよいので，測定のばらつきを大きくして標準偏差を大きくすることです。さらに測定のn数をできるだけ少なくすると割り算の結果が大きくなるので，これも有効です。そしてn数が少ないと（自由度も小さくなり）t値もそれに連動して大きくなるので，なおさら都合がよいです。要は，いい加減な試験を数少なく行うことです。

　でも，これは科学者として褒められた態度でしょうか？　逆ですよね。なるべく精緻な実験をして真実をあぶり出すべきです。そのためには，実験精度を上げて（ばらつき＝標準偏差を小さくして），さらにn数を重ねて信頼性を上げるべきです。でも，そうすると3番目の例のような矛盾が出てきます。そのときは，信頼区間の幅で議論しましょう。真度はゼロではありません，確実に差はあります（かなり挑戦的な物言いですが）。でも，その差はせいぜい大きく見積もっても0.62%です。この程度のカタヨリは，現在の技術水準や分析ニーズから判断して問題になるようなものではありません。信頼区間がゼロを挟まなかったのは，実験精度が高かったから微々たる差であっても検出してしまったのです，と。

3.3　複数の濃度で実験したときの解析方法

3.3.1　単純かつ素朴な方法

　それでは基本がわかったところで，3濃度の場合の計算を以下の数値例で具体的に見てみましょう（表2-2）。対表示100%での有効成分の量は10 mgとしました。ですので，真度の試験は対表示80%，100%，120%相当のところで行ったことになります。まずは添加量に対して回収量がどうだったかです。多少の誤差はあるものの，入れた量がほぼ回収されているように見えます。

表2-2 添加回収実験の生データ(回収量)

添加量(mg)	回収量1(mg)	回収量2(mg)	回収量3(mg)	平均値(mg)
8.00	8.10	7.95	8.01	8.020
10.00	10.11	10.01	9.90	10.007
12.00	12.03	11.98	11.94	11.983

　実はこの実験，添加量ごとに実験日が違っていました。比較のため，回収量を回収率に変換したところ，添加量ごとの真度の違いが公平に見られるようになりました(表2-3)。真度が違う原因は測定の日間誤差(今日は全体的に高めの値が出た，低めの値になった，等のアレです)と考えるのが妥当でしょう。

表2-3 添加回収実験の生データ(回収率に変換)

添加量(mg)	回収率1(%)	回収率2(%)	回収率3(%)	平均値(%)	真度(%)
8.00	101.25	99.38	100.13	100.250	0.250
10.00	101.10	100.10	99.00	100.067	0.067
12.00	100.25	99.83	99.50	99.861	− 0.139
				平均 =	0.059

　添加量ごとにn＝3で真度を測定していますので，添加量ごとに真度を求めてみましょう。一番素朴なアプローチです。母平均の信頼区間を求める式です。

$$真度_{U/L} = (\overline{x_i} - \mu) \pm T.Inv.2T(0.05, \phi_e) \times \sqrt{\frac{V_i}{n}} = (\overline{x_i} - \mu) \pm T.Inv.2T(0.05, 2) \times \sqrt{\frac{V_i}{3}}$$

　例えば，12 mgのグループであれば以下のようになります。

$$真度_{12(U/L)} = (99.86 - 100.00) \pm 4.3027 \times \sqrt{\frac{0.1412}{3}} = -0.14 \pm 0.93 = -1.07, 0.79$$

　各水準平均の信頼区間を一覧表にしました(表2-4)。95%信頼区間が広いか狭いかの評価は基準がないので保留しておきましょう。が，一応これをこれからの比較のベースにします。

第 2 章　分析法バリデーションにおける統計

表 2-4　真度の評価結果（3 濃度で独立に求める）

グループ	標本数	平均	真度(%)	分散	t(0.05, 2)	95% 信頼幅	真度の 95%LCL	真度の 95%UCL
8 mg	3	100.25	0.25	0.8906		2.34	− 2.09	2.59
10 mg	3	100.07	0.07	1.1033	4.3027	2.61	− 2.54	2.68
12 mg	3	99.86	− 0.14	0.1412		0.93	− 1.07	0.79

3.3.2　一元配置デザインを意識した方法

　今回の実験デザインは複数の水準で何回か繰り返し測定を行っているので，一元配置です。もし各グループ内でのばらつきが本質的には同じとの仮定が置ければ（というか，この仮定に無理はないので），一元配置分散分析を行うことができます。分散分析の結果を図 2-10 に示します。

分散分析表

変動要因	変動	自由度	分散	分散比	P-値	F 境界値
グループ間	0.2271	2	0.1135	0.1595	0.8560	5.1433
グループ内	4.2703	6	0.7117			
合計	4.4974	8				

図 2-10　回収率のデータを一元配置分散分析

　この場合の各母平均はグループ内の分散を用いて求めます。誤差の自由度は df = 6 が使えます。ただし，各グループ内の繰り返しは 3 ですよ，お間違えなく。

$$真度_{U/L} = (\overline{x_i} - \mu) \pm T.Inv.2T(0.05, \phi_e) \times \sqrt{\frac{V_e}{r}} = (\overline{x_i} - \mu) \pm T.Inv.2T(0.05, 6) \times \sqrt{\frac{0.7117}{3}}$$

　計算に用いる数値で前から変わったところに網掛けにしておきました（表 2-5）。分散が共通化されたので，結果として 95% 信頼幅も共通化されています。例えば，12 mg のグループであれば以下のようになります。

$$真度_{12U/L} = (99.86 - 100.00) \pm 2.4469 \times \sqrt{\frac{0.7117}{3}} = -0.14 \pm 1.19 = -1.33, 1.05$$

98

3　真度

表2-5　真度の評価結果（3濃度で共通の誤差を用いる）

グループ	標本数	平均	真度(%)	分散	t(0.05, 6)	95%信頼幅	真度の95%LCL	真度の95%UCL
8 mg	3	100.25	0.25				−0.94	1.44
10 mg	3	100.07	0.07	0.7117	2.4469	1.19	−1.13	1.26
12 mg	3	99.86	−0.14				−1.33	1.05

　個別に信頼区間幅を見ると，添加量12 mgのグループはたまたまn＝3のばらつきが小さかったので，これだけは単独に算出したほうの信頼区間が狭くなりましたが，他は共通の分散を使ったほうが圧勝。これはt値の自由度が大きくなった（結果，t値が小さくなった）効果です。こちらのほうが合理的なアプローチだと思います。

3.3.3　包括的な評価方法

　さて，すべてのグループで95%信頼幅が同じように狭くなり（評価の精密さが上がったということ），しかも間にゼロを挟んでいるので真度としては文句なしでしょう。しかし，「じゃあ，9 mg（対表示90%相当）のところの真度はいくつですか？」と聞かれたらちょっと困りませんか？　そこで再び分散分析表の登場です（図2-11）。

分散分析表

変動要因	変動	自由度	分散	分散比	P-値	F-境界値
グループ間	0.2271	2	0.1135	0.1595	0.8560	5.1433
グループ内	4.2703	6	0.7117			
合計	4.4974	8				

図2-11　回収率のデータを一元配置分散分析（図2-10再掲）

　グループ間のp値をみてください。P＝0.8560となっています。これは，「もし対表示パーセントの如何に関わらず，すべてのグループで回収率が（すなわち真度が）横並び一直線で等しかったとしたら，結果が目の前のようにバラける確率はいかほどか？」に対する回答です。言葉に直すと「こんなことは頻繁に（85%くらいの確率で）起こります」という意味になります。転じて，「グループ間の回収率（真度）に有意差はないので，これを区別することに意味はない」となります。区別する必要がないなら実験結果は表2-6のようにすることができます。一応，出身地（添加量）がどこかは示していますが，もはや出身地は不問。添加回収実験を単純に9回行ったのと同じです。n＝9の信頼区間を求めてみましょう。ちなみに回収率と真度の標準偏差が同じことにも気がついてくださいね。標準偏差は平均値を中心としたばらつきなので同じになるのです。

99

第2章　分析法バリデーションにおける統計

表2-6　添加量の区別をなくしてまとめ直した表

添加量(mg)	回収率(%)	真度(%)
8.0	101.3	1.3
	99.4	−0.6
	100.1	0.1
10.0	101.1	1.1
	100.1	0.1
	99.0	−1.0
12.0	100.3	0.3
	99.8	−0.2
	99.5	−0.5
平均値	100.059	0.059
標準偏差	0.750	0.750
分散	0.562	0.562
自由度	8	8

$$真度_{U/L} = (\bar{x} - \mu) \pm T.Inv.2T(0.05, \phi_e) \times \sqrt{\frac{V}{n}}$$

$$= (100.059 - 100.0) \pm T.Inv.2T(0.05, 8) \times \sqrt{\frac{0.562}{9}} = 0.059 \pm 0.576$$

　95%信頼幅は±0.576と，さらに狭くなりました。繰り返しの数が一気に3から9に増えたのと，それに伴い誤差の自由度もちょっぴり増えたことによる効果です。そして何より，添加量8 mgから12 mg(対表示80%～120%)の間なら真度は0.059±0.576と言えることが大きな成果です。この解析方法が使えるなら，これが最もスマートな解析方法だと思います。

3.4　真度と併行精度の関係

　先ほどまでの真度の実験，仮に，真度を求めるプロセスが賦形剤の懸濁液に主薬原液を後から加えるのではなく，主成分が均一になるような製剤を作ってそこからの回収率を求める実験だったとしましょう(ICH Q2Rではそのようなことを求めているようにも読めましたので…実際，賦形剤を分散させたメスフラスコに主成分の溶液を加えた場合は吸着しないけど，製剤からの抽出では問題が生じてしまうケースはあり得ます)。

　そんな理想的な添加回収実験ができたとすると，分析の出発点は試験製剤の秤量からになります。真度の測定を秤量，抽出，希釈，計測と順を追って行っているわけです。この

100

一連の過程は併行精度が評価しようとしているプロセスに他なりません。ということは，グループ内のばらつきは(ラッキーにも)併行精度を表しているので，1つの実験で真度と併行精度の両方を同時に評価することができるのです。あくまでも，主成分が均一になるような製剤が作れれば，の話ですが。図2-12の○で囲ったところの数値を使えば計算できましたよね。

分散分析表

変動要因	変動	自由度	分散	分散比	P-値	F-境界値
グループ間	0.2271	2	0.1135	0.1595	0.8560	5.1433
グループ内	4.2703	6	0.7117			
合計	4.4974	8				

図2-12　回収率のデータを一元配置分散分析(図2-10再掲)

$$\sigma_{repeat} = \sqrt{V_{repeat}} = \sqrt{0.7117} = 0.843(\%)$$

ここで，真度と併行精度の関係を整理しておきましょう。図2-13において★は真の値を，●は個々の測定値を表しています。

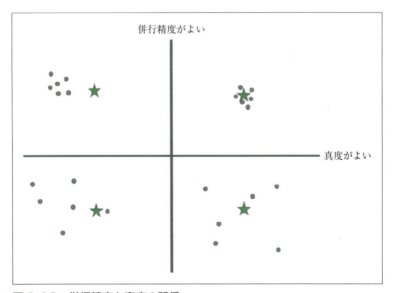

図2-13　併行精度と真度の関係

図2-13を見ると，併行精度は真度の良し悪しとは無関係であることがわかります。毎回の測定値の"再現性"がよい場合が，併行精度がよいと評価されるのです。したがっ

第2章　分析法バリデーションにおける統計

て，毎回の測定値の平均値を中心にして，そこからの乖離の度合いを評価すればよいことになるわけです。これは，単に標準偏差で表現されるばらつきそのものです。先に，「極論すると真値などどうでもよいのです」と言ったのは，このような理由があったからです。言わずもがなですが，真度と併行精度の両方ともよいものが，よい測定法です。

4 室内再現精度

4.1 室内再現精度の実験デザイン

　室内再現精度は併行精度の親戚みたいなものです。そう，「ばらつき」のことです。ただ，評価する範囲が少々広いのです。製品が生産に移ると，製品の試験はずっと続きます。その間には，分析者も変われば，測定機器も更新されたりします。HPLC だったらカラムも頻繁に変わります。これらは測定値に微妙な影響を与える変動因子です。それらがさまざまな組み合わせで変わっていったときに測定値がどのくらいばらつくのか，それが室内再現精度で評価するばらつきになります。その試験室における「ばらつきの未来予想図」です。図にすると図 2-14 のようになります。

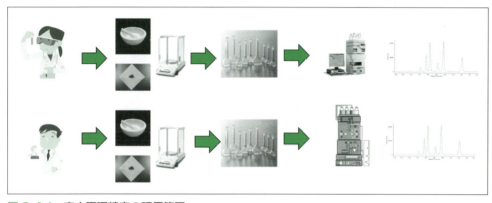

図 2-14　室内再現精度の評価範囲

　ここでも重要なのは均一な試料を用いるということです。今度は，標準溶液の調製も毎回別々に行ってください。標準溶液の調製誤差は分析者により，日により，異なりますよね。そのような実際条件をシミュレートするのが目的だからです。評価する範囲が広いとは，こういう意味なのです。また，室内再現精度のばらつきは，その試験室の実力を表すことになります。当試験室では同一の試料であれば誰がいつ測定しても同じ値が出ます。こんなことを言えたら何とすばらしいことでしょうか！　「分析法バリデーションに関するテキスト（実施方法）」によると，室内再現精度について以下のように記載されています。

・室内再現精度の検討範囲は，分析法が使用される状況に応じて定まる。
・承認申請者は，分析法の精度に及ぼすランダムな事象の影響を確認する必要がある。
・検討が必要な代表的な変動要因は，試験日，試験者，装置などである。これらの影響を

第 2 章　分析法バリデーションにおける統計

> 別々に検討する必要はなく，実験計画法を利用することを奨励する。

　難しく書いてありますが，「その試験法が実際に使われる状況でのトータルのばらつきを評価してください。ばらつきの原因は色々あると思いますが，それらを単独に評価することまでは求めません」ということです。図にすると図 2-15 のようになります。

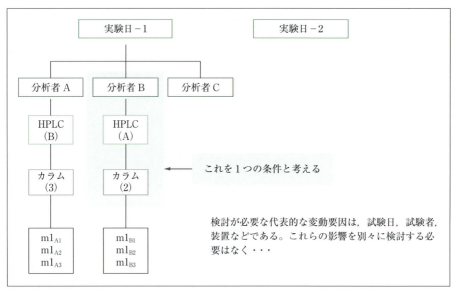

図 2-15　ガイドライン等での推奨デザイン

4.2　典型的な実験デザインでの解析詳解

　日を変え，人を変え，装置を変えて，同一試料を測定すること。これが典型的な実験デザインになります。そして，1つの条件で（念のため，またはせっかくなので）繰り返し測定をすることも珍しくありません。表 2-7 のようなデータになるでしょう。

表 2-7　室内再現精度の典型的な実験データ

試験日	試験者	装置	測定値1	測定値2	測定値3	平均値	SD
1	A	a	99.6	99.5	99.7	99.6	0.10
2	B	b	100.5	101.8	99.7	100.7	1.06
3	C	b	99.6	98.3	98.5	98.8	0.70
4	B	a	101.2	99.5	100.7	100.5	0.87
5	C	a	99.9	100.4	100.5	100.3	0.32
6	A	b	101.2	101.5	100.9	101.2	0.30

4 室内再現精度

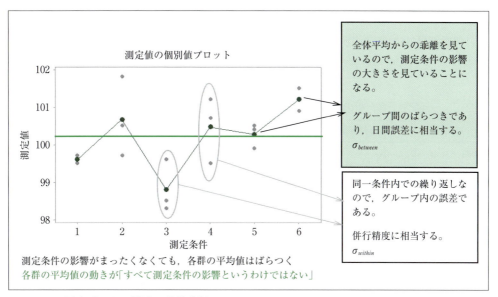

図2-16 測定データの構造：分散分析

　ここで着目するのは平均値の動きです。この平均値の動きは測定条件を変えることによって出てきたばらつきを表しているのですが，それだけではないのです。仮に測定条件の如何に関わらず真の平均値はいつも同じとしましょう。でも，測定そのものに起因する誤差（併行精度）はなくならないので，測定データは同一母集団からn=3で6回サンプリングしたのと同じと考えることができます。6個のn=3の平均値（出た目）は毎回微妙に異なりますよね。なので，図2-16のグラフにおける平均値（線で結んでいる濃い色の点）の動きのすべてが「純粋な測定条件由来」ではないのです。併行精度由来の部分も混じっているのです。ここで室内再現精度の定義式を紹介します。

$$\sigma^2_{室内再現精度} = \sigma^2_{日間誤差} + \sigma^2_{併行精度}$$

　ということで（純粋な）日間誤差がわからないといけないのですが，残念ながら分散分析表にはそれが載っていません。しかたがないので自分で計算です。

4.3　一元配置分散分析表から室内再現精度を求める

　室内再現精度は，ちょっとだけ複雑な計算が必要です。統計パッケージが提示する分散分析表は表2-8のような形になっています。着目してほしいのは色線で囲った「分散と構造模型」と書かれたところです。ここは，分散分析で計算された分散がどのような性格の誤差から構成されているのかを示したものです。群内（誤差）と書かれた行には同一条件での繰り返したときのばらつき（σ^2_{within}）の成分（分析法バリデーションで言えば併行精度）

105

第2章 分析法バリデーションにおける統計

のみが現れるということを示しています。群間，すなわち実験条件間の平均値のばらつきは日間誤差以外に(先に説明したように)併行精度も含まれています。そんな状況を σ^2_{within} $+ n\sigma^2_{between}$ という構造で表現しているのです。

表2-8 一元配置分散分析の構造模型

因子	偏差平方和	自由度	分散と構造模型	F値
群間	$SS_a = \sum_i \sum_j (\bar{x}_i - \bar{\bar{x}})^2$	$\phi_a = a - 1$	$V_a = \dfrac{SS_a}{\phi_a} = \sigma^2_{within} + n\sigma^2_{between}$	$F = \dfrac{V_a}{V_e}$
群内(誤差)	$SS_e = \sum_i \sum_j (x_{ij} - \bar{x}_i)^2$	$\phi_e = a(n-1)$	$V_e = \dfrac{SS_e}{\phi_e} = \sigma^2_{within}$	
合計	$SS_{total} = \sum_i \sum_j (x_{ij} - \bar{\bar{x}})^2$ $= SS_a + SS_e$	ϕ_{total} $= \phi_a + \phi_e$ $= an - 1$		

　ここで群間と郡内の構造模型をよく見てください，以下の計算で(純粋な)日間誤差が求まることがわかります。

$$V_a = \sigma^2_{within} + n\sigma^2_{between}$$

$$V_e = \sigma^2_{within}$$

$$\therefore \quad \sigma^2_{between}(= V_{between}) = \frac{V_a - V_e}{n}$$

　ここまで来ればもう少しです。室内再現精度の定義式に代入してみましょう。多くの書籍では室内再現精度を IM という添字で表していますが，これは中間精度 Intermediate から来ているものです。ここではそのものズバリの Intra-lab という添字で表すことにします。また，統計は二乗の世界なので足し算引き算は分散の形で行います。それでは実際の分散分析表を見ながら具体的な数字を当てはめて見ましょう(図2-17)。

分散分析表

変動要因	変動	自由度	分散	分散比	P-値	F境界値
グループ間	10.8200	5	2.1640	5.0326	0.0102	3.1059
グループ内	5.1600	12	0.4300			
合計	15.9800	17				

図2-17 室内再現精度の分散分析結果

4 室内再現精度

まずは定義式の再掲です。

$$\sigma^2_{室内再現精度} = \sigma^2_{日間誤差} + \sigma^2_{併行精度}$$

これを分散の形に書き直して整理すると，以下のようになります。

$$V_{intra-lab} = V_{between} + V_{within}$$

$$= \frac{V_a - V_e}{n} + V_e$$

$$= \frac{2.1640 - 0.4300}{3} + 0.4300 = 1.008\,(\%^2)$$

$$\therefore \quad \sigma_{intra-lab} = \sqrt{1.008} = 1.004\,(\%)$$

4.4 室内再現精度の信頼区間

ここまできたら信頼区間の算出もしましょう。そのためには室内再現精度の自由度が必要になりますので，Satterthwaite(サタスウェイトと読みます)の等価自由度と呼ばれるものを利用します。非常に難しい理論なので，今は「こういうものだ」と丸呑みしてください。必要な数字はすべて分散分析表に載っています。

$$\phi_{intra-labo} = \frac{n^2 V^2_{intra-labo}}{\dfrac{V_a^2}{\phi_a} + \dfrac{(n-1)^2 V_e^2}{\phi_e}}$$

$$= \frac{3^2 \times 1.008^2}{\dfrac{2.164^2}{5} + \dfrac{(3-1)^2 \times 0.430^2}{12}} = \frac{9 \times 1.016}{0937 + 0.062} = \frac{9.145}{0.998} = 9.16$$

等価自由度が切りのよい整数で算出されることはありません。しかし，自由度は整数でなければならないので，過大評価にならないよう，必ず切り捨てします。この例では，等価自由度は9になりました。

標準偏差の信頼区間は偏差平方和とχ^2分布を用いて求めますが，室内再現精度の偏差平方和はどこを探しても見当たりません。仕方がないので，分散の定義式からひねり出します。

107

第2章　分析法バリデーションにおける統計

$$V = \frac{\sum(x_i - \bar{x})}{n-1} = \frac{SS}{\phi} \qquad \therefore SS = \phi \times V$$

ということで，上記で求めた室内再現精度の分散と Satterthwaite の等価自由度を利用して $SS_{intra-labo} = V_{intra-labo} \times \phi_{intra-labo}$ のように算出します。このアプローチの最も厄介なところです。

$$\sigma_L^2 = \frac{\phi_{intra-labo} \times V_{intra-labo}}{\chi^2(0.95, \phi)} = \frac{9 \times 1.008}{\chi^2(0.95, 9)} = \frac{9.072}{16.919} = 0.5362$$

$$\sigma_L = \sqrt{0.5362} = 0.732$$

$$\sigma_U^2 = \frac{\phi_{intra-labo} \times V_{intra-labo}}{\chi^2(0.05, \phi)} = \frac{9 \times 1.008}{\chi^2(0.05, 9)} = \frac{9.072}{3.325} = 2.728$$

$$\sigma_U = \sqrt{2.728} = 1.652$$

いやはや，何とも疲れますね。でも落ち着いて計算すれば必ず辿り着きますので，焦らずに計算してください。

4.5 同一条件での繰り返しがない場合

もし，室内再現精度の実験を n＝3 の繰り返しなしで n＝1 で行った場合，先の例だと測定値1しか存在しない場合になりますが，室内再現精度の計算は非常に簡単です。併行精度のときとまったく同じシンプルなものになります（表 2-9）。

表 2-9　室内再現精度の計算(n＝1)の場合

試験日	試験者	装置	測定値1
1	A	a	99.6
2	B	b	100.5
3	C	b	99.6
4	B	a	101.2
5	C	a	99.9
6	A	b	101.2

偏差平方和 DEVSQ＝2.7933
Chisq.Inv(0.05, 5)＝1.1455
Chisq.Inv(0.95, 5)＝11.0705

室内再現精度の実験を繰り返しなしで行った場合，

$$\sigma_L^2 = \frac{SS}{\chi^2(0.95, 5)} = \frac{2.793}{11.070} = 0.2523 = 0.5023^2$$

$$\sigma_U^2 = \frac{SS}{\chi^2(0.05, 5)} = \frac{2.793}{1.145} = 2.4385 = 1.5619^2$$

理由をよく味わいましょう。測定値1には試験条件を変えたことによるばらつきが反映されていますし，分離はできませんが併行精度に由来するばらつきも反映されているのです。実験データが内包しているばらつきの由来が異なるので，計算結果が意味するものも異なるということです。表面的な計算方法に翻弄されないようにしたいものです。

4.6 枝分かれデザインによる解析

先ほどの室内再現精度の実験は，図2-18のように書き換えることも可能です。

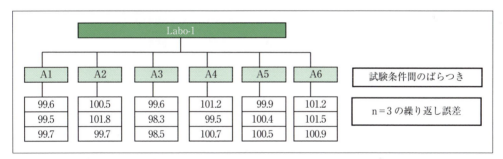

図2-18 室内再現精度の実験デザインを書き換えてみる

Labo-1という階層の中で6つの試験条件に分かれて，さらに各試験条件でn＝3に分かれる形になっています。このように段階的に分岐するデータ構造を枝分かれ構造と言います。枝分かれデザインは通常，各階層のばらつきを求めるときに使われています。まさに分析法バリデーションのニーズ（併行精度と室内再現精度を求めたい！）にぴったりの手法なのです。この例から求められるのは，試験条件が異なることによるばらつき（純粋な試験条件間のばらつき），同一の試験条件で3回繰り返したときの繰り返し誤差（すなわち併行精度）の2種類です。

解析は頑張れば手計算でもできますが，通常，統計パッケージを用います。枝分かれ分散分析の結果は以下のように分散分析結果とそこから算出した分散成分として表示されま

第 2 章　分析法バリデーションにおける統計

すので，一元配置分散分析で行った $\sigma_a^2 = \dfrac{V_a - V_e}{n}$ の計算を自前ですることは不要です。

図 2-19, 2-20 の例は Minitab という統計パッケージを使ったときの出力例です。純粋な試験条件間のばらつきは分散の形では 0.578, 標準偏差の形では 0.76 と出力されています。

測定値の分散分析

要因	自由度	平方和	平均平方	F値	p値
試験条件	5	10.8200	2.1640	5.033	0.010
誤差	12	5.1600	0.4300		
合計	17	15.9800			

図 2-19　枝分かれ分散分析表

分散成分

要因	分散成分	合計の%	標準偏差
試験条件	0.578	57.34	0.760
誤差	0.430	42.66	0.656
合計	1.008		1.004

図 2-20　枝分かれ分散分析表から分散成分を求めた結果

　繰り返しになりますが，室内再現精度は純粋な試験条件間のばらつきと併行精度を足し合わせたものですので，室内再現精度 $= \sqrt{0.578 + 0.43} = 1.004$（%）となります。先ほどの一元配置の分散分析の結果と同じになっています。ちなみに，試験室が複数ある場合は同様のデザインで Labo-2, Labo-3 とすれば一番上の階層に試験室間のばらつきが現れます。**室間再現精度**ですね。以上，一元配置を用いた室内再現精度の実験デザインは実は枝分かれデザインの最もシンプルなパターンと同じだったのです。一元配置という呼称にこだわるなら「変量模型の一元配置デザイン」というのが正確な表現になります。

4.7　構造模型の比較

　一元配置デザインの構造模型と最もシンプルなパターンの枝分かれ分散分析の構造模型を表 2-10, 2-11 に色枠で示しましたが，ご覧のとおりまったく同じです。したがっ

て多くの書籍では，一般的になじみのある一元配置分散分析で解説がなされているというのが筆者の見方です。ということで，室内再現精度の実験デザインの本質は枝分かれデザインだったのです。

表2-10　一元配置分散分析の構造模型

要因	偏差平方和 S	自由度 ϕ	分散 V	分散の構造模型 E(V)
A	$S_A = \sum_i \sum_j (\bar{x}_i - \bar{\bar{x}})^2$	$a-1$	$\dfrac{S_A}{a-1}$	$\sigma_E^2 + n\sigma_A^2$
E（誤差）	$S_E = \sum_i \sum_j (x_{ij} - \bar{x}_i)^2$	$a(n-1)$	$\dfrac{S_E}{a(n-1)}$	σ_E^2
計	$S_T = \sum_i \sum_j (x_{ij} - \bar{\bar{x}})^2$	$an-1$		

要因 A：試験条件
要因 E：誤差（併行精度）

表2-11　枝分かれ分散分析の構造模型

要因	偏差平方和 S	自由度 ϕ	分散 V	分散の構造模型 E(V)
L	$S_L - \sum_i (\bar{\bar{x}}_i - \bar{\bar{x}})^2$	$l-1$	$\dfrac{S_L}{\phi_L}$	$\sigma_M^2 + n\sigma_S^2 + mn\sigma_L^2$
S	$S_S = \sum_i \sum_j (\bar{x}_{ij} - \bar{\bar{x}}_i)^2$	$l(m-1)$	$\dfrac{S_S}{\phi_S}$	$\sigma_M^2 + n\sigma_S^2$
M	$S_M = \sum_i \sum_j \sum_k (x_{ijk} - \bar{x}_{ij})^2$	$lm(n-1)$	$\dfrac{S_M}{\phi_M}$	σ_M^2
計	$S_T = \sum_i \sum_j \sum_k (x_{ijk} - \bar{\bar{x}})^2$	$lmn-1$		

要因 L：試験室
要因 S：試験条件
要因 M：併行精度

　枝分かれ分散分析は分散分析表の作成ではおわりません。以下の計算を行い，各階層の分散を求めるところまで行って終了です。なので，統計パッケージを使った場合，分散成分の推定結果まで，自動的に付いてくるのです。

$$\widehat{\sigma_M^2} = V_M$$

$$\widehat{\sigma_S^2} = \frac{1}{n}(V_S - V_M)$$

$$\widehat{\sigma_L^2} = \frac{1}{mn}(V_L - V_S)$$

5 直線性

5.1 分析法バリデーションにおける直線性

こんなことを書いてしまうと身も蓋もない話になってしまうのですが,『医薬品の分析法バリデーション』の著者である鹿庭なほ子先生はその書籍の中で,「分析法の濃度とレスポンスの関係のように,科学的にその関係が合理的に説明できるときには,統計を利用する必要はない。筆者は,分析法の直線性を示すためには,客観性に欠けていると言われようとも,グラフを示すだけで十分であると考えている」と述べています。筆者も同感です。筆者と違って鹿庭先生は統計の大家ですよ。何とも痛快じゃありませんか。とはいうものの,ガイドラインでは色々と統計的な評価を求めているので,理論武装はしておきましょう。

まずは直線性の実験をする上での注意点を述べます。併行精度や室内再現精度はばらつきを求めることが目的でしたので,実験のどこかに「あえて」ばらつきの要素を入れています。室内再現精度なら,実験日や試験者です。真度も何回か繰り返してばらつきの要素を入れ込んでいます。しかし,直線性の実験で証明するのは濃度とレスポンスの純粋な関係のみです。これをできるだけ精緻に求めたいのです。ですので,秤量誤差や希釈誤差は邪魔者でしかありません。秤量誤差に比べると希釈誤差のほうが圧倒的に小さいので,このような理由から原液の段階希釈を推奨しているのです。

測定の順番も大切です。測定器のレスポンスが短期的に変化する測定器のドリフトを経験したことはありますか。ドリフトが徐々に大きくなっているときに低濃度から順に高濃度側の測定を行うと,高濃度側ほどドリフトによるプラスアルファの影響が大きくなってしまい,真の姿よりも傾きが大きくなってしまいます。しかし,測定の順番をランダム化することで,ドリフトの量を濃度系列と無関係にすることができるので,測定の順番はあえてランダムにすることをお勧めします。見かけの誤差は大きくなってしまいますが,判断を誤らせる系統誤差の影響を回避できるからです。このように真の姿をきちんと評価できるような実験(測定)を行うことが統計解析よりもずっと重要なのです。さて,正しい実験ができたとして,解析の話に入りましょう。

5.2 回帰分析結果の解釈

どのような統計パッケージを用いても似たような出力になりますので，ここではExcelで回帰分析を行ったときの結果を示します(図2-21)。まずはグラフの作成です。Excelならば散布図を作成すればオプションで回帰直線も出してくれます。

濃度 X	Response Y
80	3.3
90	4.3
100	4.9
110	5.9
120	6.0

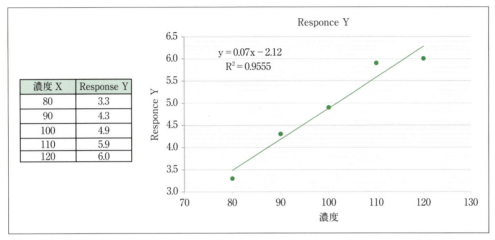

図2-21　回帰分析の実施例

回帰分析のインターフェースは図2-22のようなものでしたね。

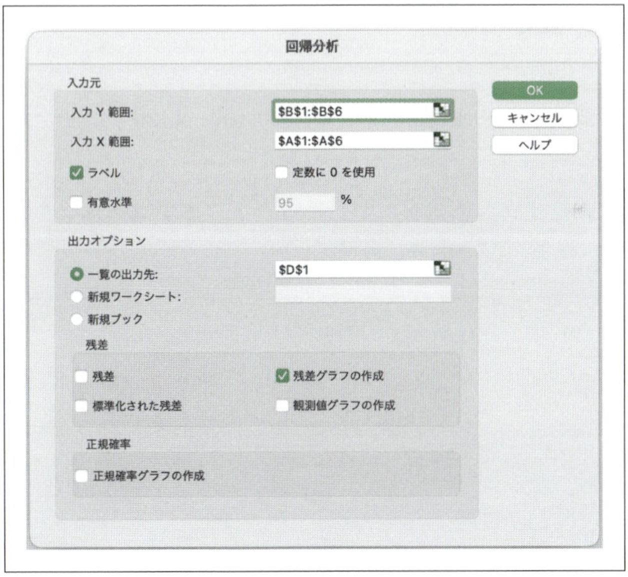

図2-22　Excelでの回帰分析の指定方法

結果の読み方は図2-23のようになります。これも復習ですね。

第 2 章　分析法バリデーションにおける統計

回帰統計	
重相関 R	0.978	← 相関係数 r
重決定 R2	0.956	← 寄与率 R
補正 R2	0.941	
標準誤差	0.276	← 残差分散の平方根
観測数	5	← データの組数

分散分析表

	自由度	変動	分散	分散比	有意 F
回帰	1	4.900	4.900	64.474	0.004
残差	3	0.228	0.076		
合計	4	5.128			

	係数	標準誤差	t	P-値	下限 95%	上限 95%
切片	−2.120	0.880	−2.408	0.095	−4.922	0.682
濃度 X	0.070	0.009	8.030	0.004	0.042	0.098

図 2-23　Excel による回帰分析の結果

Response Y を求める回帰式は以下になります。

Responce Y = 0.070 × 濃度 − 2.120

例えば，濃度が 90 だったら Responce Y = 0.070 × 90 − 2.120 = 4.180 となるわけです。

ところで，この直線は原点を通るのでしょうか？　まずはグラフを描いてみましょう（図 2-24）。

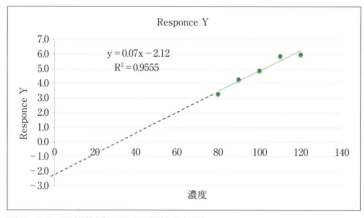

図 2-24　回帰分析における切片の場所

回帰直線を濃度ゼロまで延長して縦軸と交わるところ（切片）を見ると−2.1 くらいのところになっています。これは回帰式の切片と同じ値ですね。しかしこの−2.120 は出た目の点推定値にすぎないので，実験を繰り返すと若干違ったところになる可能性があります。切片の 95% 信頼区間を見ると−4.922〜0.682 となっているので，切片はプラスの可能性もあり，ゼロを通る可能性が残されていることになります。もし，測定がクロマトグラフのように濃度ゼロなら面積もゼロというような原理があるならば，このデータをもって原点を通ると言って差し支えありません。純粋に統計的な観点からは言い過ぎになるのですが，科学的な原理がバックアップしてくれているので，合わせ技一本という感じでまとめてもよいでしょう。ちなみに，傾きの信頼区間は 0.042〜0.098 となって 95% の信頼度でプラス側が確定していますので，正の傾きがあると言いきれます。これが言い切れなかったら逆に大問題ですけどね（笑）。

> **ひとくちコラム**
>
> 　通常，回帰分析は実測値の範囲内で行います。これを内挿と言います。一方，上の例の点線は実測値から求めた回帰直線を単純に延長したものです。このように実測値の範囲を飛び出して推定することを外挿と言います。直線性がどこまで保証されるかは一般には不明ですので，外挿は科学的根拠がなければ極めてリスキーです。

5.3 頭打ちが見られたときの対処

5.3.1 科学的な常識から判断

　さて，今回の直線性を評価する実験，残差プロットを見ても特に変な癖はなさそうです（図 2-25）。ただ，回帰直線をまじまじと見ると濃度 120 のところで頭打ちになっているように見えなくもありません。測定器の性能からすると，この濃度域はちょっとチャレンジレベルだったので，やはり頭打ちと考えるべきなのでしょう。

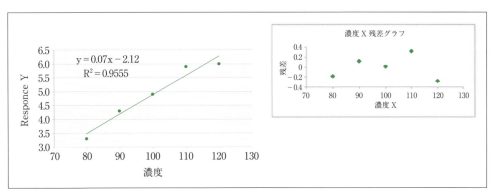

図 2-25　直線性の実験結果

考察の一助として，濃度120を除外してグラフを描き直してみました（図2-26）。実測値と回帰直線の乖離（残差）が小さくなったのが一目瞭然でわかります。すなわち，濃度120を除外することで直線への当てはまりがよくなったということです。

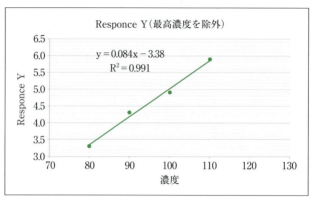

図2-26　濃度120を除外した回帰直線

回帰分析をやり直してみた結果を図2-27，2-28に示します。オリジナルの解析と並べてみると違いが見えてきました。

回帰統計		
重相関 R	0.978	← 相関係数 r
重決定 R2	0.956	← 寄与率 R
補正 R2	0.941	
標準誤差	0.276	← 残差分散の平方根
観測数	5	← データの組数

分散分析表

	自由度	変動	分散	分散比	有意 F
回帰	1	4.900	4.900	64.474	0.004
残差	3	0.228	0.076		
合計	4	5.128			

	係数	標準誤差	t	P-値	下限 95%	上限 95%
切片	−2.120	0.880	−2.408	0.095	−4.922	0.682
濃度 X	0.070	0.009	8.030	0.004	0.042	0.098

図2-27　濃度120を含めた回帰分析

回帰統計	
重相関 R	0.995
重決定 R2	0.991
補正 R2	0.987
標準誤差	0.126
観測数	4

分散分析表

	自由度	変動	分散	分散比	有意 F
回帰	1	3.528	3.528	220.500	0.005
残差	2	0.032	0.016		
合計	3	3.560			

	係数	標準誤差	t	P-値	下限 95%	上限 95%
切片	− 3.380	0.541	− 6.246	0.025	− 5.708	− 1.052
濃度 X	0.084	0.006	14.849	0.005	0.060	0.108

図 2-28　濃度 120 を除外した回帰分析

　直線への当てはまりの良し悪しは回帰直線と実測値の乖離の程度(残差)に現れます。そこで残差分散を見てみると,濃度 120 を除外することで,0.076 から 0.016 へとかなり小さくなりました。直線性の良し悪しが数値で比較できたというわけです。ちなみに,分散の平方根,何だったか覚えていますか？　そう,標準偏差ですね。なので,残差分散の平方根は残差の標準偏差になるのです。計算してみましょう。

　濃度 120 を除外したほう(図 2-28)の結果で確認すると,$\sqrt{0.0160} = 0.12649$ となりました。似た数値を回帰分析の結果から探すと回帰統計の標準誤差が同じような数値になっています。Excel では標準誤差と表現されていますが,日本薬局方では「残差の標準偏差」と言っており,筆者はこのほうがよい表現だと思っています。残差の標準偏差(Excel では標準誤差)は,回帰直線と実測値の乖離(残差)を標準偏差のように表現したものです。

　以上をまとめると,まずは濃度 120 を除外したグラフの見た目で判断し,次いで回帰分析の結果から残差の標準偏差を比較して直線への当てはまりがよくなったことを定量的に評価しました。すなわち,統計だけの考察ではなく,分析法の常識,機器の性能限界などの固有技術の知識と絡め合わせて濃度 120 は頭打ちだったと結論づけたのです。このように,グラフの見た目が第一で,それを理屈で補強するのに統計を使うのが賢い方法だと思っていますが,いかがでしょうか？

5.3.2 実験の信頼性を上げる

みなさんの中にはたった5点のデータで直線性の評価をすることに不安を覚える方がいるかと思います。真っ当なリスク感覚だと思います。特に，頭打ちが疑われた場合はなおさらです。そんなときはデータを増やせばよいのです。実験の留意点としては，原液の調製は独立にn＝3で行い，希釈に使うホールピペットも別々にしましょう。測定はもちろんランダムです。これにより系統誤差を排除できます。とりあえず結果を見てみましょう（図2-29）。

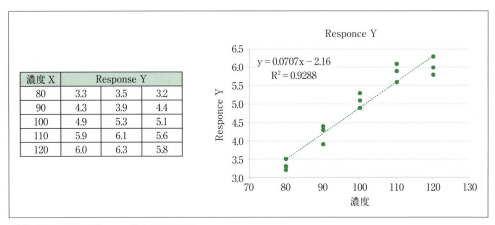

図2-29　繰り返しn＝3の回帰直線

Excelで回帰回帰分析を行ったときの分散分析の結果は表2-12のとおりです。

表2-12　繰り返しn＝3の回帰分析（Excel）

	自由度	変動	分散	分散比	有意F
回帰	1	14.9813	14.9813	169.6492	0.0000
残差	13	1.1480	0.0883		
合計	14	16.1293			

しかし，今回の実験デザインは同一濃度で繰り返し測定をしているので，この解析は厳密には正しい方法ではありません。というか，もったいないです。回帰分析が繰り返しを考慮していないため重要な情報をみすみす捨てているからです。Excelはたまたま同じ濃度に複数の測定結果があっただけというクールすぎる解釈で計算しますので，この大切な部分が省略されています。分散分析の結果はさておき，グラフを描くと濃度120のところで頭打ちになっていることがより強く感じられます（図2-30）。なので，自分だったら測定器の性能限界を考慮して，この時点で濃度120の除外を行います。

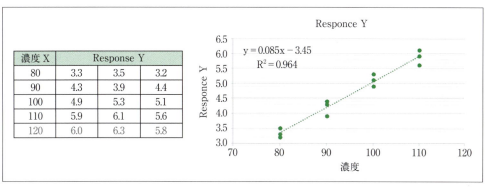

図 2-30　濃度 120 を除外した回帰直線

　濃度 120 を除外することで，グラフの見た目はかなりよくなりました。分散分析はあくまでも参考の域を出るものではありませんが，残差の分散が(0.0883→0.0405 と)小さくなっています(表 2-13)。この数値から直線への当てはまりがよくなったと考察することは可能ですので，これでおわりにして何の不足もありません。

表 2-13　濃度 120 を除外した回帰分析(Excel)

	自由度	変動	分散	分散比	有意 F
回帰	1	10.8375	10.8375	267.5926	0.0000
残差	10	0.4050	0.0405		
合計	11	11.2425			

5.3.3　繰り返しのある回帰分析

　筆者は個人的には以上の解析で十分だと思っているのですが，「お前の主観など当てにならん」と言われることもあるので，その場合はガチンコ勝負になります。繰り返しのある回帰分析として解析するには，統計パッケージが必要です。図 2-31 は統計パッケージ Minitab を使用して回帰分析を行った結果です。ここでは残差は誤差と表現されており，さらに残差は「不適合」と「純誤差」に分解されて表示されています。純誤差とは実測値が各水準の平均値からどれだけ離れているか(一元配置分散分析の郡内誤差と同じ考え方)を示したもので，ある意味，純粋なばらつきです。一方，不適合とは各水準平均が回帰直線からどれだけ乖離しているかを示したもので，一般的には LoF と呼ばれています。LoF とは Lack of Fit の略で，回帰直線に対する当てはまりの悪さを評価した指標です。直線への当てはまり(Fit)が欠けている(Lack)ということです。LoF の p 値が 0.05 以下ということは，LoF は存在している，すなわち直線への当てはまりが悪いということになります。これで，晴れて濃度 120 を除外する根拠が出てきました(グラフを見れば一目瞭然ですが，筆者の主観なので…)。ちなみに，誤差の自由度と偏差平方和(ここでは調

整平方和と表現されている)のレベルで分解されていることが確認できます。

分散分析

要因	自由度	調整平方和	調整平均平方	F値	p値
⊟ 回帰	1	14.9813	14.9813	169.65	0.000
濃度X	1	14.9813	14.9813	169.65	0.000
⊟ 誤差	13	1.1480	0.0883		
不適合	3	0.6280	0.2093	4.03	0.041
純誤差	10	0.5200	0.0520		
合計	14	16.1293			

図 2-31　統計パッケージ Minitab による繰り返しを考慮した回帰分析

　ということで，濃度 120 を除外してグラフを描き直してみましたが，もはや当てはまりの悪さは感じられません(図 2-32)。一応，回帰分析も行ないましたが予想どおり LoF は有意とはなりませんでした(図 2-33)。

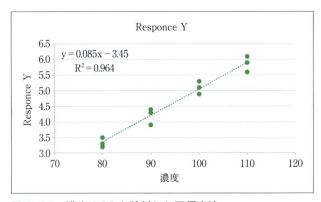

図 2-32　濃度 120 を除外した回帰直線

5　直線性

分散分析

要因	自由度	調整平方和	調整平均平方	F値	p値
⊟ 回帰	1	10.8375	10.8375	267.59	0.000
濃度X	1	10.8375	10.8375	267.59	0.000
⊟ 誤差	10	0.4050	0.0405		
不適合	2	0.0117	0.0058	0.12	0.890
純誤差	8	0.3933	0.0492		
合計	11	11.2425			

図 2-33　濃度 120 を除外した回帰分析（Minitab）

　LoF が有意でないので，もはや LoF を単独で残しておく必要はありません。出身母体である残差として取り扱うほうが合理的です。ですので，見るべきは太字で誤差と表示されている部分になります。これを「誤差をプーリングする」と言います。

表 2-14　繰り返しのある回帰分析で誤差をプーリングした結果

要員	SS	自由度	分散	F 値	p 値
直線回帰	10.8375	1	10.8375	267.5926	0.0000
残差	0.4050	10	0.0405		
合計	11.2425	11			

　ちなみに，Excel で繰り返しのある回帰分析のデータを解析させると，最も重要な LoF の評価ができないのですが，LoF が有意でなければ結果として LoF をプーリングした回帰分析結果に収束します（表 2-14）。これは覚えておくとよいでしょう。Excel で単純に回帰分析した結果と，LoF をプーリングした結果は同じになっています。結果は同じでもそこに至るプロセスが異なるので，説得力は格段に違います。

　分析法バリデーションにおける直線性の評価で繰り返し測定を行った場合，ここまで必要かと言えば，筆者は個人的には必要ないと考えています。誤解を恐れずに言えば，固有技術を知らない統計バカと思うことすらあります。ということで，あくまでも頑なな人を説得する最後の手段として捉えていますが，最後の手段を知っていると心強いので紹介した次第です。

6 検出限界

6.1 算出方法

有効成分が入っているか，入っていないか，その判別がつく最低濃度はいくつですか？というのが検出限界の論点になります。日本薬局方などには以下のように書かれています。

$$検出限界 = \frac{3.3\sigma}{S}$$

これで検出限界の濃度がわかるとは驚きです。まず，単位の面から見ていきましょう。HPLC を仮定しましたが，以下のように，ちゃんと濃度の単位になりますね。

σ：残差の標準偏差　単位は $Area$

S：回帰直線の傾き　単位は $\dfrac{Area}{mg/ml}$

$$\frac{3.3\sigma}{S} = \frac{Area}{\dfrac{Area}{mg/ml}} = Area \times \frac{mg/ml}{Area} = \frac{mg}{ml}$$

頭打ちの濃度を除外した例を用いて実際に計算してみましょう。S は回帰直線の傾き（図 2-34，2-35 の例では濃度 X の係数 0.0850）を，σ は残差の標準偏差を表しています。残差の標準偏差は分散分析表に記載されている「残差の分散 (0.0405)」を平方根で開くと求められます。Excel なら回帰統計のところにある標準誤差 (0.2012) をそのまま用いてもよいです。

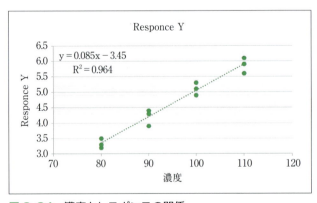

図 2-34　濃度とレスポンスの関係

6 検出限界

回帰統計	
重相関 R	09818
重決定 R2	0.9640
補正 R2	0.9604
標準誤差	0.2012
観測数	12

分散分析表

	自由度	変動	分散	分散比	有意 F
回帰	1	10.8375	10.8375	267.5926	0.0000
残差	10	0.4050	0.0405		
合計	11	11.2425			

	係数	標準誤差	t	P-値	下限 95%	上限 95%
切片	− 3.4500	0.4970	− 6.9411	0.0000	− 4.5575	− 2.3425
濃度 X	0.0850	0.0052	16.3583	0.0000	0.0734	0.0966

図 2-35　回帰分析の結果

　計算にあたっては，縦軸と横軸の単位を意識しましょう。この場合の縦軸はレスポンスなのでピーク面積としました。横軸は対表示パーセントなので，傾きの単位は Area/% となります。なので，検出限界は対表示パーセントとして表現されることになります。

$$検出限界 = \frac{3.3\sigma}{S} = \frac{3.3 \times 0.2012\,(Area)}{0.0850\left(\dfrac{Area}{\%}\right)} = 7.813\,(\%)$$

　検出限界が異様に高いですが，これは元データをあえてばらつかせたことによるものです。

6.2 検出限界の設定根拠

　ここから本題です。有効成分が入っていない Blank 溶液を黒色で示します(図 2-36)。測定誤差があるので，いつもゼロとはならず，±に多少ぶれます。ゼロから思いっきり離れた値は出ないので，分布の形としては正規分布になると考えるのが自然です。

第 2 章　分析法バリデーションにおける統計

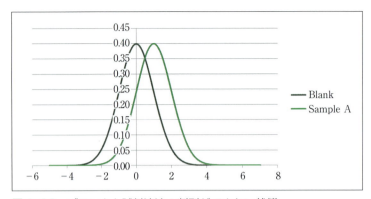

図 2-36　ブランクと試料溶液の判別ができない状態

　一方，有効成分がほんの少しだけ入った低濃度の Sample A を測定すると，これも真の濃度を中心に測定誤差の分だけばらつきます。ここで，未知のサンプルを測定したときに 0.5 など出ると，そのサンプルは緑から出てきたのか黒から出てきたのか，判別がつきません。しかし，図 2-37 に示す Sample B のように緑と黒の距離が離れると判別がつきやすくなります。

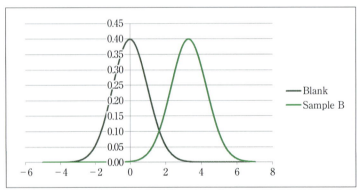

図 2-37　ブランクと試料溶液の判別ができる状態

　問題はどの程度離れればよいのかです。この判別であまりにも完璧を求めすぎると，即ちリスクゼロを求めると，緑と黒の距離を無限大まで離すという非現実的なことになってしまいます。なので，信頼区間と同様に小さなリスクを受容します。「Blank 試料を有効成分あり」と誤判断するリスクを 5%，同様に「Sample B を有効成分なし」と誤判断するリスクも 5% だけ受容します。

　ここで正規分布の復習です。平均から 1.64σ 以上離れたところの面積割合は全体の 5% になります。Norm.S.Dist 関数の逆関数に Norm.S.Inv と呼ばれるものがありますが，それを使って求めることができます。Blank 試料からも Sample B からも 1.64σ 離れたとこ

ろに関所を設け，その値よりも小さければ Blank 試料，大きければ Sample B とすることで，誤判断のリスクを各々5%制御できるのです(図2-38)。

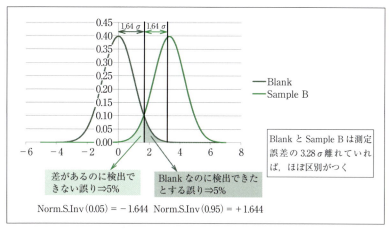

図2-38 リスク5%で判別した状態

そして，Blank 試料と Sample B の距離は，$1.64\sigma + 1.64\sigma = 3.28\sigma$ となります。四捨五入で 3.3σ です。ここを以て，検出限界としているわけです。

ちなみに，定量限界の 10σ の根拠は，検出限界の3倍くらいあれば何とか定量できるだろうと考えたのではないか，と想像しています。シグナルがノイズの10倍くらいあれば何とか定量できるだろうと考えても良いですね。

範囲，頑健性については難しい議論はないので，省略します。

まとめ

以上で分析法バリデーションを計画し，遂行し，解析するのに必要な統計の基礎は習得できたかと思います。本文中でも何回か触れましたが，統計を賢く活用できるか否かは対象のプロセス(この場合は分析操作そのもの)をどれだけ熟知しているかに依存します。特に，系統誤差をいかに排除するかというところは，実験の成否に直結します。ときにはプロセスを「ばらつきの連鎖」といった気持ちで眺めることも重要です。

第 3 章

安定性試験への応用

1. 安定性試験あるある
2. 測定データの要約
   2.1 測定データを素直に尊重する
   2.2 測定誤差のメカニズムを尊重する
3. 安定性試験の測定誤差
   3.1 システム再現性
   3.2 併行精度
   3.3 室内再現精度
4. 併行精度，日間誤差が安定性試験に与える影響
   4.1 日間誤差の影響をシミュレーションで評価する
   4.2 繰り返しを考慮した測定精度
   4.3 3ロットを1日で(同時に)測定
   4.4 1日1ロットとして3日に分けて測定
   4.5 日間誤差が小さい場合での比較
   4.6 日間誤差，併行精度が安定性試験に与える影響のまとめ
5. 有効期間の設定
   5.1 ICH Q1E の記載
   5.2 回帰直線の 95% 信頼区間と有効期間の設定原理
   5.3 個々データの 95% 予測区間
   5.4 測定の繰り返し数(n 数)の影響
   5.5 両側信頼区間と片側信頼区間
6. 経時変化が直線的でない場合への対応
   6.1 経時変化の典型的なパターン
   6.2 経時変化のモデル化
   6.3 一次反応
   6.4 二次関数
   6.5 時間軸の圧縮

1 　安定性試験あるある

　安定性試験における統計解析は，結果を要約することと有効期間の設定に尽きると考えています。結果の要約は一元配置分散分析の応用，有効期間の設定は回帰分析の応用です。しかし，解析よりもデータそのものに問題がある場合があります。安定性試験の経時変化グラフが図 3-1 のようになった経験ってありませんか？　全体的に定量値が下がっていることはわかりますが，凸凹が激しいです。3 ロットの平均値を見ても同じような凸凹があるのです。ここまで極端ではなくても，この月は全体的に値が低かったけど別の月では高くなっていたとか，経験ありませんか？　これは分析法バリデーションで言うところの室内再現精度が良くないから発生しているのです。

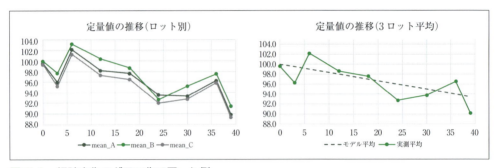

図 3-1　経時変化のグラフ化で困った例

　経時変化のパターンは往々にして直線にはなりません(図 3-2)。最初の頃は変化が大きくても，月数の経過とともに変化が穏やかになってくることを経験された方は少なからずいるでしょう。これに直線回帰を当てはめると不自然な解析になってしまいます。形式上，回帰直線とか寄与率(相関係数の 2 乗)の計算は可能ですが，科学的な議論にはなりません。

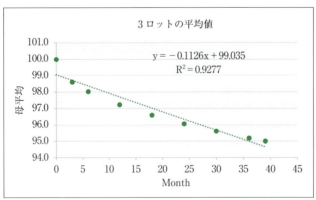

図 3-2　不適切な直線の当てはめ事例

次は過去数年分の安定性モニタリングの結果をまとめたときの経験です(図3-3)。各ロットの経時変化グラフは相変わらず凸凹が目立っていましたが，複数ロットの平均値で見ると意外にも凹凸が小さかったのです。とても面白い現象だと感じました。その理由がわかれば承認申請時の安定性試験にも役立つかもしれません。

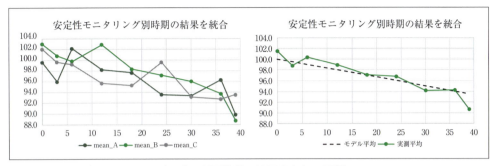

図3-3 ロット個々では凹凸が目立つが平均値では目立たない事例

ということで，安定性試験特有の問題について，統計的にどのような工夫ができるのかを考えていくことが第3章の目標になります。もちろん，少々難しいですが有効期間の推定の基本も解説します。

2 測定データの要約

2.1 測定データを素直に尊重する

　安定性試験の全体像を把握するにはグラフ化が一番です。1サンプル n＝3 の試験であれば，ロットごとに表 3-1 のような表が得られます。単に平均値をプロットするだけではばらつきがわからないので，標準偏差，標準誤差，あるいは 95% 信頼区間のヒゲをつけていると思います。さっそく，グラフを描いてみましょう（図 3-4）。n＝3 の実測値から平均値と 95% 信頼区間のヒゲをつけてみました。信頼区間は以下の式で求まりましたね。ここで添え字の i は経過月を表しています。

$$95\%CI = \bar{x}_i \pm T.Inv.2T(0.05,2) \times \frac{\sigma_i}{\sqrt{3}}$$

表 3-1　安定性試験結果の要約（平均値と 95% 信頼区間）

Month	X1	X2	X3	平均値	標準偏差	95% 信頼幅	95%LCI	95%UCI	R
0	99.4	100.5	99.6	99.83	0.59	1.46	98.38	101.29	1.10
3	96.4	98.1	96.7	97.07	0.91	2.25	94.81	99.32	1.70
6	98.7	97.9	99.7	98.77	0.90	2.24	96.53	101.01	1.80
12	97.9	97.6	97.0	97.50	0.46	1.14	96.36	98.64	0.90
18	98.5	97.7	97.1	97.77	0.70	1.74	96.02	99.51	1.40
24	95.5	95.5	96.5	95.83	0.58	1.43	94.40	97.27	1.00
30	95.5	94.9	94.2	94.87	0.65	1.62	93.25	96.48	1.30
36	95.0	94.6	95.8	95.13	0.61	1.52	93.62	96.65	1.20
39	92.5	93.4	93.8	93.23	0.67	1.65	91.58	94.89	1.30
				平均値	0.67	1.67			1.30

　95% 信頼幅は月ごとにバラバラです。95% 信頼幅の平均は 1.67% なので，悪くはありません。一応この信頼幅を基準として次に進みます。

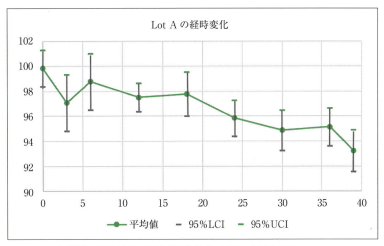

図 3-4　安定性試験結果の要約（平均値と 95% 信頼区間）

2.2 測定誤差のメカニズムを尊重する

2.2.1　ばらつきの評価

2.1 項のアプローチは，データに忠実といえば忠実なのですが，同じ品質のサンプルを繰り返し試験しているので，真の姿としては「測定時点に関わらず n = 3 のばらつきは同じ」と仮定することができます。念のため R 管理図で n = 3 のばらつきの管理状態をチェックしてみましょう（図 3-5）。

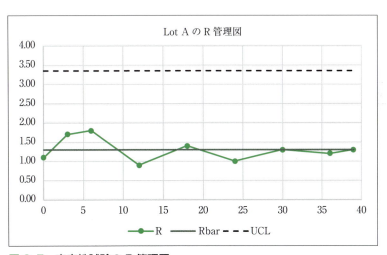

図 3-5　安定性試験の R 管理図

管理限界線を超えた点はないので，n = 3 のばらつきは 39M まで一定で安定していたと評価できます。3 ロットとも同程度のばらつきだったら，胸を張って同じばらつきだとい

131

第 3 章　安定性試験への応用

えます。管理図による判定は有意水準 0.3% の検定を行っているのと同じであり，検定としてはかなり保守的(現状維持になりやすい)です。技術的に考えて経過月によって測定の繰り返し誤差が異なることは考えられないので，筆者はここで管理図を使ったわけです。通常の有意水準 5% の検定を使ってもかまいませんので，この選択は解析者の考えに委ねられています。

　さて，それではすべての経過時点で共通に使える 95% 信頼区間を求めてみましょう。共通の標準偏差が必要なので，R 管理図から求めてみます。

$$\sigma_{within} = \frac{\bar{R}}{d_{2(n=3)}} = \frac{1.30}{1.693} = 0.768 \, (\%)$$

2.2.2　一元配置分散分析の活用

　共通の標準偏差は R 管理図を用いた方法でも十分なのですが，安定性試験のデータは一元配置デザインになっていますので，n = 3 の正確なばらつきはグループ内の分散に現れます(図 3-6)。

分散分析表

変動要因	変動	自由度	分散	分散比	P-値
グループ間	103.7267	8	12.9658	27.4141	0.0000
グループ内	8.5133	18	0.4730		
合計	112.2400	26			

図 3-6　表 3-1 の分散分析結果

　したがって，共通の標準偏差は，

$$\sigma_{within} = \sqrt{0.4730} = 0.688 \, (\%)$$

となります。ここから共通の 95% 信頼幅を求めます。

$$95\%CI \, 幅_{共通} = T.Inv.2T(0.05,18) \times \frac{\sigma_{within}}{\sqrt{n}} = 2.100 \times \frac{0.688(\%)}{\sqrt{3}} = 0.8342 \, (\%)$$

　結果をまとめたのが表 3-2 です。第 1 章の復習になりますが，各グループの分散の平均をとった値が，分散分析表のグループ内分散になっていることを思い出してください。

132

表 3-2　安定性試験結果の要約（平均値と共通の 95% 信頼区間）

グループ	標本数	合計	平均	分散	95%信頼幅	95%LCI	95%UCI
0	3	299.5	99.8	0.3433		99.1	100.5
3	3	291.2	97.1	0.8233		96.4	97.8
6	3	296.3	98.8	0.8133		98.1	99.5
12	3	292.5	97.5	0.2100	0.8432	96.8	98.2
18	3	293.3	97.8	0.4933		97.1	98.5
24	3	287.5	95.8	0.3333		95.1	96.5
30	3	284.6	94.9	0.4233		94.2	95.6
36	3	285.4	95.1	0.3733		94.4	95.8
39	3	279.7	93.2	0.4433		92.5	93.9

平均値　0.4730

　結果のグラフ化は図 3-7 です。95% 信頼幅が約半分（1.67→0.83）まで劇的に小さくなったので，結論の曖昧さが少なくなるというメリットが出てきます。これは誤差の自由度が増えた結果です。

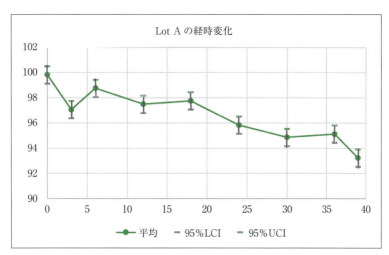

図 3-7　安定性試験結果の要約（平均値と共通の 95% 信頼区間）

　以上，単なる折れ線グラフですが，測定誤差に関する考察ができるか否かにより，提示できるグラフにこのような違いが現れるのです。重要なのは，統計よりも，背後にある固有技術（この場合，併行精度は一定であるはずという仮定）の理解です。

3 安定性試験の測定誤差

　安定性試験においては，先のデータの要約の例で示したように，測定誤差の理解が重要になってきます。ということで，分析法バリデーションの復習もかねて，測定誤差を深掘りしてみましょう。

3.1 システム再現性

　これはクロマトグラフィーを使う試験ではお馴染みですね（図3-8）。同一の試験溶液を6回分析したときの繰り返し誤差です。日本薬局方には「標準溶液○ μL につき，上記の条件で試験を6回繰り返すとき，○○○○のピーク面積の相対標準偏差は1.0%以下である」のように書かれています。

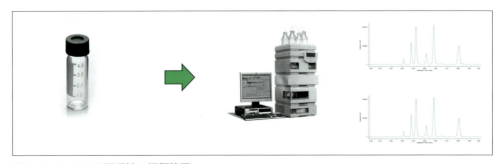

図3-8　システム再現性の評価範囲

　まったく同じ溶液を分析しているので，毎回同じ値が得られるはずですが，現実にはそうはなりません。なぜなら，測定機器には注入精度，カラム温度，流量などのばらつきが不可避だからです。ということで，システム再現性とはクロマトグラフ装置の基本性能を示しているのです。システム再現性試験の計算方法をまとめると図3-9のようになります。

3 安定性試験の測定誤差

注入 No	ピーク面積
1	553046
2	554786
3	554300
4	552149
5	551872
6	553033
平均値	553198
標準偏差	1153
相対標準偏差(%)	0.208

相対標準偏差とは標準偏差の平均値に対する割合であり，誤差率と考えるとわかりやすい。

Relative Standard Deviation の頭文字をとって RSD と表現し，単位は通常は%を用いる。

別名，変動係数とも呼ばれ，Coefficient of Variation の頭文字をとって CV と表現する。こちらも単位は%を用いる。

$$RSD(\%) = \frac{標準偏差}{平均値} \times 100$$

図 3-9　システム再現性の計算方法

3.2　併行精度

　併行精度とは，均一な試料を出発点として，秤量，抽出，ろ過，希釈，計測などの操作を経ることによって生じるばらつきのことです（図 3-10）。

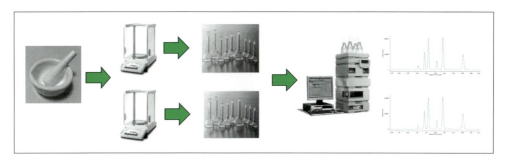

図 3-10　併行精度の評価範囲

　これも試料が均一ならば得られる結果は毎回同じはずですが，実際にはそうはなりません。理由は試験操作には秤量誤差，希釈誤差，計測誤差が不可避だからです。すなわち，併行精度とは秤量，抽出，希釈，計測といった一連の試験操作の再現性，誤解を恐れずに言えば試験操作の上手い下手を示しているのです。

　ちなみに，計測誤差とはシステム再現性のことです。分析法バリデーションにおいては1サンプルの計測は1回です。そこに現れる真の値からのズレは，試験操作起因かもしれないし，測定機器由来かもしれません。しかし，測定が1回きりですので，どちらが原因かは判別がつかないので，試験操作起因のズレと測定機器由来のズレを足し合わせた形を併行精度としています。併行精度とはシステム再現性を含んだ（秤量以降の試験操作すべてを含んだ）ものと考えてください。

併行精度は日常の試験データから得ることが可能です。というか，こちらのほうが普段着の本当の併行精度がわかると考えています。均一と思われる試料（通常の出荷試験で調製する試験サンプル）をn＝2以上で測定すれば併行精度がわかりますよね。しかも，日常の試験データですから，いろいろな人が別々の測定機器を用いて試験しているので，そのデータを用いてR管理図を作れば，試験室全体での平均的な併行精度がわかるわけです。平均値の違いは気にする必要はありません。併行精度は均一な試料を複数回分析したときの誤差率なのですから。

3.3　室内再現精度

　定常生産の段階になると，色々な試験者が，さまざまな環境条件で，任意の分析機器を使って測定することになります（図3-11）。室内再現精度とは，試験者，試験日，分析機器，カラム，などが変動することによって生じるばらつきのことです。試験日が変わるので，標準品を用いる試験では標準溶液の調製誤差もばらつきの原因になります。たとえば，秤量した標準品がすべてはメスフラスコに入らなかった場合，記録と実際が異なります。この場合，記録から計算されるよりも薄い標準溶液が出来上がるわけです。その薄い標準溶液を基準にサンプルの測定を行うので，測定したすべてのサンプルは真の値より（同じ程度に）高めの値が出てしまうのです。絶対測定でも機器の校正を測定日ごとに行う場合は同じ現象が起こります。これを系統誤差と言います。すべての測定値が真の値から並行移動で高く，または低くなってしまうのです。このように，室内再現精度には秤量や希釈手技の個人差，測定機器の校正状態も影響してきます。室内再現精度とは，その試験室の真の実力が現れる怖い指標なのです。

　ちなみに，室内再現精度は併行精度に試験日起因のばらつきを足し合わせたものになります。試験日起因のばらつきだけを抜き出して「日間誤差」と言う場合があります。し

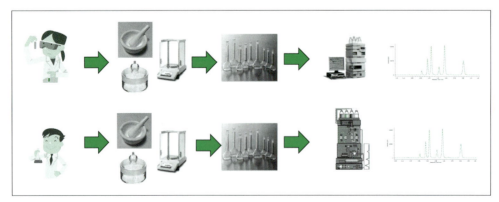

図3-11　室内再現精度の評価範囲

がって，室内再現精度＝日間誤差＋併行精度と考えることもできます。

　しかし残念ながら，日常の試験結果から室内再現精度を求めることはできません。なぜなら，毎日の出荷試験では製造ロットが異なっているし，安定性試験では保存条件が異なっているので，均一な同一試料を複数回測定したときに得られる室内再現精度はわからないのです。ここに安定性試験の難しさがあるのです。例えば6カ月目の測定値が低かったとしましょう。その原因が，室内再現精度の悪さに起因しているのか，本当に安定性が悪くて低下したのか，判別がつかないからです。このように，安定性試験にとって室内再現精度の悪さは致命的になるのです。

4 併行精度，日間誤差が安定性試験に与える影響

　安定性試験では普通，特定の保存条件サンプルを「誰か一人」が「1日で複数回の繰り返し」で測定していると思います。この状況をデータの構造式で表すと図3-12のようになります。

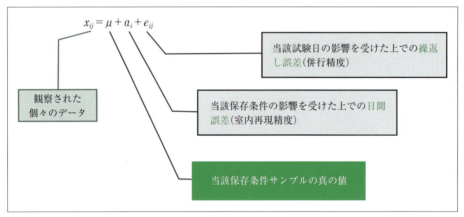

図 3-12　安定性試験のデータ構造

　室内再現精度の復習のところでも述べましたが，今日の値が低いのは，真の値が低いのか，日間誤差のために低く見えるのか，区別できません。でも，われわれが評価したいのは当該保存条件サンプルの真の値なので，日間誤差の悪さは邪魔者以外の何者でもありません。そこで，日間誤差の影響をシミュレーションで評価してみました。工夫次第では日間誤差の悪影響を減らせるかもしれないと考えたからです。

4.1　日間誤差の影響をシミュレーションで評価する

　シミュレーションの目的は日間誤差の影響を可視化して，さらに影響を緩和できないかということです。ですので，比較は測定のパターンを変えた場合の経時変化の見やすさです。

比較内容
・3ロットn=3を1日で試験した場合（典型的な測定パターン）
・1日に1ロットn=3しか試験しない，3ロットを3日で試験した場合（面倒くさいパターン）

シミュレーションには Excel の正規乱数発生機能を用いました。正規乱数とは平均値と標準偏差を与えたときに，ランダムに数値が発生するが，すべての数値を集積したときに正規分布の様相を呈し，その平均値と標準偏差は(発生させた乱数の数が多いほど)最初に与えた平均値と標準偏差に収束するような乱数のことです。データの発生条件は以下のとおりです。

> データの発生条件
> ・含量の経時変化は直線的とし，年間の変化量は 2%(36M で 6% の低下)
> ・初期値は 3 ロットとも 100%
> ・日間誤差の影響を見るために，日間誤差を 2 パターン(標準偏差で 1.5% と 0.5%)で比較する
> ・併行精度はいずれも 0.5(%) とした

4.2 繰り返しを考慮した測定精度

先に，室内再現精度とは日間誤差と併行精度を足し合わせたものだと書きました。その前には，併行精度とはシステム再現性と試料溶液の調整誤差を足し合わせたものだとも。ちなみに，ばらつきは足し算引き算ができるのですが，それは標準偏差を二乗した分散の世界でならば，の話です。二乗の足し算が成立する世界…中学生のときに習ったはずです。直角三角形の直角を挟む 2 辺を二乗して足し合わせると斜辺の二乗に等しくなる，というアレです。そう，ピタゴラスの定理です。システム再現精度，試料溶液の調整誤差，日間誤差を幾何学的に配置すると図 3-13 のようになります。

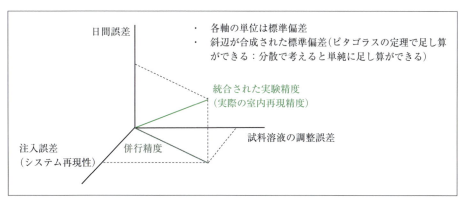

図 3-13　測定誤差の幾何学的な解釈

第3章　安定性試験への応用

ピタゴラスの定理に当てはめて書き下すと以下のようになります。

併行精度^2＝システム再現性^2＋試料溶液の調整誤差^{2}し

室内再現精度^2＝日間誤差^2＋併行精度^2

　ここで，1日で3ロットを一気に試験した場合のデータの動きをイメージしてみましょう。3ロットとも同一試験日の日間誤差の影響を等しく受けるので，3ロットとも仲良く高くなったり低くなったりしてしまうのです。これが安定性のカーブが凸凹する原因なのです。3ロットの平均値が内包するばらつきは以下のようになります。ロット平均は3ロットあるので1/3に，併行精度は各ロットn＝3の繰り返しなのでさらに1/3になります。なお，統合測定精度を求める際に，ここでは簡単のためロット間のばらつきはない（すなわちゼロ）として考えました。測定の繰り返しを考慮した平均値の推定誤差を，ここでは統合測定精度（筆者の個人的な命名です）と呼ぶことにします。

$$統合測定精度^2＝日間誤差^2＋\frac{ロット間誤差^2}{3}＋\frac{併行精度^2}{3×3}$$

　では1日に1ロットだけしか試験しなかった場合，測定日が3日になるので日間誤差は1/3になり，統合測定精度は以下のようになります。

$$統合測定精度^2＝\frac{日間誤差^2}{3}＋\frac{ロット間誤差^2}{3}＋\frac{併行精度^2}{3×3}$$

　今日はたまたま高かったけど，明日はたまたま低くなる可能性があるし…となるので，3ロットの平均値が真の値に近いところに落ち着く可能性があります。まさに「大数の法則」が理屈どおりに効いてくるわけです。さて，それでは具体的にシミュレーションの結果を見ることにしましょう。

4.3　3ロットを1日で(同時に)測定

　データの発生は少々複雑ですので，ここは無理して理解する必要はありません。雰囲気だけつかめればそれで結構です（図3-14）。

4 併行精度，日間誤差が安定性試験に与える影響

Lot A

Month	母平均	日間誤差	併行精度		
0	100	-0.59	-0.06	0.63	0.04
3	99.5	-2.04	-0.93	0.14	-0.73
6	99	2.35	-0.02	-0.52	0.57
12	98	0.49	-0.19	-0.06	-0.26
18	97	0.49	-0.70	0.18	0.15
24	96	-2.05	-0.29	0.10	0.20
30	95	-1.03	-0.62	0.27	-0.56
36	94	2.02	0.45	0.35	0.65
39	93.5	-2.26	1.05	-0.40	-0.09
	SD	1.74		0.48	

Lot B

母平均	日間誤差	併行精度		
100	-0.59	-0.21	-0.05	-0.23
99.5	-2.04	-0.17	-0.52	0.51
99	2.35	-0.32	0.19	0.20
98	0.49	-0.61	0.28	0.05
97	0.49	0.44	-0.06	-0.45
96	-2.05	-0.03	-0.05	0.60
95	-1.03	0.23	-0.16	-0.62
94	2.02	-0.33	-0.57	0.12
93.5	-2.26	-0.88	-0.29	-0.07
SD	1.74		0.37	

Lot C

母平均
100
99.5
99
98
97
96
95
94
93.5
SD

Lot A

Month	母平均	X1	X2	X3	mean_A	SD_A
0	100.0	99.4	100.0	99.5	99.6	0.37
3	99.5	96.5	97.6	96.7	97.0	0.57
6	99.0	101.3	100.8	101.9	101.4	0.55
12	98.0	98.3	98.4	98.2	98.3	0.10
18	97.0	96.8	97.7	97.6	97.4	0.50
24	96.0	93.7	94.1	94.2	94.0	0.26
30	95.0	93.4	94.2	93.4	93.7	0.50
36	94.0	96.5	96.4	96.7	96.5	0.15
39	93.5	92.3	90.8	91.2	91.4	0.76
					平均	0.42

母平均	X1	X2	X3	mean_B	SD_B
100.0	99.2	99.4	99.2	99.2	0.10
99.5	97.3	96.9	98.0	97.4	0.52
99.0	101.0	101.5	101.6	101.4	0.30
98.0	97.9	98.8	98.5	98.4	0.46
97.0	97.9	97.4	97.4	97.6	0.45
96.0	93.9	93.9	94.6	94.1	0.37
95.0	94.2	93.8	93.4	93.8	0.43
94.0	95.7	95.5	96.1	95.8	0.35
93.5	90.4	91.0	91.2	90.8	0.42
				平均	0.38

母平均
100.0
99.5
99.0
98.0
97.0
96.0
95.0
94.0
93.5

図 3-14　シミュレーションデータの内部構造（3 ロットを 1 日で）
※全体のデータは本章末（p.166）を参照。

　日間誤差は標準偏差 1.5% で発生させました（実際に発生させた Initial から 39M までの日間誤差は仕込みの 1.5% に近い 1.74% となっています）。3 ロットを同時に測定するので，日間誤差の影響は同じ試験時期で共通です。例えば，Initial の測定結果はどのロットも −0.59% 低くなるようになっています。しかしサンプル個々の測定は独立して行われるので，個々の測定値には標準偏差で 0.5% に相当する併行精度のばらつきが発生しています。例えば，Lot A の Initial の n＝3 は −0.06%，＋0.63%，＋0.04% の誤差（併行精度）が発生しています。その結果，実際に観察される測定値は母平均に日間誤差の影響，併行精度の影響を足し合わせた値になります。例えば，Lot A の Initial の測定値は，以下のような内訳になっています。

$$x_{A1} = 母平均 + 日間誤差 + 併行精度 = 100.0 - 0.59 - 0.06 = 99.4$$

$$x_{A2} = 母平均 + 日間誤差 + 併行精度 = 100.0 - 0.59 + 0.63 = 100.0$$

$$x_{A3} = 母平均 + 日間誤差 + 併行精度 = 100.0 - 0.59 + 0.04 = 99.5$$

　この計算をすべての測定値について行いました。ちなみに，母平均は年率 2% で低下するように設定しています。これで想定どおりの経時変化と日間誤差，併行精度を持った仮想測定データが準備できたことになります（実際に発生させた Lot A の Initial から 39M までの併行精度も乱数発生条件である 0.5% に近い 0.48% となっています）。

この測定のパターンを図示すると図3-15のようになります。例えばInitialと3カ月目の試験を行ったときにたまたま標準溶液が計算よりも濃く調整されると，この日の測定値はすべて低めに出てしまいます。6カ月目は逆に標準溶液が計算よりも薄くなったようです。結果，3ロットとも高めの測定値になってしまいます。このように，3ロットは運命共同体になっているのです。

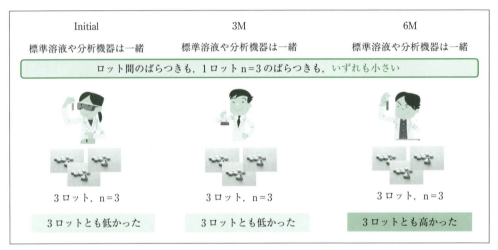

図3-15　3ロットを1日で試験した場合の誤差の現れ方

日間誤差を1.5%，併行精度を0.5%とすると，このときの統合測定精度は，

$$統合測定精度^2 = 1.5^2 + \frac{0.0^2}{3} + \frac{0.5^2}{3 \times 3} = 1.51^2 (\%)^2$$

と日間誤差が支配的である（というか結果的に各ロットn=3の価値がない）ことがわかります。

さて，経時変化のグラフを描いた結果が図3-16です。予想どおり3ロットは運命共同体となって同じ挙動を示しています。そりゃそうですよね，初期値は3ロットとも100%ですし，併行精度は0.5%と小さいので，3ロットとも仲良く日間偏差1.5%で乱高下しているのです。

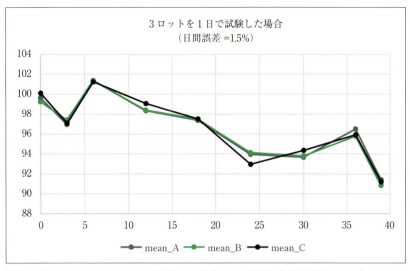

図 3-16　3 ロットを 1 日で試験した場合の経時変化（日間誤差 1.5%）

　それでは，3 ロットの平均値を見てみましょう。点線はシミュレーションで発生させた真の経時変化です。観察データが真の姿からどれくらい乖離しているかは図 3-17 のグラフでわかります。日間誤差が 1.5% もあると真の姿との乖離が大きいです。

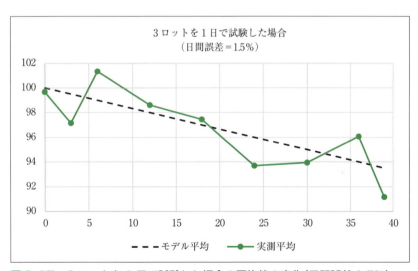

図 3-17　3 ロットを 1 日で試験した場合の平均値の変化（日間誤差 1.5%）

　次なる興味はロットごとに回帰直線です。図 3-18 のように 3 ロットとも傾きも切片も同じようになりました。真の姿からの乖離は大きいものの，3 ロットとも同じように乖離しているので回帰直線は意外なほど似たようなものになったわけです。ただ，各測定値が直線回帰を求めるに値する（信頼に足る）挙動を示しているかと言えば，かなり派手に暴れているので，凹凸が現れる場所が異なると，傾きや切片が大きく変わってしまいます。しかも（不幸にも）3 ロットとも同じように動いているので信憑性が高いと思いがちです。

第3章 安定性試験への応用

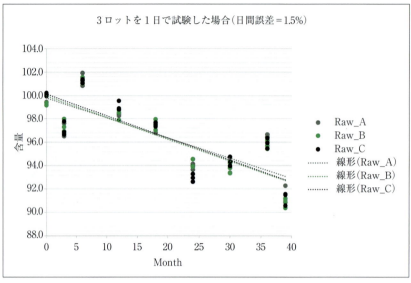

図 3-18　3ロットを1日で試験した場合の回帰直線の比較

4.4　1日1ロットとして3日に分けて測定

　データに持たせたばらつきは先ほどと同じで，日間誤差として1.5％，併行精度として0.5％です（図3-19）。ただし，測定は3ロットとも別の日です。したがって，日間誤差の現れ方はロット間で共有されず，別々です。例えば，Initial試験でもLot Aは−0.59％ですが，Lot Bは＋1.69％となっています。併行精度由来のばらつきは測定のたびに発生するので，これは3ロットを1日で行った場合と同じ値にしています。ちなみに，Lot B

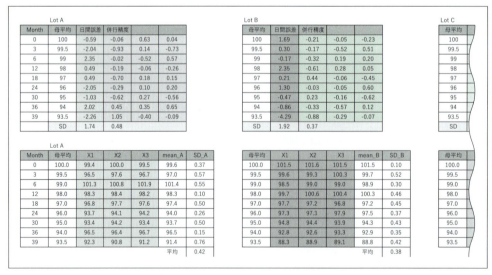

図 3-19　シミュレーションデータの内部構造（1日1ロット）
※全体のデータは本章末（p.167）参照。

の出た目の日間誤差は1.92%と仕込みの1.5%よりも大きい値ですが，これはたった9個の乱数から得られた値なので，たまたま運が悪かったと思ってください。

この測定のパターンを図示すると図3-20のようになります。例えばLot AのInitial試験を行ったときにたまたま標準溶液が計算よりも薄く調製されても，その影響はLot Aのみにとどまっています。Lot Bは別の人が別の日に測定するので，別の運命が待ち構えています。結果，高めに測定されるロットと低めに測定されるロットが混在し，3ロットの平均は真の値に近くなるとの期待が持てるわけです。これがすべての経過月数で起こるのです。

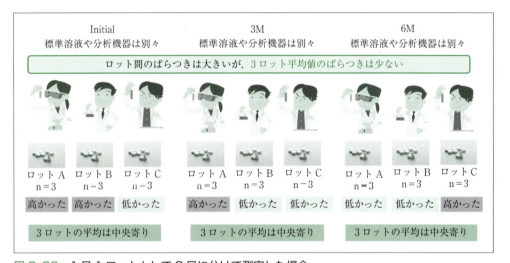

図3-20　1日1ロットとして3日に分けて測定した場合

日間誤差を1.5%，併行精度を0.5%とすると，このときの統合測定精度は

$$統合測定精度^2 = \frac{1.5^2}{3} + \frac{0.0^2}{3} + \frac{0.5^2}{3\times 3} = 0.88^2 (\%)^2$$

と日間誤差の支配力が弱くなったことがわかります。一般的に，ばらつきの大きい階層での繰り返しは効果絶大なのです。

さて，経時変化のグラフを描いた結果が図3-21です。各ロットの動きは相変わらず大きいものの，3ロットが運命共同体の呪縛から解き放されたためバラバラに動いています。そのため，ぱっと見では全体的にばらつきが大きいように見えますが，3ロットの平均は収束感が高いです。3ロットを1日で試験した場合のグラフと比べた時に，どちらを好ましいと感じるかは人それぞれかと思いますが，筆者は1日1ロットのグラフのほうが好きです。

第3章　安定性試験への応用

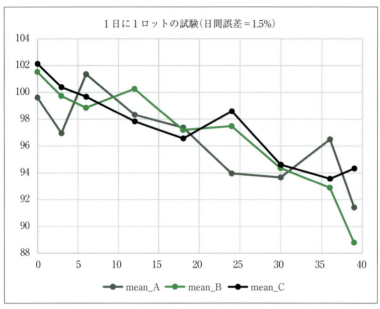

図3-21　1日1ロットで試験した場合の経時変化（日間誤差1.5%）

図3-22の点線はシミュレーションで発生させた真の経時変化です。真の値（将来製造するたくさんのロットの経時変化の推定値）と3ロットの平均値の乖離は小さいです。

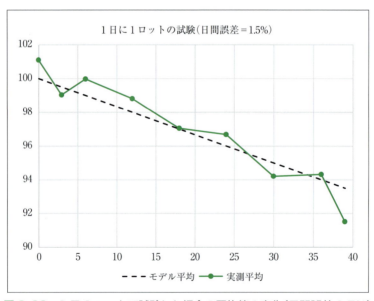

図3-22　1日1ロットで試験した場合の平均値の変化（日間誤差1.5%）

1日で3ロットを一気に試験した場合と比べると，真の姿からの乖離が小さくなっています。測定日をバラバラにすることで統合測定精度が小さくなった結果です。筆者は経時変化の真の姿を推定するには，こちらのほうが望ましいアプローチだと考えています。ち

146

なみに，安定性モニタリングは通常，年1ロットです。複数ロットの結果を統合すると，この例のように1日に1ロットの試験という状況になります。これが安定性モニタリングの結果を複数ロットまとめると，平均値の凸凹が緩和される要因だと考えています。

次に，ロットごとの回帰直線を見てみましょう（図3-23）。3ロットはもはや運命共同体ではないので，回帰直線も微妙に異なります。理由はロットごとに測定誤差の現れ方がバラバラになるからで，これが本来の姿なのです。困ったことに，ICH Q1Eでは有効期間を推定するプロセスで傾きの一様性を検定で判断することになっています。その時の有意水準はp＝0.25になるので，運が悪ければ「傾きは一様ではない」と判断される恐れがあります。これは，本測定デザインの欠点ではなく，本来，違いの検出を目的とした検定を「違いがないことの証明に使う」といった統計の誤用に起因するものですが，ルールなので従わざるを得ません。

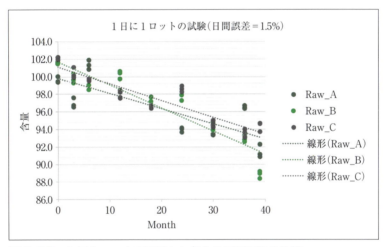

図3-23　1日1ロットで試験した場合の回帰直線の比較

4.5 日間誤差が小さい場合での比較

先のシミュレーションは日間誤差の影響を理解するために，あえて大きめの日間誤差を用いました。なので，日間誤差が小さかったらどうなるか，日間誤差0.5%，併行精度0.5%でシミュレーションを行った結果をまとめて図3-24に示します。

まず，3ロットを1日で測定した結果です。運命共同体であることに変わりはありませんが，3ロットの平均値は真の姿にかなり近づきました。日間誤差1.5%のときに1日1ロットの試験にしたくらいの乖離に収まっています。

第 3 章　安定性試験への応用

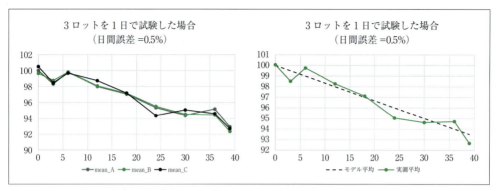

図 3-24　3 ロットを 1 日で試験した場合の経時変化（日間誤差 0.5%）

では，日間誤差が小さいときに 1 日 1 ロットの試験にしたらどうなるか？（図 3-25）モデル平均（真の回帰直線）からの平均値からの乖離はさらに小さくなりました。

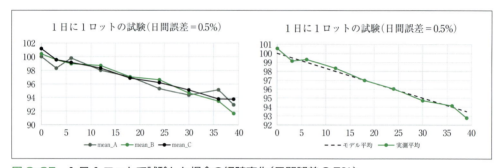

図 3-25　1 日 1 ロットで試験した場合の経時変化（日間誤差 0.5%）

回帰直線を引いた結果は図 3-26 です。検定はしていませんが，どちらを採用しても傾きの一様性は大丈夫そうです。やはり日間誤差を小さく抑えることが安定性試験では極めて重要になります。

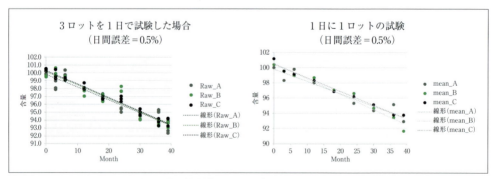

図 3-26　ロットごとの回帰直線の比較（3 ロットを 1 日で VS 1 日 1 ロット）

148

4.6 日間誤差，併行精度が安定性試験に与える影響のまとめ

　経時変化を見え難くしている犯人は日間誤差です。教育訓練や標準化により，日間誤差を小さく抑えることが重要です。それでも日間誤差を抑えられない場合，以下の方法を検討してはいかがでしょうか。

・保存条件がたくさんある場合は，３ロットまとめて試験するのではなく，別々の日に試験する。例えば，今日はすべての保存条件の Lot A だけ試験し，明日はすべての保存条件の Lot B だけ試験する，など。

・または，日間誤差の主な原因が標準溶液の調製誤差であれば，ロット毎に標準溶液を独立に作り，仮想的に別日の試験となるようにする。

・他にも，n＝3 の試験を別々の日に行うことも（データの整理が大変ですが）効果的と思います。

　ちなみに，ある受託分析機関では，n＝2 の測定を２日に分けて独立に測定する，急ぎの場合は２人で独立に測定する，など日間誤差を抑え込む工夫がなされています。さすが高いお金を取るだけのことはあります。

5 有効期間の設定

5.1 ICH Q1E の記載

ICH Q1A(R2)には統計解析については簡略的な記載しかされておらず，それを補完するために Q1E が制定されています。が，Q1E はかなり難しく書かれており，正直，筆者も雰囲気はわかっても歯が立ちませんでした。しかし，そこに救世主が現れたのです。日本製薬工業協会の医薬品評価委員会 統計・DM 部会が平成 17 年 3 月に発行した「新有効成分含有医薬品の安定性試験データの評価」という資料です。ここには具体的なデータを使って有効期間を求めるまでのプロセスが詳しく記されています。良い資料なのですが，さすがに本書のタイトルである「ゼロから学ぶ…」の範疇を超える内容になるので詳細は別の機会に譲り，ここでは将来 Q1E を応用するときに必要となる最低限の内容（Excel で確認できる）を記載するに留めました。

5.2 回帰直線の 95% 信頼区間と有効期間の設定原理

図 3-27 のような安定性試験データがあったとします。これに直線を当てはめてみましょう。表にある経過月数の平均値(mean)と偏差平方和(SS)は後で必要になるので，ここであらかじめ計算しておきました。グラフは Excel の散布図作成機能で描いたものです。

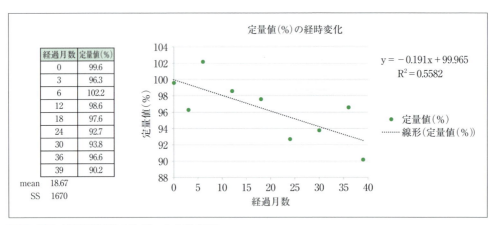

図 3-27　安定性試験の生データと散布図

回帰分析の結果は図 3-28 のようになりました。

5 有効期間の設定

回帰統計	
重相関 R	0.7471
重決定 R2	0.5582
補正 R2	0.4951
標準誤差	2.6242
観測数	9

分散分析表

	自由度	変動	分散	分散比	有意 F
回帰	1	60.8965	60.8965	8.8433	0.0207
残差	7	48.2035	6.8862		
合計	8	109.1000			

	係数	標準誤差	t	P-値	下限 95%	上限 95%
切片	99.9646	1.4839	67.3664	0.0000	96.4557	103.4734
経過月数	−0.1910	0.0642	−2.9738	0.0207	−0.3428	−0.0391

図 3-28　安定性試験の回帰分析結果

　傾きと切片の95%信頼区間が表示されますが，これだけでは回帰直線の信頼区間は描けません。次の計算式を使います。難しそうですが，記号の意味合いと数字の出所がわかれば何とかなります。

$$\eta_{0(95)} = \left(\widehat{\beta_0} + \widehat{\beta_1} x_0\right) \pm t(n-2, \alpha) \sqrt{\left\{\frac{1}{n} + \frac{(x_0 - \bar{x})^2}{S_{xx}}\right\} V_e}$$

<u>この式で変数は x_0 のみです。</u>記号の意味合いは以下のとおりです。

x_0：信頼区間を求めたい経過月数

$\widehat{\beta_0}$：回帰直線の切片（事例の場合は 99.9646）

$\widehat{\beta_1}$：回帰直線の傾き（事例の場合は −0.1910）

$t(n-2, \alpha)$：t 分布表の値（事例の場合は t＝T.Inv.2T（0.05, 7）＝2.3646）

α：危険率（95%信頼区間なら 0.05）

n：データの組数（事例の場合は 9）

$n-2$：分散分析表における残差の自由度（事例の場合は 7）

$\bar{x}$：経過月数の平均値（事例の場合は AVERAGE（データ範囲）＝18.67）

S_{xx}：経過月数の偏差平方和（事例の場合は DEVSQ（データ範囲）＝1670）

V_e：分散分析表における残差の分散（事例の場合は 6.8862）

第 3 章　安定性試験への応用

　計算式が長いので，筆者は地味に部分計算を行っています(表3-3)。念のため，表(部分計算)の簡単な説明を記しておきました。

表 3-3　回帰直線の信頼区間を求める計算表

母回帰の信頼区間			x	t	1/n	x偏差	(偏差)2/Sxx	Ve	標準誤差	95%CI幅	点推定値	95%LCI	95%UCI
			0	2.3646	0.1111	-18.67	0.2086	6.8862	1.4839	3.5088	100.0	**96.5**	**103.5**
切片 =	99.9646		3	2.3646	0.1111	-15.67	0.1470	6.8862	1.3331	3.1523	99.4	96.2	102.5
傾き =	-0.1910		6	2.3646	0.1111	-12.67	0.0961	6.8862	1.1945	2.8244	98.8	96.0	101.6
n =	9		12	2.3646	0.1111	-6.67	0.0266	6.8862	0.9739	2.3028	97.7	95.4	100.0
自由度 =	7		18	2.3646	0.1111	**-0.67**	0.0003	6.8862	0.8758	**2.0709**	96.5	94.5	98.6
Sxx =	1670		24	2.3646	0.1111	5.33	0.0170	6.8862	0.9394	2.2213	95.4	93.2	97.6
Ve =	6.8862		30	2.3646	0.1111	11.33	0.0769	6.8862	1.1379	2.6907	94.2	91.5	96.9
x(mean) =	18.67		36	2.3646	0.1111	17.33	0.1799	6.8862	1.4156	3.3474	93.1	89.7	96.4
			39	2.3646	0.1111	20.33	0.2476	6.8862	1.5716	3.7163	92.5	88.8	96.2

・標準誤差は $\sqrt{\left\{\dfrac{1}{n}+\dfrac{(x_0-\bar{x})^2}{S_{xx}}\right\}V_e}$

・95%CI 幅は $t(n-2,\alpha)\sqrt{\left\{\dfrac{1}{n}+\dfrac{(x_0-\bar{x})^2}{S_{xx}}\right\}V_e}$

・点推定値は得られた回帰直線の式に経過月数を代入して求めた値
・95%LCI と 95%UCI は点推定値に 95%CI 幅を足し引きした値

　表 3-3 において変数は経過月数だけなので，好きな経過月数を入れれば，それに対応した信頼区間が計算できるというスグレモノでもあります。

　横軸を経過月数に，回帰直線とその 95% 信頼区間ならびに実測値をプロットすると図 3-29 のようになります。95% 信頼区間は直線ではなく，両端に行くほど広がりが大きくなる双曲線となっています。信頼区間が最も狭くなる場所は $(x_0-\bar{x})$ が 0 になるところ，すなわち時間軸の平均値のところです。このデータでは時間軸の平均値は 18.67M ですが，表中ではそれに近い 18M で信頼幅が最も狭くなっています。回帰直線は時間軸の平均値のところを中心に，傾きが大きくなったり小さくなったり(すなわち，傾きが動く)，また全体的に上になったり下になったり(すなわち，切片も動く)しているとイメージできます。そう考えると，時間軸の両端で信頼区間が広くなることがイメージできます。ちなみに，0M における 95% 信頼区間は，回帰直線における切片の 95% 信頼区間になります。Excel の出力結果と同じ値になっています。

152

5 有効期間の設定

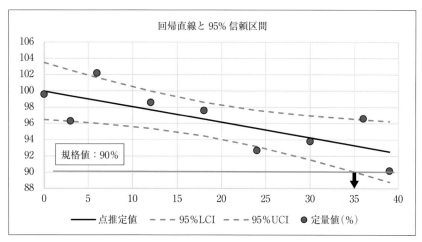

図 3-29　回帰直線の 95% 信頼区間と実測値のプロット

なお，信頼幅は $\sqrt{\left\{\dfrac{1}{n}+\dfrac{(x_0-\bar{x})^2}{S_{xx}}\right\}V_e}$ の大きさに依存しているので，以下の状況のときに狭くなります。

・測定データの組数 n が大きくなる
・時間軸の幅が広くなり回帰直線が安定する（S_{xx} が大きくなる）
・残差の誤差分散（V_e）が小さくなる

n 数が大きく，また実験誤差が小さければ，真の姿の推定精度が上がるというあたり前のことが式から読み取れます。

　安定性試験の結果から有効期間を推定するには，回帰直線の 95% 信頼限界が規格値（例えば 90% とします）と交わる点が最長の有効期間になります。グラフから読み取ると 35M あたりになります。仮に回帰直線がまったく同じであっても，95% 信頼区間が狭ければ有効期間はより長く設定できることになります。実験精度を向上させることのメリットは計り知れないのです。

　グラフを眺めると，いくつかの実測値は回帰直線の 95% 信頼区間を飛び出しています。回帰直線の 95% 信頼区間は，あくまでも回帰直線の真の姿（母回帰と呼びます）に対するものであり，個々の観測値の 95% 範囲ではないからです。個々の観測値がどのくらいばらつくのかも知りたいところです。

153

第 3 章　安定性試験への応用

5.3 個々データの 95% 予測区間

個々データの範囲は**予測区間**と呼ばれており，以下の式で求めることができます。

$$
予測区間_{(95)} = \left(\widehat{\beta_0} + \widehat{\beta_1}\, x_0\right) \pm t(n-2,\,\alpha)\sqrt{\left\{1 + \frac{1}{n} + \frac{(x_0 - \bar{x})^2}{S_{xx}}\right\} V_e}
$$

信頼区間の計算式との違いは $\sqrt{}$ の中に 1 がプラスされているだけです。これは信頼幅が残差分散 1 個分広くなることを意味しています。実際には平方根で開いているので，残差の標準偏差 1 個分だけ広くなるということです。そして，それに $t(n-2,\,\alpha)$ が掛けられるので，回帰直線の 95% 信頼区間に残差の 2σ 分が上乗せされることになります。この式で興味深いのは n 数が多くなっても S_{xx} が大きくなっても，それに無関係に残差の 2σ 分が足される形になっているところです。95% 予測区間は 95% 信頼区間と同じように地味な計算で求めました（表 3-4）。表中の個々誤差とは $\sqrt{\left\{1 + \dfrac{1}{n} + \dfrac{(x_0 - \bar{x})^2}{S_{xx}}\right\} V_e}$ のことです。

表 3-4　個々データの 95% 予測区間を求める計算表

母回帰の信頼区間		x	t	1/n	x偏差	(偏差)2/Sxx	Ve	個々誤差	個々CI幅	予測区間L	予測区間H
		0	2.3646	0.1111	-18.67	0.2086	6.8862	3.0147	7.1285	92.8	107.1
切片 =	99.9646	3	2.3646	0.1111	-15.67	0.1470	6.8862	2.9434	6.9600	92.4	106.4
傾き =	-0.1910	6	2.3646	0.1111	-12.67	0.0961	6.8862	2.8832	6.8177	92.0	105.6
n =	9	12	2.3646	0.1111	-6.67	0.0266	6.8862	2.7990	6.6187	91.1	104.3
自由度 =	7	18	2.3646	0.1111	-0.67	0.0003	6.8862	2.7664	6.5416	90.0	103.1
Sxx =	1670	24	2.3646	0.1111	5.33	0.0170	6.8862	2.7872	6.5907	88.8	102.0
Ve =	6.8862	30	2.3646	0.1111	11.33	0.0769	6.8862	2.8602	6.7634	87.5	101.0
x(mean) =	18.67	36	2.3646	0.1111	17.33	0.1799	6.8862	2.9816	7.0505	86.0	100.1
		39	2.3646	0.1111	20.33	0.2476	6.8862	3.0588	7.2329	85.3	99.8

95% 予測区間を加えたグラフは図 3-30 のようになります。たしかに，個々データは 95% 予測区間内に収まっています。ここから飛び出すのは全体の 5% 程度です。

154

5 有効期間の設定

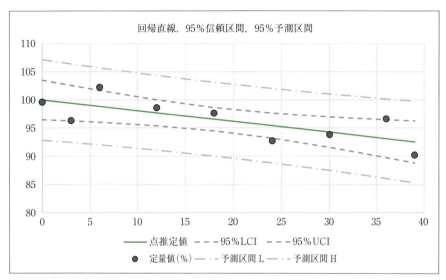

図 3-30　回帰直線の信頼区間と予測区間ならびに実測値のプロット

5.4 測定の繰り返し数(n 数)の影響

　安定性試験を行うとき，1サンプルの試験を何回か繰り返して行うこと(n＝3が一般的?)は珍しくありません。このn数が回帰直線の信頼区間や予測区間にどのような影響を与えるのかをシミュレーションしてみました。また，個々データの代わりにn＝3の平均値を用いた場合とも比較しましたので，結果を紹介します。

5.4.1　すべての個々データを用いた場合

　まず，データの全体像ですが，これは4.3項「3ロットを1日で(同時に)測定した場合」で用いたデータと同じものです(表 3-5)。日間誤差が 1.5% もある凸凹データです。

表 3-5　安定性試験の仮想データ(日間誤差 1.5%)

	0M	3M	6M	12M	18M	24M	30M	36M	39M
	99.4	96.5	101.3	98.3	96.8	93.7	93.3	96.5	92.3
Lot A	100.0	97.6	100.8	98.4	97.7	94.1	94.2	96.4	90.8
	99.5	96.7	101.9	98.2	97.6	94.2	93.4	96.7	91.1
	99.2	97.3	101.0	97.9	97.9	93.9	94.2	95.7	90.4
Lot B	99.4	96.9	101.5	98.8	97.4	93.9	93.8	95.4	90.9
	99.2	98.0	101.6	98.5	97.0	94.5	93.4	96.1	91.2
	100.2	96.6	101.3	98.9	97.7	92.6	94.3	96.0	90.6
Lot C	100.2	96.8	101.4	99.5	97.5	93.3	94.0	96.4	91.5
	99.9	97.8	101.1	98.8	97.3	93.0	94.8	95.5	91.5
平均値	99.66	97.15	101.32	98.60	97.44	93.68	93.93	96.06	91.15

第3章　安定性試験への応用

　安定性試験の3ロットは同じ品質になるように製造するので，理想は3ロットとも同じ経時変化をたどることです。すなわちロットの違いに関わらず，1本の回帰直線で説明できることです。これが最終理想形です。そんな理想を抱いて解析した結果が図 3-31，3-32，です。この解析結果に対応したグラフは，ロットの区別がないとてもシンプルなものです。回帰分析は全81個のデータを使っています。

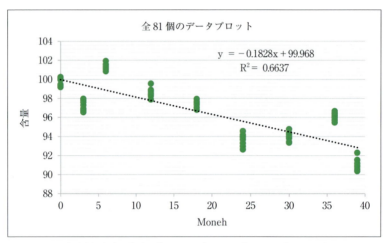

図 3-31　安定性試験の仮想データのプロット（日間誤差 1.5%）

回帰統計

重相関 R	0.8147
重決定 R2	0.6637
補正 R2	0.6594
標準誤差	1.7954
観測数	81

分散分析表

	自由度	変動	分散	分散比	有意 F
回帰	1	502.5008	502.5008	155.8859	0.0000
残差	79	254.6578	3.2235		
合計	80	757.1586			

	係数	標準誤差	t	P-値	下限 95%	上限 95%
切片	99.9681	0.3384	295.3966	0.0000	99.2945	100.6417
Month	−0.1828	0.0146	−12.4854	0.0000	−0.2120	−0.1537

図 3-32　安定性試験の仮想データの回帰分析結果

回帰直線の信頼区間はあくまでも母回帰の信頼区間であるため，実測値がこの範囲に収まっていなくても不思議ではありません（表 3-6）。状況把握のため，回帰直線の 95% 信頼区間と 95% 予測区間を実測値とともに示しました（図 3-33, 3-34）。回帰直線の 95% 信頼区間は n 数が 81 と大きいため信頼区間の幅はかなり狭くなっています。それに比べると，95% 予測区間はかなり広く 81 個のデータはすべて範囲内に収まっています。

表 3-6　回帰直線の信頼区間を求める計算表

母回帰の信頼区間		x	t	1/n	x偏差	(偏差)2/Sxx	Ve	点推定値	95%LCI	95%UCI	予測区間L	予測区間H
		0	1.9905	0.0123	-18.6667	0.0232	3.2235	100.0	99.3	100.6	96.3	103.6
切片 =	99.9681	3	1.9905	0.0123	-15.6667	0.0163	3.2235	99.4	98.8	100.0	95.8	103.0
傾き =	-0.1828	6	1.9905	0.0123	-12.6667	0.0107	3.2235	98.9	98.3	99.4	95.3	102.5
n =	81	12	1.9905	0.0123	-6.6667	0.0030	3.2235	97.8	97.3	98.2	94.2	101.4
自由度 =	79	18	1.9905	0.0123	-0.6667	0.0000	3.2235	96.7	96.3	97.1	93.1	100.3
Sxx =	15030	24	1.9905	0.0123	5.3333	0.0019	3.2235	95.6	95.2	96.0	92.0	99.2
Ve =	3.2235	30	1.9905	0.0123	11.3333	0.0085	3.2235	94.5	94.0	95.0	90.9	98.1
x(mean) =	18.6667	36	1.9905	0.0123	17.3333	0.0200	3.2235	93.4	92.7	94.0	89.9	97.0
		39	1.9905	0.0123	20.3333	0.0275	3.2235	92.8	92.1	93.6	89.2	96.5

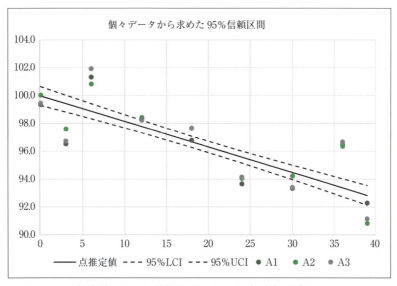

図 3-33　回帰直線の 95% 信頼区間と Lot A 実測値のプロット
※グラフ作成機能に制限があるため，全体の信頼区間とロット A の n = 3 の個々のデータのグラフになっています。

第 3 章　安定性試験への応用

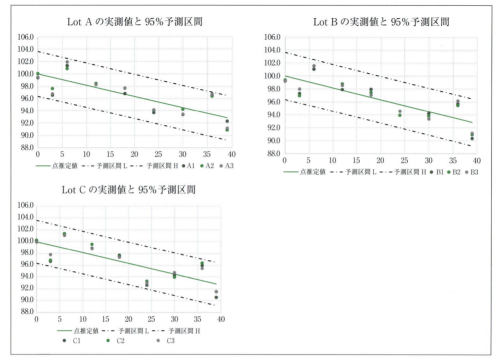

図 3-34　95% 予測区間と実測値のプロット
※グラフ作成機能に制限があるため，全体の信頼区間とロット A の n＝3 の個々のデータのグラフになっています。

5.4.2　n＝3 の平均値を用いた場合

続いて，各サンプル n＝3 の平均値を対象解析にした場合です。解析データ，回帰分析結果，信頼区間と予測区間の計算表，グラフをまとめて示します(表 3-7〜3-8，図 3-35，3-36)。

表 3-7　n＝3 平均値を生データとした場合

	0M	3M	6M	12M	18M	24M	30M	36M	39M
Lot A	99.6	97.0	101.4	98.3	97.4	94.0	93.7	96.5	91.4
Lot B	99.2	97.4	101.4	98.4	97.5	94.1	93.8	95.8	90.8
Lot C	100.1	97.1	101.2	99.1	97.5	93.0	94.4	95.9	91.2
平均値	99.66	97.15	101.32	98.60	97.44	93.68	93.93	96.06	91.15

5 有効期間の設定

回帰統計	
重相関 R	0.8198
重決定 R2	0.6721
補正 R2	0.6589
標準誤差	1.8082
観測数	27

分散分析表

	自由度	変動	分散	分散比	有意 F
回帰	1	167.5003	167.5003	51.2322	0.0000
残差	25	81.7358	3.2694		
合計	26	249.2360			

	係数	標準誤差	t	P-値	下限95%	上限95%
切片	99.9681	0.5903	169.3455	0.0000	98.7523	101.1839
Month	−0.1828	0.0255	−7.1577	0.0000	−0.2355	−0.1302

図 3-35　Excel による回帰分析の結果

表 3-8　回帰の信頼区間と予測区間を求める計算表

母回帰の信頼区間		x	t	1/n	x偏差	(偏差)2/Sxx	Ve	点推定値	95%LCI	95%UCI	予測区間L	予測区間H
		0	2.0595	0.0370	−18.6667	0.0695	3.2694	100.0	98.8	101.2	96.1	103.9
切片 =	99.9681	3	2.0595	0.0370	−15.6667	0.0490	3.2694	99.4	98.3	100.5	95.5	103.3
傾き =	−0.1828	6	2.0595	0.0370	−12.6667	0.0320	3.2694	98.9	97.9	99.8	95.0	102.7
n =	27	12	2.0595	0.0370	−6.6667	0.0089	3.2694	97.8	97.0	98.6	94.0	101.6
自由度 =	25	18	2.0595	0.0370	−0.6667	0.0001	3.2694	96.7	96.0	97.4	92.9	100.5
Sxx =	5010	24	2.0595	0.0370	5.3333	0.0057	3.2694	95.6	94.8	96.3	91.8	99.4
Ve =	3.2694	30	2.0595	0.0370	11.3333	0.0256	3.2694	94.5	93.6	95.4	90.6	98.3
x(mean) =	18.6667	36	2.0595	0.0370	17.3333	0.0600	3.2694	93.4	92.2	94.5	89.5	97.3
		39	2.0595	0.0370	20.3333	0.0825	3.2694	92.8	91.5	94.1	88.9	96.8

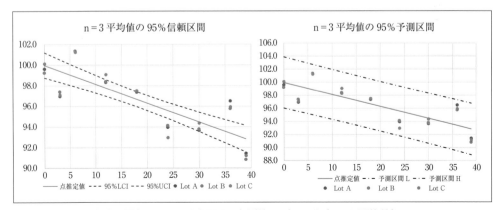

図 3-36　回帰直線の信頼区間，予測区間，実測値のプロット(n=3 平均値)

159

解析したデータ数が27個と少なくなったので，95%信頼区間は個々データの場合より広くなりました。なお，3ロット27個の平均値はすべて95%予測区間に収まっています。以上をまとめると次のようになります。

- 1サンプルを複数回（例えばn=3）測定し，すべてのデータを用いて回帰直線の信頼区間を求めると，n数の多さが作用し信頼区間は狭くなる。すなわち，母回帰の推定精度は最大限に高くなる。

- 1サンプルを複数回測定し，その平均値を用いて回帰直線の信頼区間を求めると，n数が少なくなるので信頼区間は広くなる。すなわち，母回帰の推定精度は低下する。

- すべてのデータを用いようと，平均値を用いようと，解析に用いたデータが95%予測区間を飛び出すことはほとんどない。

ちなみに，日本製薬工業協会の医薬品評価委員会 統計・DM部会が発行した「新有効成分含有医薬品の安定性試験データの評価」という資料では，1サンプル1データとして解析していました。n=3の平均値を用いても何ら支障はないということでしょう。

5.5　両側信頼区間と片側信頼区間

ICH Q1Eを読むと下方（または上方）の片側95%信頼限界とか両側95%信頼限界という用語が出てきます。95%信頼区間とは最も信頼性が高い95%の範囲のことで，通常は両端の2.5%を切り落として中間の95%を残すのですが，安定性試験のように変化の方向があらかじめ予測できる場合はリスクのある片側5%を切り落とすこともあるのです。片側95%信頼区間は，計算上は両側90%信頼区間と同じです。本書では混乱を防ぐために特記なき場合は両側で記載することにしました（図3-37）。

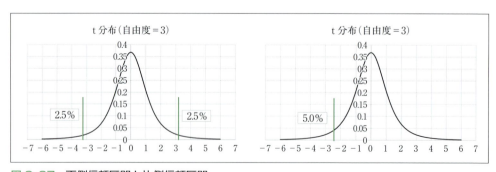

図3-37　両側信頼区間と片側信頼区間

6 経時変化が直線的でない場合への対応

6.1 経時変化の典型的なパターン

経時変化が直線的であれば話は簡単なのですが，往々にしてこのようなパターンを見かけます。製造から時間があまり経過していない間は変化が大きいのですが，徐々に変化が穏やかになるようなものです（図 3-38）。

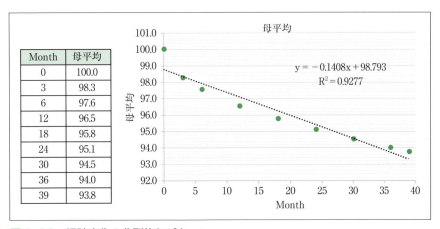

図 3-38 経時変化の典型的なパターン

さすがに，このような観測データに直線回帰は無理があります。現実的には測定誤差があるのでこのようにキレイに並ぶことはありませんが，直線を当てはめることに躊躇することは結構あります。反応速度論を当てはめることができれば，科学的にも説明がしやすいので，その可能性について考察してみました。

6.2 経時変化のモデル化

この議論のポイントをまとめると以下のようになります。
- 経時変化に何らかのモデル式を当てはめることができれば，有効期間を科学的に論じることが可能になる
- 成分が直線的に減じていく零次反応，成分の残存量に比例して減じていく一次反応などがモデルとして考えられる
- しかし現実の変化機序は純粋な反応速度モデルが当てはめられるほど単純ではない
- 溶出性のような物性の変化に至っては解明が困難

・科学的な裏付けは乏しくても，次善の策として，観察された現象を根拠としても良いのでは？（現象が先に発見されて後から理論が追いつくことはよくあることなので）

6.3 一次反応

零次反応は直線なので，最初に検討すべきは一次反応です。医薬品の場合，36M で有効成分が 10% 以上減少するものはほとんどないと思います。なので，36M で 10% 程度減少するモデル（半減期は相当長くなりそう）を作成したところ，以下のようになりました。

$y = 100 \times e^{-0.003x}$

この式を用いて 0M から半減期に近い 360M までのグラフを描いてみました（図 3-39）。36M までに限定して眺めると，ほぼ直線に見えました。なるほど，一次反応であっても，36M で 10% 程度の低下しかしない場合は，見かけは直線になるのか，と感心した次第です。

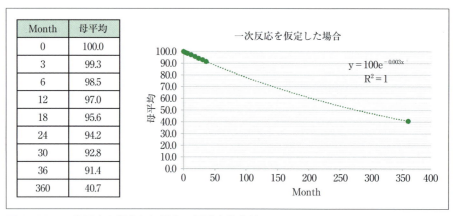

図 3-39　一次反応を仮定した場合の経時変化曲線

では，実際に 0M から 36M までのデータを回帰分析した結果を示します（図 3-40，3-41）。着目すべきは残差グラフです。プロットはランダムな動きをせずに変なクセが見られました。そうです，残差グラフは，この回帰分析が"何かおかしい"ことをちゃんと示してくれているのです。しかし，実際には測定誤差がありますので，残差グラフもランダムな動きになることでしょう。ということで，仮に一次反応であったとしても，測定誤差のために直線にしか見えないでしょう。

回帰統計	
重相関 R	0.9999
重決定 R2	0.9997
補正 R2	0.9997
標準誤差	0.0572
観測数	8

分散分析表

	自由度	変動	分散	分散比	有意 F
回帰	1	68.8403	68.8403	21005.1282	0.0000
残差	6	0.0197	0.0033		
合計	7	68.8600			

	係数	標準誤差	t	P-値	下限 95%	上限 95%
切片	99.9543	0.0334	2990.8260	0.0000	99.8726	100.0361
Month	−0.2390	0.0016	−144.9315	0.0000	−0.2431	−0.2350

図 3-40　一次反応を仮定した仮想データを回帰分析した結果

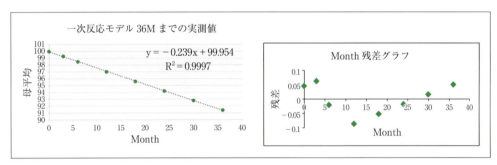

図 3-41　一次反応を仮定した場合の回帰直線と残差プロット

6.4　二次関数

　これまでの検討では，経時変化が徐々に穏やかになるカーブはなかなか見当たりません。そこで，次善の策として「科学的な裏付けはないが 3 ロットとも同じような推移を示すので再現性はありそうだ」との理由で二次関数を当てはめてみました。説明変数に経過月数の 2 乗の項を加えるので，データ表も表 3-9 のように加工します。表中，Month2 は経過月数の 2 乗を表しています。

第 3 章　安定性試験への応用

表 3-9　二次回帰を行うための補助表

Month	Month2	母平均
0	0	100.0
3	9	98.3
6	36	97.6
12	144	96.5
18	324	95.8
24	576	95.1
30	900	94.5
36	1296	94.0
39	1521	93.8

二次関数を当てはめることで見た目の当てはまりは多少改善しました（図 3-42）。

回帰統計	
重相関 R	0.9899
重決定 R2	0.9799
補正 R2	0.9732
標準誤差	0.3459
観測数	9

分散分析表

	自由度	変動	分散	分散比	有意 F
回帰	2	35.0378	17.5189	146.4435	0.0000
残差	6	0.7178	0.1196		
合計	8	35.7556			

	係数	標準誤差	t	P-値	下限 95%	上限 95%
切片	99.4348	0.2518	394.9116	0.0000	98.8187	100.0510
Month	− 0.2681	0.0333	− 8.0518	0.0002	− 0.3496	− 0.1866
Month2	0.0033	0.0008	3.9491	0.0075	0.0012	0.0053

図 3-42　二次回帰分析の結果

　回帰分析の妥当性は残差グラフで評価しますが，Excel の残差グラフは説明変数が 2 個以上になると使い物にならないので，ここでは統計パッケージ Minitab の残差グラフを載せました（図 3-43）。残差グラフはランダム性を示していませんが，測定誤差が発生することを前提に考えると，観測値グラフも残差グラフも不自然さはなくなると思います。

164

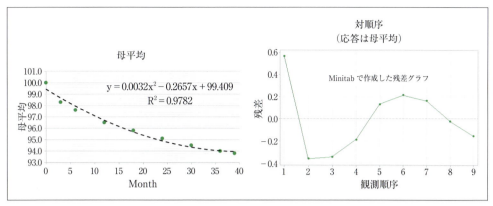

図 3-43　二次回帰と残差プロット

6.5 時間軸の圧縮

　今問題にしている経時変化グラフは，時間の経過とともに変化が穏やかになっているので，時間軸を圧縮できれば直線になりそうです。対数変換とか平方根変換にこの性質がありますので，時間軸を平方根変換してみました。

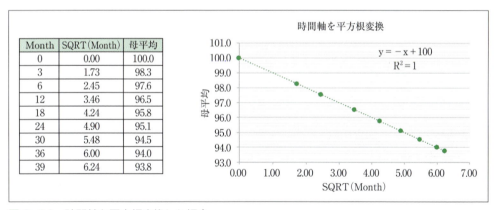

図 3-44　時間軸を平方根変換した場合

　実は，この事例は時間軸を平方根変換したときに直線になるように仕込んだので（詐欺だ！なんて言わないでください），このようなキレイな結果になったのですが，時間軸の平方根変換は試してみる価値があると思っています。科学的な妥当性はありません（少なくとも筆者は知りません）。理由を探すとすれば，ただ単純に（3 ロットとも）データへの当てはまりが良さそうだから，になるでしょう。無責任なようですが，何も変換しない曲線に無理やり直線を当てはめるよりはマシだと思っています。この場合も，残差グラフを描いて当てはまりの良し悪しを判断することを忘れないでください。

第3章 安定性試験への応用

Lot C

母平均	日間誤差	併行精度		
100	-0.59	0.77	0.82	0.53
99.5	-2.04	-0.81	-0.61	0.33
99	2.35	-0.08	0.02	-0.27
98	0.49	0.39	1.06	0.29
97	0.49	0.18	0.01	-0.15
96	-2.05	-1.33	-0.66	-0.99
95	-1.03	0.37	0.01	0.78
94	2.02	-0.07	0.34	-0.56
93.5	-2.26	-0.67	0.30	0.26
SD	1.74		0.59	

母平均	X1	X2	X3	mean_C	SD_C
100.0	100.2	100.2	99.9	100.1	0.16
99.5	96.7	96.9	97.8	97.1	0.61
99.0	101.3	101.4	101.1	101.2	0.15
98.0	98.9	99.6	98.8	99.1	0.42
97.0	97.7	97.5	97.3	97.5	0.17
96.0	92.6	93.3	93.0	93.0	0.34
95.0	94.3	94.0	94.8	94.4	0.39
94.0	96.0	96.4	95.5	95.9	0.45
93.5	90.6	91.5	91.5	91.2	0.55
平均					0.36

Lot B

母平均	日間誤差	併行精度		
100	-0.59	-0.21	-0.05	-0.23
99.5	-2.04	-0.17	-0.52	0.51
99	2.35	-0.32	0.19	0.20
98	0.49	-0.61	0.28	0.05
97	0.49	0.44	-0.06	-0.45
96	-2.05	-0.03	-0.05	0.60
95	-1.03	0.23	-0.16	-0.62
94	2.02	-0.33	-0.57	0.12
93.5	-2.26	-0.88	-0.29	-0.07
SD	1.74		0.37	

母平均	X1	X2	X3	mean_B	SD_B
100.0	99.2	99.4	99.2	99.2	0.10
99.5	97.3	96.9	98.0	97.4	0.52
99.0	101.0	101.5	101.6	101.4	0.30
98.0	97.9	98.8	98.5	98.4	0.46
97.0	97.9	97.4	97.0	97.5	0.45
96.0	93.9	93.9	94.6	94.1	0.37
95.0	94.2	93.8	93.4	93.8	0.43
94.0	95.7	95.5	96.1	95.8	0.35
93.5	90.4	91.0	91.2	90.8	0.42
平均					0.38

Lot A

Month	母平均	日間誤差	併行精度		
0	100	-0.59	-0.06	0.63	0.04
3	99.5	-2.04	-0.93	0.14	-0.73
6	99	2.35	-0.02	-0.52	0.57
12	98	0.49	-0.19	-0.06	-0.26
18	97	0.49	-0.70	0.18	0.15
24	96	-2.05	-0.29	0.10	0.20
30	95	-1.03	-0.62	0.27	-0.56
36	94	2.02	0.45	0.35	0.65
39	93.5	-2.26	1.05	-0.40	-0.09
SD		1.74		0.48	

Month	母平均	X1	X2	X3	mean_A	SD_A
0	100.0	99.4	100.0	99.5	99.6	0.37
3	99.5	96.5	97.6	96.7	97.0	0.57
6	99.0	101.3	100.8	101.9	101.4	0.55
12	98.0	98.3	98.4	98.2	98.3	0.10
18	97.0	96.8	97.7	97.6	97.4	0.50
24	96.0	93.7	94.1	94.2	94.0	0.26
30	95.0	93.4	94.2	93.4	93.7	0.50
36	94.0	96.5	96.4	96.7	96.5	0.15
39	93.5	92.3	90.8	91.2	91.4	0.76
平均						0.42

図3-14 シミュレーションデータの内部構造(全体データ, 再掲)

6 経時変化が直線的でない場合への対応

Lot A

Month	母平均	日間誤差	併行精度		
0	100	-0.59	-0.06	0.63	0.04
3	99.5	-2.04	-0.93	0.14	-0.73
6	99	2.35	-0.02	-0.52	0.57
12	98	0.49	-0.19	-0.06	-0.26
18	97	0.49	-0.70	0.18	0.15
24	96	-2.05	-0.29	0.10	0.20
30	95	-1.03	-0.62	0.27	-0.56
36	94	2.02	0.45	0.35	0.65
39	93.5	-2.26	1.05	-0.40	-0.09
	SD	1.74	0.48		

Lot A

Month	母平均	X1	X2	X3	mean_A	SD_A
0	100.0	99.4	100.0	99.5	99.6	0.37
3	99.5	96.5	97.6	96.7	97.0	0.57
6	99.0	101.3	100.8	101.9	101.4	0.55
12	98.0	98.3	98.4	98.2	98.3	0.10
18	97.0	96.8	97.7	97.6	97.4	0.50
24	96.0	93.7	94.1	94.2	94.0	0.26
30	95.0	93.4	94.2	93.4	93.7	0.50
36	94.0	96.5	96.4	96.7	96.5	0.15
39	93.5	92.3	90.8	91.2	91.4	0.76
					平均	0.42

Lot B

母平均	日間誤差	併行精度		
100	1.69	-0.21	-0.05	-0.23
99.5	0.30	-0.17	-0.52	0.51
99	-0.17	-0.32	0.19	0.20
98	2.35	-0.61	0.28	0.05
97	0.21	0.44	-0.06	-0.45
96	1.30	-0.03	-0.05	0.60
95	-0.47	0.23	-0.16	-0.62
94	-0.86	-0.33	-0.57	0.12
93.5	-4.29	-0.88	-0.29	-0.07
SD	1.92	0.37		

Lot B

母平均	X1	X2	X3	mean_B	SD_B
100.0	101.5	101.6	101.5	101.5	0.10
99.5	99.6	99.3	100.3	99.7	0.52
99.0	98.5	99.0	99.0	98.9	0.30
98.0	99.7	100.6	100.4	100.3	0.46
97.0	97.7	97.2	96.8	97.2	0.45
96.0	97.3	97.3	97.9	97.5	0.37
95.0	94.8	94.4	93.9	94.3	0.43
94.0	92.8	92.6	93.3	92.9	0.35
93.5	88.3	88.9	89.1	88.8	0.42
				平均	0.38

Lot C

母平均	日間誤差	併行精度		
100	1.42	0.77	0.82	0.53
99.5	1.26	-0.81	-0.61	0.33
99	0.79	-0.08	0.02	-0.27
98	-0.75	0.39	1.06	0.29
97	-0.44	0.18	0.01	-0.15
96	3.59	-1.33	-0.66	-0.99
95	-0.78	0.37	0.01	0.78
94	-0.34	-0.07	0.34	-0.56
93.5	0.87	-0.67	0.30	0.26
SD	1.41	0.59		

Lot C

母平均	X1	X2	X3	mean_C	SD_C
100.0	102.2	102.2	102.0	102.1	0.16
99.5	100.0	100.2	101.1	100.4	0.61
99.0	99.7	99.8	99.5	99.7	0.15
98.0	97.6	98.3	97.5	97.8	0.42
97.0	96.7	96.6	96.4	96.6	0.17
96.0	98.3	98.9	98.6	98.6	0.34
95.0	94.6	94.2	95.0	94.6	0.39
94.0	93.6	94.0	93.1	93.6	0.45
93.5	93.7	94.7	94.6	94.3	0.55
				平均	0.36

図3-19 シミュレーションデータの内部構造(1日1ロット)(全体データ, 再掲)

第**4**章

プロセスバリデーションと
品質の年次照査における統計

1. **プロセスバリデーションの目的とその限界**
2. **工程能力指数**
   - 2.1 工程能力指数の考え方
   - 2.2 工程平均が規格の中央にない場合
3. **工程のばらつきを解明する方法**
   - 3.1 図によるイメージ的な理解
   - 3.2 実験データの構造
   - 3.3 実験データと解析結果
   - 3.4 枝分かれ分散分析の解析結果
4. **プロセスバリデーションへの適用事例**
   - 4.1 生データと解析
   - 4.2 解析からリスクアセスメントへ
5. **品質の年次照査―各論**
   - 5.1 定量(測定値をそのまま規格と比較する場合)
   - 5.2 類縁物質
   - 5.3 製剤均一性試験(測定値から新たな評価指標を構成する場合)
   - 5.4 溶出試験

1 | プロセスバリデーションの 目的とその限界

　プロセスバリデーションの目的は何なのでしょうか？　GMP事例集（2022年版）からの引用を以下に示しました。下線部は筆者がデータサイエンスの観点から貢献できそうと思ったところです。

GMP13-1（バリデーションの目的）
[問] 改正省令公布通知第4（以下「バリデーション指針」という。）2(1)（バリデーションの目的等）に「製造所の構造設備並びに手順，工程その他の製造管理及び品質管理の方法が期待される効果を与えることを検証し」とあるが，検証とはどのようなことをいうのか。

[答] 検証とは，あらかじめ定めた評価基準及び評価方法により，目的とする品質の製品を恒常的に製造できることを確認することをいう。

GMP13-2（バリデーションの目的）
[問] バリデーション指針2(1)（バリデーションの目的等）に「期待される効果を与えることを検証し」とあるが，検証項目として，製造販売承認（届出）事項，公定書等には規定されていない「評価基準」を製造業者等として設定してもよいか。

[答] 差し支えない。例えば，バリデーションにおいては，あらかじめ定めた評価基準及び評価方法により，製品を恒常的に製造することができることを示すために，多くの場合，商業生産よりもサンプリング数や試験項目を増やして検証を行う必要がある。このため，製造業者等は，製造販売承認（届出）事項及び公定書等に規定されていない「評価基準」の採用を含め，適切な検証項目及び「評価基準」を自ら設定し，「期待される効果」の一部としてバリデーション指針でいうバリデーション計画書に記載すること。
製造販売承認（届出）事項及び公定書等に規定されていない「評価基準」の採用に当たっては，あらかじめ設定の根拠を明確にし，品質部門の確認を得ると共にバリデーション計画書に記載すること。
なお，一般的に認められている基準，例えば最終滅菌法の無菌性の保証レベル「10^{-6}以下」等については，それを基準として採用することが望ましい。

　また，PIC/S GMP にはこのようにも書いてあります。

5.19 The number of batches manufactured and the number of samples taken should be based on quality risk management principles, allow the normal range of variation and trends to be established and provide sufficient data for evaluation. Each manufacturer

5.19 製造するバッチ数および採取するサンプルの数は，通常の範囲のばらつきと傾向を確立し，評価のために十分なデータを提供するものであること。各製造業者は，工程が継続して高品質の製品を製造する能力があることを高い水準で保証するために必要な数のバッ

170

must determine and justify the number of batches necessary to demonstrate a high level of assurance that the process is capable of consistently delivering quality product.	チを決定し，妥当性を示さなければならない。
5.20 Without prejudice to 5.19, it is generally considered acceptable that a minimum of three consecutive batches manufactured under routine conditions could constitute a validation of the process. An alternative number of batches may be justified taking into account whether standard methods of manufacture are used and whether similar products or processes are already used at the site. An initial validation exercise with three batches may need to be supplemented with further data obtained from subsequent batches as part of an on-going process verification exercise.	5.20 5.19の規定に影響を与えることなく，一般的にはルーチンの製造条件で製造された連続した最低限3バッチは工程のバリデーションを成立させるものとみなして良い。他のバッチ数も，標準的な製造方法が使用されているかどうか，同様な製品あるいは工程が当該製造所ですでに用いられているかどうかというような点を考慮して妥当性を示すことができる。3バッチによる初期バリデーションも，その後の再バリデーション活動の一環としてのバッチから得られるデータにより補足する必要があるであろう。

(PIC/S GMPガイドライン Annex15より引用)

　煎じつめると，これから製造する数多くの製品ロットが永続的に期待どおりの品質であることを，3ロットの試験結果で保証すること。そして，3ロットだけでは心もとないので，その後のロットのデータも活用してバリデーション結果の信頼性を補強する必要があるということです。

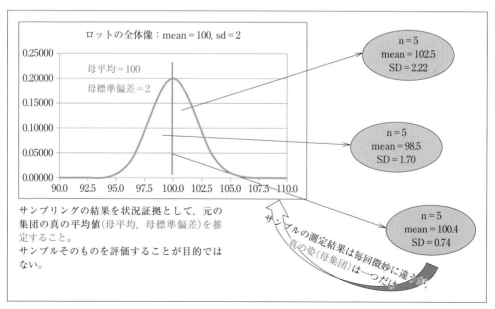

図4-1　母平均と母集団(図0-1再掲)

第4章　プロセスバリデーションと品質の年次照査における統計

　プロセスバリデーションにおいて，母集団は製造工程，サンプルはバリデーションロットです。バリデーションの目的は3ロットの試験結果を状況証拠として，これから当該製造工程で製造する多数のロットが期待どおりの品質であることを保証することなのです。そんなこと言われなくてもわかっていると言われそうですが，バリデーション報告書，3ロットの試験結果はすべて規格内だった(メデタシめでたし)という記述でおわっていませんか。これって，バリデーションロットに対する評価としては正しいかもしれませんが，**将来のロットに対する保証**にはなっていません。PIC/S GMPの規定を読むと「製造するバッチ数及び採取するサンプルの数は，通常の範囲のばらつきと傾向を確立し，評価するために十分なデータを提供するものであること」と書かれています。筆者は，これをバリデーションの結果から工程のばらつきを包括的に解析せよという意味にとらえています。そして工程のばらつきとは，ロット間変動，ロット内変動(ロット内のばらつき：均一性の程度)，場合によっては試験による変動(測定精度)のことと理解しています。

　しかし，このような包括的な評価がたった3ロットで可能なのか，疑問ですよね。PIC/S GMPでは「ルーチンの製造条件で製造された連続した最低限3バッチは工程のバリデーションを成立させるものとみなして良い」という記述に続き「3バッチによる初期バリデーションも，その後の再バリデーション活動の一環としてのバッチから得られるデータにより補足する必要があるであろう」と述べられています。筆者は，プロセスバリデーションの3ロットは自動車運転免許証に例えるなら仮免レベルだと考えています。路上試験を経て本当に免許をもらえるのは20ロット以上の製造実績を経た後だと思っています。そうでなければ，目的とする品質の製品を恒常的に製造できることを確認したことには当たらないと考えるからです。その意味で，品質の年次照査は単なるデータの羅列的なレポートで十分であるはずがありません。プロセスバリデーションの延長上にある包括的な技術評価文書であるべきです。

　ということで，本章ではプロセスバリデーションと品質の年次照査を題材にして，工程を理解するための方法論について詳しく解説していきたいと思います。

2 工程能力指数

2.1 工程能力指数の考え方

われわれがプロセスバリデーションで得られるのはたった3ロットの試験データです。これでもって恒常的に所定の品質レベルで製造できることを確認しなければならないので，単に試験結果が規格に入っていたというだけでは不十分です。あと何回か試験しても規格外れが出ないという保証レベルになっていないからです。なので，これから得られるであろうすべてのデータが規格に入っているという確証を得られてこそ，大丈夫です！と言えるのです。「まだ見ぬリスクの見える化」が必要です。そんな要望に応えてくれるのが工程能力指数という指標です。

例えば…，ある製品の規格が95.0%〜105.0%だったとします。過去1年間の試験データをレビューしたところ，平均値は100.0%，標準偏差は2.0%でした。実測値での規格外れはありませんでした。そんな状況をモデル化すると図4-2のようになります。

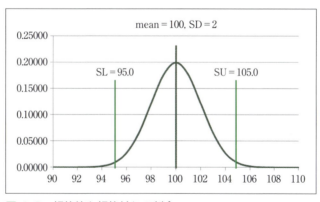

図4-2 規格値と規格外れの割合

分布が完全に規格の内側に入っているわけではありません。理屈上，わずかに規格外れがあるはずですが，これをサンプリングで引き当てることは至難の業です。結果，規格外れはないと評価されてしまいますが，患者さんの誰かはこの規格外れに遭遇します。このような潜在的リスクは第0章で学んだ規準化の計算をすれば簡単に求まります。下限規格を下回る確率を計算すると以下になりました。

$$u_L = \frac{95-100}{2} = -2.5$$

$Prob_L = Norm.S.Dist(-2.5, true) = 0.0062 = 0.62(\%)$

　正規分布は左右対称なので，上限規格を超えるリスクも 0.62（％）となります。このように正規分布の性質を利用することでリスクを数値化できるのです。

　これをもう少しシステマティックにしてみましょう。平均から 3 シグマ離れたところで正規分布の曲線がほぼ地平に降りてくるという性質を利用するのです（図 4-3）。

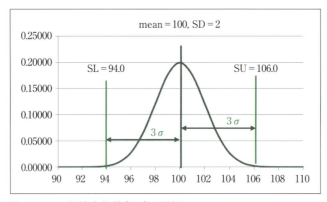

図 4-3　工程能力指数（Cp）の図解

　平均から規格までの統計的な距離が 3 シグマあれば，規格外れのリスクは左右合わせて 0.3（％）です。全幅の信頼を置けるという状況ではありませんが，まあギリギリ許容できる限界なので，この状態を基準（数値として 1.00 を与えた）にしたのです。ということで，以下のような指標が考案されました。これを**工程能力指数（Process Capability：Cp）**と呼びます。

$$C_p = \frac{S_U - S_L}{6 \times \sigma}$$

　規格幅が 6 シグマより広ければ，Cp>1 となり安心感が得られますが，逆に狭ければCp<1 となりヤバイですよとなるわけです。わかりやすい指標です。

2.2　工程平均が規格の中央にない場合

　さて，図 4-4 のような状況のときはどうしましょうか？　工程能力指数は 1.00 となり

ますが，無視できないくらいの規格外れが存在します。

$$Cp = \frac{S_U - S_L}{6 \times \sigma} = \frac{106.0 - 94.0}{6 \times 2} = \frac{12.0}{12.0} = 1.00$$

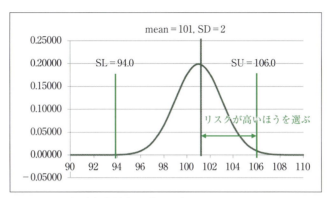

図 4-4　工程能力指数(Cpk)の図解

このように平均値が規格の真ん中にない場合(偏りがある場合)は，リスクの高いほうで評価すればよいです。

$$C_{pk} = \frac{|S_{近いほう} - \bar{x}|}{3 \times \sigma} = \frac{|106.0 - 101.0|}{3 \times 2} = \frac{5.0}{6.0} = 0.833$$

ちゃんとヤバイことが数値化できました。リスクの高い片側で求めた工程能力指数はCpkという記号を使います。添字 k の由来が偏りとか片側だったら愉快ですね。ここで，工程能力指数の一般的な評語を示しておきます(表 4-1)。

表 4-1　工程能力指数に対応する標語

工程能力指数	工程平均から規格までの距離	標語
1.67 以上	5 シグマ以上	非常に優れている
1.33〜1.67	4〜5 シグマ	十分
1.00〜1.33	3〜4 シグマ	許容範囲
0.67〜1.00	2〜3 シグマ	改善が必要
0.67 未満	2 シグマ未満	品質保証困難

工程能力指数が 1.33 以上だったらまず安心だ，のような言葉を聞いたことがある方がいるかと思いますが，この中途半端な 1.33 という数値は平均から規格までの距離が 4 シ

第4章　プロセスバリデーションと品質の年次照査における統計

グマということだったのです。計算上の規格外の割合は 0.01 (%) なので，実質上は安心できる状態でしょう。多くの人が読むであろう品質の年次照査のレポートには工程能力指数とともにこの標語を併記しておくと親切です。

3 工程のばらつきを解明する方法

3.1 図によるイメージ的な理解

　典型的なバリデーションのデータ構造は図 4-5 のようなものでしょう。ロットの複数箇所からサンプルを採取し，さらに各サンプルは複数回測定される。ロットの何箇所からサンプリングするかはロット内の均一性をどのように想定しているかにより増減しますが，まあ最低3箇所でしょう。測定も同様です。測定誤差が無視できる場合はn＝1かもしれませんが，溶出試験は最低でも n＝6，製剤均一性なら n＝10 です。図 4-5 でデータは添字で特定しています。例えば，Lot. 1 から採取した1番目のサンプルは S11，2番目のサンプルは S12 です。そして S11 を測定したときの最初のデータは M111，2番目に測定したデータは M112 となります。このデータ構造は，プロセスバリデーションだけでなく，日常の品質試験データにも，安定性試験データにも(ロットを経過月数に，サンプルをロットと読み替えれば)共通しています。およそ，試験室で得られるデータ構造はこのような形をしており，階層が下にいくにしたがって分岐しているので，枝分かれ構造と呼ばれています。

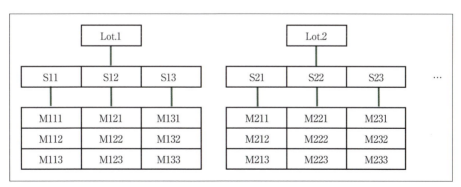

図 4-5　典型的なバリデーションのデータ構造

　計算方法はさておき，最下層の測定のところはサンプルごとに n＝3 で試験をしているので，ここから測定の繰り返し誤差が求まりそうだということは想像に難くないでしょう。n＝3 の測定値の平均値を各サンプルの代表値とすると，ロットには3つのサンプルの代表値があるので，S11，S12，S13 のデータから Lot. 1 内のばらつきが求まるはずです。同様に Lot. 2，Lot. 3 内のばらつきも求まるでしょう。さらに S11，S12，S13 の平均値を Lot. 1 の代表値とすると，同様に求めた Lot. 2，Lot. 3 の代表値からロット間のばらつきも求まるはずです。

第 4 章　プロセスバリデーションと品質の年次照査における統計

このように，データが枝分かれ構造をしていれば，各階層のばらつきを求めることができるのです。そして，各階層のばらつきは枝分かれ分散分析により簡単に求まります。手計算はもちろん可能ですが，複雑なので，通常は統計パッケージを使います。

3.2　実験データの構造

次に，各データの成り立ちを考えてみます。複数のロットの平均値を工程平均と言いますが，工程平均が 100.0% だったとしましょう。そして仮に Lot. 1 の平均値が工程平均より 1.0% だけ高かったとしましょう。Lot. 1 の平均値は 100.0 + 1.0 = 101.0% になりますね。Lot. 1 から採取したサンプル S11 はロット平均値より 0.5% 高かったとしましょう。S11 の平均値は 101.0 + 0.5 = 101.5% になります。さらに，最初の測定値が真の値よりも 0.3% 低く出たとすると測定値 M111 は以下の計算で求まります(表現できます)。

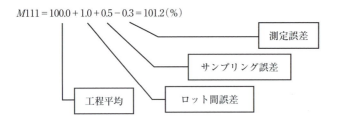

これを図式化すると図 4-6 のようになります。

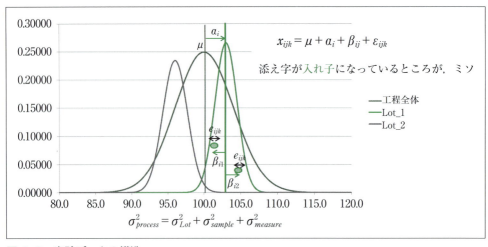

図 4-6　実験データの構造

3　工程のばらつきを解明する方法

式を一般化すると

$$x_{ijk} = \mu + \alpha_i + \beta_{ij} + \varepsilon_{ijk}$$

ここで α_i, β_{ij}, ε_{ijk} は，各階層内でのばらつきを表しています。各々は平均ゼロで各階層のばらつきを持った正規分布からのランダムサンプリングの結果に従っています。数式で書くと以下のような表現になります。

$$\alpha_i \in N(0, \sigma_{Lot}^2) \qquad \alpha_i \text{ は } N(0, \sigma_{Lot}^2) \text{ からのランダムサンプリングによるという意味}$$
$$\beta_{ij} \in N(0, \sigma_{sample}^2)$$
$$\varepsilon_{ijk} \in N(0, \sigma_{measure}^2)$$

添え字が入れ子になっているのは，自分より上の階層の支配下でばらつきが発生しているからです。そして，製造工程全体のばらつきはすべてのばらつきを足し合わせたものになるので，以下のようになります。

$$\sigma_{process}^2 = \sigma_{Lot}^2 + \sigma_{sample}^2 + \sigma_{measure}^2$$

以上，データが枝分かれ構造をしていれば，各階層のばらつきがわかり，それらを足し合わせることでプロセス全体のばらつきもわかります。これが工程のばらつきを理解するということです。

3.3　実験データと解析結果

3.3.1　生データと統計パッケージによる解析結果

具体例で見ていきましょう。まずは実験データです。20 ロットについて，ロット内の 3 箇所からサンプリングして，各サンプル n＝2 で測定しました。ロット番号とサンプル番号から新たに測定 ID というラベルを作りました，n＝2 の測定結果は測定 ID ごとに横並びで記載しています。参考のために n＝2 の平均値と min-Max の範囲（Range：R）も記載しました。

解析は統計パッケージ（Minitab）を使ったので，出てくるのは分散分析表と各階層の分散成分（太枠内）です。各階層のばらつきが分散の形で出されています。また，各階層の支配力を分散の合計に対するパーセンテージで示しています。この例だとロット間のばらつきがプロセス全体のばらつきの 72％ を占めています。ロット内のばらつき，すなわちサンプリング誤差は全体の 21％，測定誤差は全体の 6％ 程度です。プロセス全体のばらつきは分散

第4章　プロセスバリデーションと品質の年次照査における統計

成分の合計になるので3.250。標準偏差に直すと$\sqrt{3.250} = 1.803$ということになりました（図4-7）。ちなみに，標準偏差の単位は測定データの単位がそのまま引き継がれています。

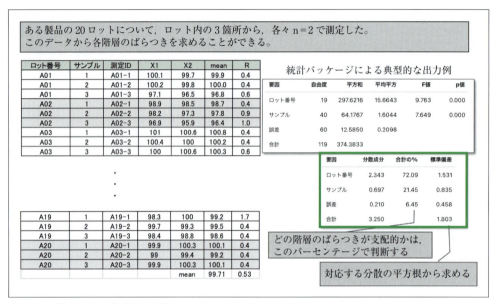

図4-7　枝分かれ分散分析の例

3.3.2　測定誤差の視覚化

これだけではイメージがつかめないので，上の測定データを管理図にて視覚化します。まずは枝分かれ構造の最下層，測定データのばらつきです。各サンプルn＝2で測定しているので，n＝2の平均値と範囲を求めて管理図を描きました（図4-8）。ロットごとの3個のサンプルになるので，横軸は全部で60（＝20×3）ポイントになります。

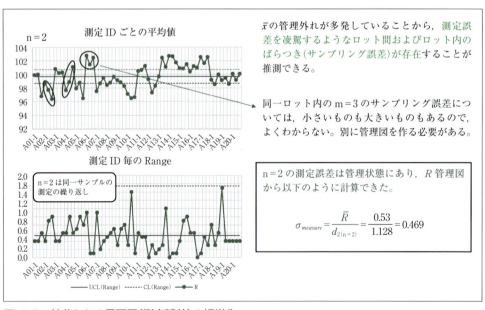

図4-8　枝分かれの最下層（測定誤差）の視覚化

3　工程のばらつきを解明する方法

　n＝2のばらつきが安定しているか否かはR管理図でわかります。R管理図に管理外れは見当たらないので，ばらつきは安定していると評価できました。Rの平均値を管理図の係数d_2で割ると標準偏差が得られます。これが測定誤差になります。この数値は管理図から簡易的に算出した数値ですので，あくまでも概算レベル（しかしかなり高精度な概算です）と考えてください。

　一方，$\bar{x}$管理図のほうはかなり派手に管理外れが出ています。これは測定誤差をばらつきの基準と考えたときに，測定誤差を凌駕するほどのサンプリング誤差またはロット間誤差があるという証です。点が3個まとまって動いているように見えるのは，ロットごとに高い低いがあるからでしょう。ここからロット間誤差はまず無視できないと想像がつきます。ロット内の3箇所のばらつき（サンプリング誤差）も（楕円で囲った）同一ロットの3点の動きが管理限界線の幅を超えているケースが散見されるので，測定誤差を凌駕する大きさだろうと想像できます。あくまでもグラフから感じ取れる直感ですけど…このような考察ができることが大切です。

3.3.3　ロット内ばらつき（サンプリング誤差）の視覚化

　次にサンプル平均値にフォーカスした補助表を作りました。ロットごとに3箇所からサンプリングしているので表4-2のようになります。

表4-2　サンプル平均値を個々データとした補助表

ロット番号	S1	S2	S3	mean	R
A01	99.9	100.0	96.8	98.9	3.2
A02	98.7	97.8	96.4	97.6	2.3
A03	100.8	100.2	100.3	100.4	0.6
A04	97.7	98.9	101.1	99.2	3.4
A05	98.0	98.8	96.5	97.8	2.3
A06	102.8	101.5	102.5	102.2	1.3
A07	97.6	98.7	99.5	98.6	2.0
A08	98.5	98.8	99.7	99.0	1.2
A09	99.2	98.9	98.3	98.8	0.8
A10	97.2	96.5	96.7	96.8	0.7
A11	100.5	100.7	101.3	100.8	0.8
A12	99.3	97.4	98.4	98.3	2.0
A13	99.7	102.5	101.1	101.1	2.8
A14	102.7	102.7	101.8	102.4	1.0
A15	100.9	100.9	101.5	101.1	0.7
A16	100.4	101.2	101.0	100.9	0.8
A17	102.6	101.7	102.6	102.3	0.9
A18	99.2	98.6	100.0	99.3	1.4
A19	99.2	99.5	98.6	99.1	0.9
A20	100.1	99.2	100.1	99.8	0.9
			mean	99.71	1.49
			SD	1.62	

181

第4章 プロセスバリデーションと品質の年次照査における統計

　この表についても管理図を作成しました（図 4-9）。繰り返しを表す記号は通常は n ですが，枝分かれ構造のように繰り返しの種類が複数ある場合は，混乱を避けるために階層ごとに繰り返しの記号を変えています。サンプリングの繰り返しは m で表すことにしました。ですので，m＝3 の管理図と表現しています。

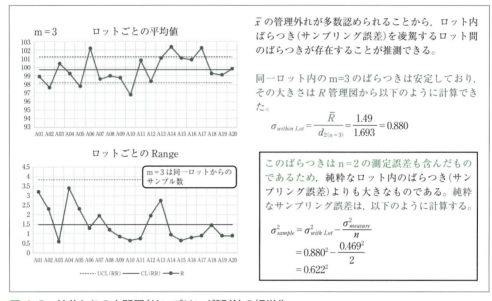

図 4-9　枝分かれの中間層（サンプリング誤差）の視覚化

　R 管理図は m＝3 のばらつきがロットによってどのように変動しているかを表しています。R 管理図に管理外れがないので，ロットの如何に関わらず m＝3 のばらつきは一定で安定していると評価しました。ここでも R の平均値から m＝3 のばらつきを標準偏差の形で求めることができます。ただし，純粋なサンプリング誤差を求めるには，ここから測定誤差の分を差し引かなければなりません。出た目の m＝3 のばらつきには，その下層にある測定誤差も含まれてしまっているからです。$\bar{x}$ 管理図に管理外れが多発しているので，サンプリング誤差を凌駕するほどのロット間誤差があることがわかります。次はロット間誤差の推定です。

3.3.4　ロット間ばらつき（ロット間誤差）の視覚化

　先ほどの補助表において，平均値（mean）のばらつきを求めることは簡単です。20個の平均値を生データのように考えて，その標準偏差を求めるだけなので。ただし，それがそっくりそのままロット間誤差になるわけではありません。その下層のサンプリング誤差と測定誤差を差し引く必要があります。ロット間誤差の計算結果を図 4-10 に示しました。

3　工程のばらつきを解明する方法

ロット番号	S1	S2	S3	mean	R
A01	99.9	100.0	96.8	98.9	3.2
A02	98.7	97.8	96.4	97.6	2.3
A03	100.8	100.2	100.3	100.4	0.6
A04	97.7	98.9	101.1	99.2	3.4
A05	98.0	98.8	96.5	97.8	2.3
A06	102.8	101.5	102.5	102.2	1.3
A07	97.6	98.7	99.5	98.6	2.0
A08	98.5	98.8	99.7	99.0	1.2
A09	99.2	98.9	98.3	98.8	0.8
A10	97.2	96.5	96.7	96.8	0.7
A11	100.5	100.7	101.3	100.8	0.8
A12	99.3	97.4	98.4	98.3	2.0
A13	99.7	102.5	101.1	101.1	2.8
A14	102.7	102.7	101.8	102.4	1.0
A15	100.9	100.9	101.5	101.1	0.7
A16	100.4	101.2	101.0	100.9	0.8
A17	102.6	101.7	102.6	102.3	0.9
A18	99.2	98.6	100.0	99.3	1.4
A19	99.2	99.5	98.6	99.1	0.9
A20	100.1	99.2	100.1	99.8	0.9
			mean	99.71	1.49
			SD	1.62	

観察されたロット平均のばらつき(標準偏差)は，同一ロット内のm＝3のサンプリング誤差，さらに同一サンプル内のn＝2の測定誤差を含んでいる。

純粋なロット間のばらつきは以下のように計算される。

$$\sigma_{Lot}^2 = \sigma_{mean}^2 - \frac{\sigma_{sample}^2}{m} - \frac{\sigma_{measure}^2}{m-n}$$
$$= 1.62^2 - \frac{0.622^2}{3} - \frac{0.469^2}{3 \times 2}$$
$$= 1.568^2$$

図4-10　枝分かれの最上層(ロット間誤差)の計算方法

　いかがでしたでしょうか？　枝分かれデータはこのように管理図を描くことで全貌がかなり見えてくるのです。管理図って，中学生でも描けるグラフですが，その潜在能力は侮れません。

3.4　枝分かれ分散分析の解析結果

　参考までに，統計パッケージがどのような計算をしているかを示しました(図4-11)。

要因	偏差平方和 S	自由度 ϕ	分散 V	分散の構造模型 E(V)
L L 個	$SS_{Lot} = \sum_i (\bar{\bar{x}}_i - \bar{\bar{\bar{x}}})^2$	$l-1$	$V_L = \dfrac{S_L}{\phi_L}$	$\sigma_M^2 + n\sigma_S^2 + mn\sigma_L^2$
S m 個	$SS_{sample} = \sum_i \sum_j (\bar{x}_{ij} - \bar{\bar{x}}_i)^2$	$l(m-1)$	$V_S = \dfrac{S_S}{\phi_S}$	$\sigma_M^2 + n\sigma_S^2$
M n 個	$SS_{measure} = \sum_i \sum_j \sum_k (x_{ijk} - \bar{x}_{ij})^2$	$lm(n-1)$	$V_M = \dfrac{S_M}{\phi_M}$	σ_M^2
計	$SS_{total} = \sum_i \sum_j \sum_k (x_{ijk} - \bar{\bar{\bar{x}}})^2$	$lmn-1$		

$$\sigma_{Lot}^2 = \frac{V_{Lot} - V_{sample}}{m \times n}$$

$$\sigma_{sample}^2 = \frac{V_{sample} - V_{measure}}{n}$$

$$\sigma_{measure}^2 = V_{measure}$$

図4-11　枝分かれ分散分析の構造模型と分散成分の計算式

第4章　プロセスバリデーションと品質の年次照査における統計

　偏差平方和の項を見ると，ロット間誤差は工程平均とロット平均の乖離を，サンプリング誤差は(ロットごとに)ロット平均とサンプル平均の乖離を，測定誤差は(サンプルごとに)サンプル平均とサンプルの測定値の乖離を集積していることがわかると思います。また，分散の構造模型を見ると，下の階層の誤差成分がそっくりそのまま上の階層に取り込まれていることが見えるでしょう。なので，分散の構造模型がわかれば，各階層の純粋なばらつき(分散)は簡単な計算で求めることができます。ここは雰囲気レベルで理解していれば十分です。

　最後に，枝分かれ分散分析の結果と管理図から簡易的に求めた値の比較をしてみました(表4-3)。かなり一致度が高いです。凄くないですか？

表4-3　枝分かれ分散分析と管理図法の
　　　　比較

枝分かれ分散分析		管理図法
要因	標準偏差	標準偏差
Lot No.	1.531	1.568
Sample	0.835	0.622
Measure	0.458	0.469

　ちなみに，統計パッケージは使い方を間違っても，われわれは数値が出てくればつい信用してしまいます。これがコンピュータに計算させたときの最大のリスクです。リスク回避のためには，グラフから受ける印象と分散分析の結果がリンクしているかチェックするとよいです。ということで，計算までは必要ありませんが，枝分かれデータを解析する場合は管理図を作成することを強く推奨する次第です。

　読者のみなさまの自習用に，本節で使用した生データを載せておきます(表4-4)。

表4-4　本節で使用した生データ

ロット番号	サンプル	測定ID	X1	X2	mean	R
A01	1	A01-1	100.1	99.7	99.9	0.4
A01	2	A01-2	100.2	99.8	100.0	0.4
A01	3	A01-3	97.1	96.5	96.8	0.6
A02	1	A02-1	98.9	98.5	98.7	0.4
A02	2	A02-2	98.2	97.3	97.8	0.9
A02	3	A02-3	96.9	95.9	96.4	1.0
A03	1	A03-1	101	100.6	100.8	0.4
A03	2	A03-2	100.4	100	100.2	0.4
A03	3	A03-3	100	100.6	100.3	0.6
A04	1	A04-1	97.4	98	97.7	0.6
A04	2	A04-2	99.4	98.4	98.9	1.0
A04	3	A04-3	100.8	101.4	101.1	0.6

3 工程のばらつきを解明する方法

表4-4 つづき

ロット番号	サンプル	測定ID	X1	X2	mean	R
A05	1	A05-1	97.6	98.3	98.0	0.7
A05	2	A05-2	99.3	98.3	98.8	1.0
A05	3	A05-3	96.9	96.1	96.5	0.8
A06	1	A06-1	102.2	103.3	102.8	1.1
A06	2	A06-2	101.5	101.4	101.5	0.1
A06	3	A06-3	102.5	102.4	102.5	0.1
A07	1	A07-1	98.1	97	97.6	1.1
A07	2	A07-2	98.6	98.8	98.7	0.2
A07	3	A07-3	99.3	99.7	99.5	0.4
A08	1	A08-1	98.2	98.7	98.5	0.5
A08	2	A08-2	98.5	99.1	98.8	0.6
A08	3	A08-3	99.3	100	99.7	0.7
A09	1	A09-1	99.3	99	99.2	0.3
A09	2	A09-2	99.2	98.5	98.9	0.7
A09	3	A09-3	98.7	97.9	98.3	0.8
A10	1	A10-1	97.3	97	97.2	0.3
A10	2	A10-2	95.7	97.3	96.5	1.6
A10	3	A10-3	96.6	96.7	96.7	0.1
A11	1	A11-1	100.2	100.8	100.5	0.6
A11	2	A11-2	100.9	100.4	100.7	0.5
A11	3	A11-3	101.5	101	101.3	0.5
A12	1	A12-1	99.3	99.3	99.3	0.0
A12	2	A12-2	97.5	97.2	97.4	0.3
A12	3	A12-3	98.4	98.3	98.4	0.1
A13	1	A13-1	99.8	99.6	99.7	0.2
A13	2	A13-2	102.3	102.6	102.5	0.3
A13	3	A13-3	100.5	101.7	101.1	1.2
A14	1	A14-1	102.7	102.7	102.7	0.0
A14	2	A14-2	102.7	102.6	102.7	0.1
A14	3	A14-3	101.7	101.8	101.8	0.1
A15	1	A15-1	100.7	101.1	100.9	0.4
A15	2	A15-2	101.3	100.4	100.9	0.9
A15	3	A15-3	101	102	101.5	1.0
A16	1	A16-1	100.1	100.7	100.4	0.6
A16	2	A16-2	100.9	101.5	101.2	0.6
A16	3	A16-3	101	101	101.0	0.0
A17	1	A17-1	102.6	102.5	102.6	0.1
A17	2	A17-2	101.4	101.9	101.7	0.5
A17	3	A17-3	102.4	102.7	102.6	0.3
A18	1	A18-1	99.6	98.8	99.2	0.8
A18	2	A18-2	98.4	98.7	98.6	0.3
A18	3	A18-3	99.7	100.3	100.0	0.6
A19	1	A19-1	98.3	100	99.2	1.7
A19	2	A19-2	99.7	99.3	99.5	0.4
A19	3	A19-3	98.4	98.8	98.6	0.4
A20	1	A20-1	99.9	100.3	100.1	0.4
A20	2	A20-2	99	99.4	99.2	0.4
A20	3	A20-3	99.9	100.3	100.1	0.4
				mean	99.71	0.53

185

4 プロセスバリデーションへの適用事例

4.1 生データと解析

　3ロットから3箇所サンプリングして溶出試験を行ったとしましょう。規定した溶出率は85%以上とします。個々の測定値はすべて85%以上となっているので試験は n=6 で終了しています。3ロットともすべてのサンプリング箇所で規定した溶出率に達しているので，溶出性に関する評価はこれでおわり（表 4-5）。メデタシめでたし。

表 4-5　プロセスバリデーションの仮想データ

ロット番号	サンプリング	X1	X2	X3	X4	X5	X6	mean	R
ABC-1	開始	103	98	93	90	92	101	96.17	13.00
ABC-1	中間	90	97	92	99	94	94	94.33	9.00
ABC-1	終了	100	92	91	91	85	95	92.33	15.00
ABC-2	開始	87	88	88	87	89	89	88.00	2.00
ABC-2	中間	85	96	86	90	88	105	91.67	20.00
ABC-2	終了	89	98	86	97	90	95	92.50	12.00
ABC-3	開始	88	90	92	89	96	94	91.50	8.00
ABC-3	中間	87	88	90	90	87	94	89.33	7.00
ABC-3	終了	89	91	90	88	89	88	89.17	3.00
							mean	91.67	9.89

　しかし，ちょっと考察力がある人だと「85%ギリギリのデータがあるので，あと何回か試験すると規定した値に達しない製剤があるかもしれない」と心配になるでしょう。そんなときはヒストグラムを作り，工程能力指数を求めてみることです。統計パッケージ Minitab には工程能力を評価するプログラムもあるので，今回はそれを使いました（図 4-12）。

186

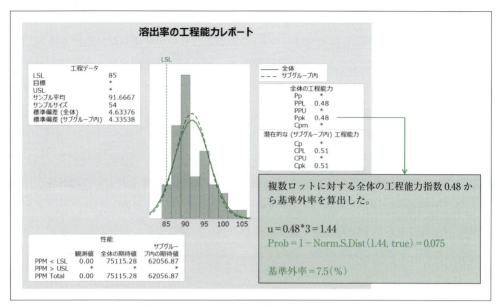

図 4-12　統計パッケージ(Minitab)による工程能力解析

不安は的中です。規定した溶出率に達しない製剤が潜在的に7.7%もあることが推測できました。溶出率のばらつきが大きいのが原因のようにも考えられるので，どの階層のばらつきが大きいかを枝分かれ分散分析で解析しました。解析には引き続きMinitabを用いています(図 4-13)。

溶出率の分散分析

要因	自由度	平方和	平均平方	F値	p値
ロット番号	2	188.7778	94.3889	4.251	0.071
サンプリング	6	133.2222	22.2037	1.224	0.312
誤差	45	816.0000	18.1333		
合計	53	1138.0000			

分散成分

要因	分散成分	合計の%	標準偏差
ロット番号	4.010	17.57	2.003
サンプリング	0.678	2.97	0.824
誤差	18.133	79.46	4.258
合計	22.822		4.777

図 4-13　統計パッケージ(Minitab)による枝分かれ分散分析

第4章　プロセスバリデーションと品質の年次照査における統計

　ここから工程全体のばらつきは標準偏差で4.77（％）であることが，そしてばらつきの支配力が高い階層は誤差（製剤個々のばらつき）であることもわかりました。しかも支配力は79（％）もあるのです。したがって，工程改善のターゲットは製剤個々の溶出のばらつきを抑えることになります。もし，ロット間誤差の支配力が高ければロット間のばらつきを小さくすることが改善のターゲットになります。ここまでで，潜在的なリスクと工程改善のターゲットを明確にすることができました。すごくないですか？

　ちなみに，試験結果を管理図にすると図4-14のようになりました。$\bar{x}$の管理外れはないので，製剤個々のばらつき（3.90%）を凌駕するようなロット間誤差，サンプリング誤差はないか，あってもわずかであることが読み取れます。分散分析から得た結果とグラフから感じた結果に一貫性があるので，自信を持って報告ができると思います。

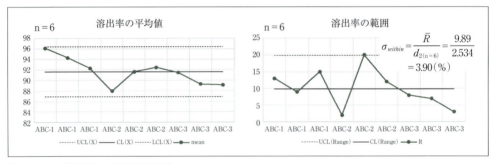

図4-14　管理図による解析結果

4.2　解析からリスクアセスメントへ

　さて，工程能力指数の評価結果から，基準値に達しない製剤（便宜的に不良と呼びます）は潜在的に7.5（％）あることがわかりました。いくら2/12の不良を認めるとは言っても，これがロットの合否に与える影響を知りたくなります。そこで「第5章ロットの合否判定」で学ぶOC曲線を使って合格確率の評価を行いました（図4-15）。評価は2段階に分かれ，最初はn=6で合格するか否か，次にn=12で合格するか否かです。グラフを読み取った結果，本製品の場合不良率が7.5％なのでn=6では60（％）くらい，n=12でも95（％）くらいの合格率です。n=12でも不合格になることがあるのです。この不合格の結果が安定性試験や収去試験に当たったら回収騒ぎになるでしょう。試験結果だけ見るとメデタシめでたしだったかもしれませんが，このようなリスクがあることも経営陣に伝えるべきです。場合によったら発売延期，リスクを背負ってでも市場をとりに行く，まさに経営判断です。

4 プロセスバリデーションへの適用事例

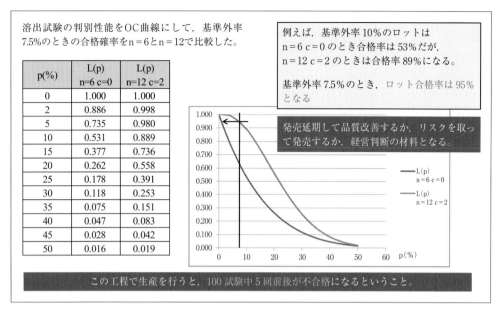

図 4-15 本製品の溶出試験に対する OC 曲線

　いかがでしたか？　品質部門の腕の見せどころだと思います。ぜひ，経営陣から頼りにされる品質部門になってほしいと願っています。

5 品質の年次照査─各論

　品質の年次照査と書きましたが，枝分かれ構造が1段階浅くなるだけでプロセスバリデーションにおけるデータ解析の考え方がそのまま応用できます。評価の流れを理解するように心がけてください。

5.1 定量（測定値をそのまま規格と比較する場合）

　留意点は以下になります。

> ・JPや承認規格は試験サンプルの規格への適合性を判断するものでロットの適否判定基準ではない。ロットのどの部分を試験してもこの規格に適合していなければならない。
>
> ・n＝2以上で試験している場合，工程能力指数の評価は，平均値ではなく個々の測定値で行う（規格及び試験方法に対応させる）。
>
> ・$\bar{x}-R$管理図における$\bar{x}$はロット母平均の推定値ではあるが日間誤差起因のバイアスを含んでいる。意味のない異常に翻弄されないためには（本当に重要な異常を特定するためには），$\bar{x}-R_s-R$管理図の使用を推奨する。
>
> ・$\bar{x}$の管理外れが多発している場合は，日間誤差の大きさを評価し，これを小さくするための改善が必要になる。

　規格は90.0%〜110.0%とし，1ロットn＝3で測定した場合を想定しました。管理図作成のため，平均値，範囲，移動平均をあらかじめ算出しておきました（表4-6）。
　データはExcelの正規乱数発生機能を用い，平均値＝100.3%，ロット内のばらつき＝1.0%，ロット間のばらつき＝1.0%で発生させました。

表4-6 定量試験の仮想データ

ロット	X1	X2	X3	Xbar	R	Rs
A001	95.3	100.2	97.4	97.6	4.9	
A002	101.4	101.0	102.0	101.5	1.0	3.9
A003	101.4	100.7	101.6	101.3	0.9	0.2
A004	100.5	101.8	100.6	101.0	1.4	0.3
A005	98.4	98.9	100.4	99.2	2.0	1.8
A006	102.6	99.2	101.0	100.9	3.4	1.7
A007	102.5	102.9	102.4	102.6	0.5	1.6
A008	101.2	100.3	101.4	101.0	1.1	1.6
A009	101.6	101.3	101.1	101.3	0.5	0.3
A010	102.8	101.8	102.1	102.2	1.0	0.9
A011	100.0	101.0	100.2	100.4	1.0	1.8
A012	102.2	99.8	100.2	100.7	2.3	0.3
A013	98.9	96.9	99.5	98.4	2.6	2.3
A014	103.3	102.7	102.2	102.7	1.1	4.3
A015	99.9	100.4	101.7	100.7	1.8	2.1
A016	102.1	101.8	101.3	101.7	0.9	1.1
A017	102.8	101.0	101.0	101.6	1.8	0.1
A018	99.6	99.6	100.9	100.1	1.3	1.6
A019	101.9	100.7	100.0	100.8	1.9	0.8
A020	101.4	99.3	100.0	100.3	2.1	0.6
A021	98.4	97.1	99.0	98.2	1.9	2.1
A022	100.8	97.5	99.5	99.2	3.3	1.1
A023	100.7	100.7	99.5	100.3	1.2	1.1
A024	101.4	99.9	101.0	100.8	1.5	0.5
A025	98.9	98.2	100.4	99.2	2.1	1.6
A026	101.2	101.8	100.5	101.2	1.3	2.0
A027	99.0	99.4	100.1	99.5	1.2	1.7
A028	101.7	98.3	99.5	99.8	3.4	0.3
A029	102.8	102.9	101.7	102.4	1.2	2.6
A030	100.6	100.6	100.5	100.6	0.1	1.9
			30ロット平均	100.58	1.69	1.45

まず，全体像を把握するためにヒストグラムを作成し，工程能力指数を求めました(図4-16)。この時点での考察を図中に書いておいたので味わってください。

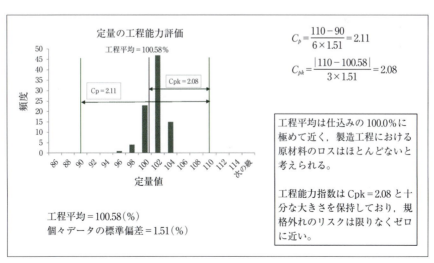

図4-16 定量試験の工程能力分析

第4章 プロセスバリデーションと品質の年次照査における統計

$\bar{x}-R$ 管理図を作成し，管理外れの評価，R管理図からロット内のばらつきを求めました（図4-17）。考察は図中に示しましたので読んでください。ちなみに，ヒストグラムから求めた標準偏差は工程全体のばらつきなので，ここからロット内のばらつき（添字within）を差し引くとロット間のばらつき（添字between）が求まります。

日間誤差の存在が無視できなさそうなので，試みに $\bar{x}-R_s-R$ 管理図を作成しました。考察は図4-18のとおり。

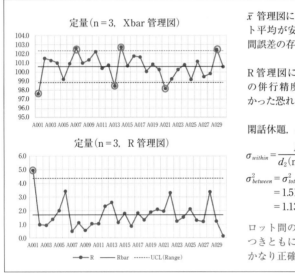

図4-17 $\bar{x}-R$ 管理図を用いた工程解析

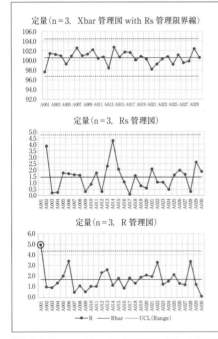

図4-18 $\bar{x}-R_s-R$ 管理図を用いた工程解析

5　品質の年次照査―各論

5.2　類縁物質

　類縁物質も計量値であるので方法は定量と同じです。ただし，n＝1で測定する場合は $\bar{x}-R_s-R$ 管理図が作成できないので，$x-R_s$ 管理図を使用することになります。$x-R_s$ 管理図を使った場合の留意点は，次の製剤均一性試験の AV 値を用いた場合を参考にしてください。

5.3　製剤均一性試験（測定値から新たな評価指標を構成する場合）

　本試験の特徴とトレンドを評価する際の論点は以下になります。

- ・判定値 AV は試験サンプルの平均値と標準偏差から算出される合成指標であるため，判定値の大小が平均値起因なの標準偏差起因かの判断はできない。

- ・仮に標準偏差起因とわかっても，判定値 AV から標準偏差を直感的に想像するのは難しい。

- ・標準偏差は正規分布しないので，正規分布を前提とした工程能力指数は（理論的には）合理的な指標にならない。

- ・そもそも製剤均一性試験は製剤間のばらつきを評価するのが目的なので，錠剤個々の測定値を用いて標準偏差の大きさでトレンドを評価するほうが直感的にわかりやすい。

- ・その場合，トレンド評価は個々のデータを用いた $\bar{x}-R_s-R$ 管理図が適している。

5.3.1　AV 値を用いた場合

　まずは素直に AV 値を用いて常識的な解析を行ってみました。生データと解析結果，考察を表 4-7，図 4-19，4-20 にまとめて示しました。

　なお，データは Excel の正規乱数発生機能を用い平均値＝99.8%，ロット内のばらつき＝2.5%，ロット間のばらつき＝1.0% で発生させました。

193

第4章　プロセスバリデーションと品質の年次照査における統計

表4-7　製剤均一性試験の仮想データ

ロット	X1	X2	X3	X4	X5	X6	X7	X8	X9	X10	Xbar	R	AV
A001	93.2	99.4	98.7	97.2	95.7	97.4	94.7	104.5	99.8	98.1	97.9	11.2	8.1
A002	98.5	96.5	100.0	100.5	100.1	99.9	97.1	101.4	104.4	101.6	100.0	7.9	5.5
A003	99.9	100.4	96.7	104.8	98.2	96.5	99.3	95.9	99.1	96.6	98.7	8.9	6.4
A004	105.6	102.6	103.2	102.7	96.7	98.9	98.7	104.4	95.1	99.6	100.8	10.5	8.3
A005	98.9	99.3	101.7	99.4	97.9	103.6	97.5	99.1	98.3	101.2	99.1	10.3	6.7
A006	101.0	97.7	96.7	99.0	99.5	94.7	99.8	102.1	99.9	103.7	99.4	9.0	6.3
A007	101.3	101.7	98.7	99.5	103.6	98.0	97.6	99.8	100.5	99.2	100.0	6.0	4.4
A008	103.7	104.9	98.4	99.6	101.8	98.9	100.1	101.1	94.2	102.9	100.6	10.8	7.4
A009	99.0	96.9	98.3	98.9	97.8	98.5	99.5	94.4	100.3	96.8	98.0	5.9	4.5
A010	96.9	102.4	98.0	101.2	103.1	99.5	97.6	95.7	97.3	102.8	99.5	7.4	6.6
A011	102.5	99.8	94.6	100.9	97.3	100.0	100.5	98.2	96.3	100.5	99.1	7.9	5.8
A012	101.3	98.7	97.0	96.7	96.2	97.4	96.9	101.2	102.1	96.3	98.4	5.9	5.6
A013	99.6	104.2	99.3	99.3	103.2	101.5	101.9	102.9	99.3	97.7	100.9	6.5	5.1
A014	100.5	98.4	97.6	97.2	101.9	100.8	102.8	100.5	100.6	101.6	100.2	5.5	4.4
A015	100.9	93.6	99.9	97.4	95.9	99.4	96.3	100.8	97.4	99.6	98.1	7.3	6.1
A016	100.3	99.6	92.9	97.7	97.9	98.9	102.0	96.1	102.5	99.6	98.8	9.6	6.8
A017	102.0	103.1	100.1	102.1	97.8	100.1	102.9	106.4	100.3	105.5	102.0	8.7	6.8
A018	98.8	98.0	99.0	98.4	98.2	99.5	97.2	100.0	98.8	100.8	98.9	3.6	2.5
A019	98.5	99.0	102.6	97.9	102.5	98.2	108.5	99.2	96.0	104.6	100.7	12.5	9.0
A020	100.1	101.1	98.7	99.0	101.3	98.7	99.6	101.8	101.7	101.9	100.4	3.2	3.2
A021	101.3	98.5	104.2	103.2	98.7	101.2	99.2	100.1	101.3	98.3	100.6	5.9	4.9
A022	97.8	99.0	98.2	101.5	98.1	99.2	99.5	95.2	96.4	99.5	98.4	6.3	4.3
A023	100.0	95.0	99.3	104.0	98.7	97.5	100.8	95.5	97.4	93.6	98.2	10.5	7.7
A024	99.6	96.8	97.6	97.6	96.0	95.7	97.3	97.4	100.1	98.6	97.7	4.5	4.3
A025	95.8	97.9	94.7	97.4	100.1	100.7	98.3	101.1	98.5	95.3	98.0	6.4	5.9
A026	98.9	99.9	101.7	104.5	102.8	99.3	103.9	106.7	102.5	95.4	101.6	11.3	7.9
A027	93.6	98.2	96.8	98.2	98.4	100.6	98.9	96.6	99.6	98.4	97.9	6.9	5.2
A028	100.5	100.3	100.1	101.8	102.9	103.5	98.9	98.0	96.1	97.5	99.9	7.4	5.7
A029	98.6	101.1	99.6	102.3	104.5	97.7	94.3	101.5	101.7	102.0	100.3	10.2	6.9
A030	100.3	100.4	96.4	94.8	100.7	97.4	96.9	100.8	99.8	96.4	98.4	6.1	5.5
										30ロット平均	99.4	7.79	5.92

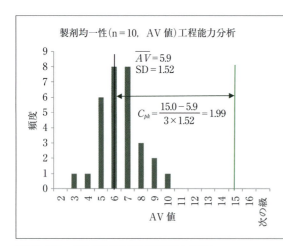

標準偏差は理論的には正規分布にはならないが，この事例ではヒストグラムの見た目から正規分布と見做せないこともない。分布の端が規格から離れていることで，理論上の誤差を飲み込めるとの実務的な判断もある。

この状況であれば，理論的には弱点があるが，AV値の上限を規格とみなして工程能力指数を求めることは可能。

図4-19　AV値に対する工程能力解析

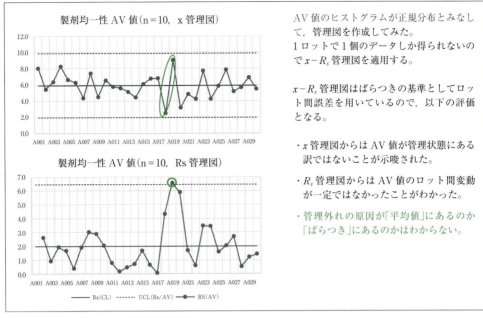

図4-20 AV値に対する管理図解析

以上，AV値を使うと管理外れがあった場合に，犯人が平均値なのかばらつきなのかの判別ができず，これが最大のデメリットになります。

5.3.2 製剤1個あたりの含量を用いた場合

製剤均一性試験の本質は製剤間のばらつきです。そこで，判定法に則して，本試験が想定しているばらつきの上限を求めてみました(図4-21)。簡単のため以下では，製剤1個あたりの含量を1錠含量という言葉に置き換えました。まずは日本薬局方の規格を見てみましょう。

第4章 プロセスバリデーションと品質の年次照査における統計

図4-21 製剤均一性に関する日本薬局方の規格

n＝10のとき，k＝2.4

平均値が98.5%～101.5%のとき，AV＝ks

AV値の上限はL＝15

　ここから本試験が想定している標準偏差の上限は

$$\sigma_{upper} = \frac{AV_{upper}}{k} = \frac{15}{2.4} = 6.25\,(\%)$$

　となります。普通の製剤ならロット内のばらつきが標準偏差で6.25%を超えることはまずないでしょう。ということで，工程平均が100.0%近辺，ロット内のばらつきが2.5%程度（まず規格はずれはあり得ない），ロット間のばらつきが1.0%程度の仮想データを用いて解析を行うこととしました。分散の加法性から工程全体のばらつきは以下のように推定されます。この数値がヒストグラムから得られるか？にも着目して以下をお読みください。

$$\sigma_{total}^2 = \sigma_{between}^2 + \sigma_{within}^2 = 2.5^2 + 1.0^2 = 2.7^2$$

196

まずは全体像の把握です。製剤均一性の規格は基本的に標準偏差に対するものなので，これを具体的な1錠含量の値に変換する必要があります。この事例の場合，全体平均（工程平均）は 99.4% でした。仮に全体平均から許容されている標準偏差（6.25%）の3倍のところに規格があるとします。すなわち，1錠含量がこの規格を外れたらそれは不適合の錠剤だという考えです。これで製剤均一性の規格 L1 = 15.0 を具体的な含量に置き換えたと考えてください。そのようにして求めた1錠含量の規格は，

$$UCL = \bar{x} + 3 \times \sigma_{upper} = 99.4 + 3 \times 6.25 = 118.9$$

となります。この規格上限に対して実際に得られた工程平均と標準偏差から工程能力指数を求めたのが図 4-22 です。ばらつきの規格上限が 6.25% なので，実際の標準偏差 2.64% 程度だったら，余裕の工程能力指数になるはずです。結果はご覧のとおり Cpk = 2.46 と，居眠りしていても規格外れは出ません。これはあくまでも筆者の試案であって，世の中に認知されたものではありませんので参考に留めてください。

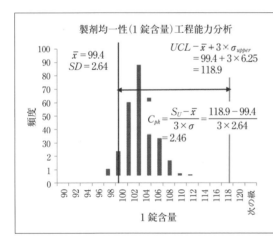

図 4-22　1 錠含量の工程能力解析（私案）

トレンドを見てみましょう。平均値に管理外れがあることがわかりました。またばらつきも管理状態にない（連続3点中2点が2シグマを超えた）こともわかりました。ロット間誤差もヒストグラムとの合わせ技で求めることができました（図 4-23）。

第4章 プロセスバリデーションと品質の年次照査における統計

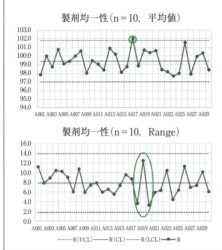

1錠含量の平均値に管理限界線外の点があることが検出された。しかし，これがロット間誤差なのか測定の日間誤差なのかの区別はできない。

製剤均一性試験で評価すべき錠剤間のばらつきをR管理図で確認したところ管理状態にないことがわかった。

R管理図からロット内のばらつきを求めた。

$$\sigma_{within} = \frac{\bar{R}}{d_{2(n=10)}} = \frac{7.8}{3.078} = 2.53(\%)$$

ヒストグラムから求めた全体のばらつきを用いて，ロット間のばらつきを求めた。

$$\sigma^2_{between} = \sigma^2_{total} - \sigma^2_{within}$$
$$= 2.64^2 - 2.53^2$$
$$= 0.75^2$$

図4-23 $\bar{x}-R$管理図を用いた工程解析

　ここでも（工程能力指数が高いので）ロット間誤差あるいは測定の日間誤差を許容するという立場で$\bar{x}-R_s-R$管理図を作成してみました（図4-24）。考察は図中に示しましたが，唯一の難点は最終評価指標であるAV値との関連が見えてこないという点です。

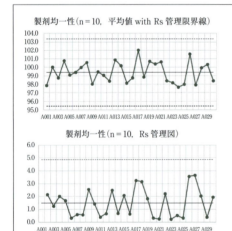

ロット平均値もばらつきもイメージしやすい単位で表現されているので，議論がしやすい。

工程能力指数に十分な余裕があるため，平均値のロット間誤差，または測定の日間誤差はある程度許容できる状況である。

これらを許容する立場で，$\bar{x}$-Rs-R管理図を作成したところ，R管理図に管理外れが1ヵ所認められた。しかし$\bar{x}$とRsに管理外れはなく，工程能力指数も高かったので経過観察にとどめた。

欠点は，規格であるAV値とのリンクはわかりにくいところである。

図4-24 $\bar{x}-Rs-R$管理図を用いた工程解析

5.3.3 AV 値と製剤 1 個あたりの含量の合わせ技

以上、どちらの方法も何らかの欠点は否めません。ということで、筆者なら「良いとこ取り」をして、工程能力の評価は AV 値を用い、管理図は 1 錠含量を用います(図4-25)。みなさんも工夫してみてください。

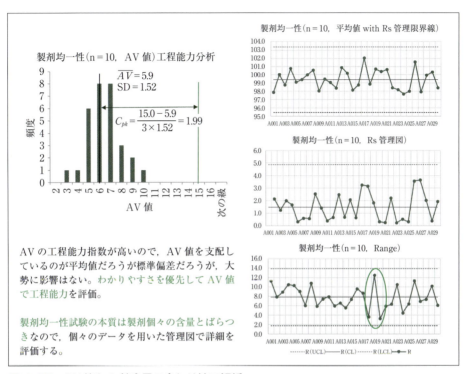

図 4-25　AV 値と 1 錠含量の合わせ技で解析

5.4 溶出試験

本試験の特徴とトレンドを評価する際の論点を以下に示します。

- 結果はかなりばらつくので、最低でも n=6 で試験している。
- JP で主流の判定法 2 では、規定された溶出率(以後、基準値と呼ぶ)を満たさない錠剤(以後、不良と呼ぶ)割合として 2/12 まで許容されている。
- ロット合格基準は、不良が、0/6 または 2/12 以下であること(これが規格です)。
- 結果として、ロット合格の厳しさが 6 錠までで合格した場合と 12 錠まで試験した場合とで異なる(12 錠まで試験した場合が最終規格であり、これは 6 錠までのときよりも緩い)。
- また、不良の混入を認めているので、基準値を規格として工程能力指数を求めると、不良

第 4 章　プロセスバリデーションと品質の年次照査における統計

> の混入を認めないきびしい前提での値になってしまう。結果，合否判定基準を考慮した工程能力指数を考案する必要がある。

　以上，キッチリ進めようとすると結構ややこしいです。なので，まずは 1 回目の試験（n＝6）で合格する（心配が少ない）場合からはじめます。

5.4.1　すべてのロットが n＝6 で合格している場合

　溶出率の実測値は表 4-8 です。個々の製剤に対する基準値は 85% としました。個々の製剤に対する適否（適＝0，否＝1）を判定し，否の合計がゼロなら合格，1 個以上あれば不合格となります。ご覧のように全ロット合格というハッピーな状況です。もし，トレンド分析を合否で行うならばこの合否データを用いて p 管理図を適用するのが筋です。でも，合否に縮約したデータでは余裕で合格したのか，ギリギリで合格したのかがわかりません。縮約に伴って情報量が減ったからです。これではもったいないので，管理図は合否の材料となった個々の溶出率を用いるのがよいでしょう。そのために，管理図用のロットごとの平均値，範囲，移動範囲を算出しました。データは Excel の正規乱数発生機能を用い平均値＝95%，ロット間のばらつき＝1%，ロット内のばらつき＝2% で発生させました。

表 4-8　溶出試験（n=6）の仮想データ

ロット	X1	X2	X3	X4	X5	X6	Xbar	R	Rs	適否1	適否2	適否3	適否4	適否5	適否6	否合計	合否
A001	90.1	96.9	92.3	96.0	92.3	95.2	93.8	6.8		0	0	0	0	0	0	0	0
A002	95.2	97.8	97.1	95.5	95.7	97.8	96.5	2.7	2.7	0	0	0	0	0	0	0	0
A003	96.0	98.2	93.7	95.5	93.8	93.3	95.1	4.9	1.4	0	0	0	0	0	0	0	0
A004	91.0	95.3	93.7	93.3	93.2	93.6	93.3	5.9	1.8	0	0	0	0	0	0	0	0
A005	96.4	98.0	90.4	93.2	92.3	97.4	94.6	7.6	1.3	0	0	0	0	0	0	0	0
A006	94.7	95.7	93.1	92.5	92.4	95.6	94.0	8.6	0.6	0	0	0	0	0	0	0	0
A007	96.0	95.2	95.8	98.9	87.6	93.8	94.5	11.3	0.5	0	0	0	0	0	0	0	0
A008	96.9	101.1	98.2	97.8	99.2	97.3	98.4	4.2	3.9	0	0	0	0	0	0	0	0
A009	97.1	95.4	95.7	95.9	96.3	100.7	96.9	5.3	1.6	0	0	0	0	0	0	0	0
A010	94.7	96.0	97.1	95.0	101.1	93.9	96.3	7.2	0.6	0	0	0	0	0	0	0	0
A011	95.2	94.4	93.7	98.0	90.3	93.3	94.2	7.7	2.1	0	0	0	0	0	0	0	0
A012	93.0	93.7	93.1	94.0	90.3	92.6	92.8	7.5	1.4	0	0	0	0	0	0	0	0
A013	93.6	96.8	93.3	96.6	94.8	93.0	94.7	4.0	1.9	0	0	0	0	0	0	0	0
A014	95.4	95.2	93.8	96.4	96.3	96.3	95.5	3.9	0.9	0	0	0	0	0	0	0	0
A015	96.1	97.1	94.7	95.9	93.7	91.3	94.8	6.7	0.8	0	0	0	0	0	0	0	0
A016	94.7	96.1	92.3	95.0	92.5	96.7	94.5	4.4	0.3	0	0	0	0	0	0	0	0
A017	97.3	97.5	96.6	96.6	94.1	92.6	95.8	4.8	1.2	0	0	0	0	0	0	0	0
A018	96.4	99.5	94.6	93.7	95.1	95.6	95.8	5.8	0.0	0	0	0	0	0	0	0	0
A019	96.7	97.7	94.5	91.3	94.7	95.6	95.1	8.2	0.7	0	0	0	0	0	0	0	0
A020	94.0	95.2	94.4	93.9	93.4	96.3	94.5	6.8	0.6	0	0	0	0	0	0	0	0
A021	99.6	93.1	95.7	94.3	94.6	96.0	95.5	6.5	1.0	0	0	0	0	0	0	0	0
A022	95.0	92.9	95.8	92.6	96.0	92.8	94.2	3.4	1.3	0	0	0	0	0	0	0	0
A023	99.4	100.3	93.9	99.5	98.0	102.9	99.0	9.0	4.8	0	0	0	0	0	0	0	0
A024	89.4	96.2	95.1	89.8	89.8	92.8	92.2	6.8	6.8	0	0	0	0	0	0	0	0
A025	87.3	94.8	93.4	93.0	92.1	95.8	92.7	9.5	0.6	0	0	0	0	0	0	0	0
A026	94.0	94.6	92.7	95.4	93.9	94.9	94.2	4.0	1.5	0	0	0	0	0	0	0	0
A027	93.2	92.9	97.4	95.0	93.6	91.7	94.0	5.8	0.3	0	0	0	0	0	0	0	0
A028	95.8	90.7	93.4	94.8	93.6	91.4	93.3	5.5	0.7	0	0	0	0	0	0	0	0
A029	91.2	96.2	93.2	93.3	93.0	95.8	93.8	5.0	0.5	0	0	0	0	0	0	0	0
A030	94.0	93.4	97.7	96.4	99.4	99.5	96.7	8.3	3.0	0	0	0	0	0	0	0	0
						mean=	94.90	6.27	1.54							合格率	1.000

まずは，個々の溶出率と基準値を用いて工程能力の評価を行ってみました。必要以上にきびしい見方になるのは承知の上で，です。工程平均は94.9%，標準偏差は2.5%でしたので，きびしすぎる見方であっても工程能力指数が1.33近辺まであるので，まあ結果オーライです(図4-26)。考察は図中のコメントに示しました。

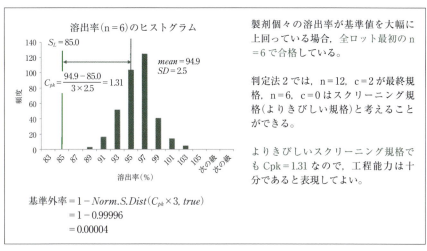

図4-26　溶出試験(n＝6)の工程能力解析

管理図を描いてみると平均値に管理外れが2点ありました(図4-27)。工程能力指数が高いのでロット間誤差や測定の日間誤差にあまり目くじらを立てる必要はないでしょう。

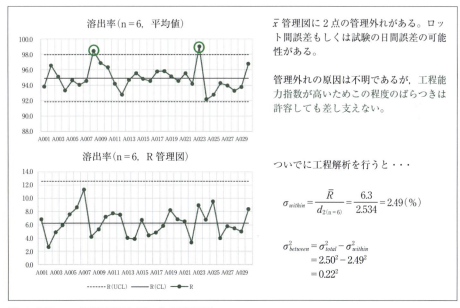

図4-27　$\bar{x}-R$管理図を用いた工程解析

第4章　プロセスバリデーションと品質の年次照査における統計

ということで，ロット間誤差および測定の日間誤差を許容する立場で作った $\bar{x} - R_s - R$ 管理図ですが，平均値に管理外れがありました。これは予想外。通常のロット間誤差を凌駕するほどの変動がこのロットで発生したということです。このことは Rs 管理図にもはっきり表れています。これを何も考察せずに放置してはいけません。会社としての判断を決めるべきです。

筆者なら，元々の工程能力指数が高く実質的なリスクにはならないこと，および他にもっと対策が必要な製品がある (と思う) ので，この程度の不安定さは「引き続き工程を注視する」に留めると思います (図 4-28)。

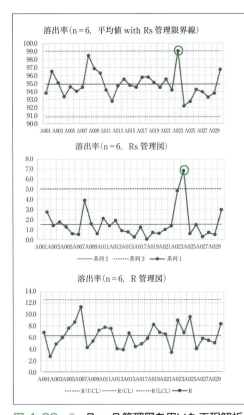

図 4-28　$\bar{x} - Rs - R$ 管理図を用いた工程解析

202

5.4.2　n＝12 まで試験したロットが混在している場合

　仮想データは表4-9 のとおり，基準値は同様に 85% です。

　データ発生条件は平均値＝91%，ロット間のばらつき＝1%，ロット内のばらつき＝3% としました。

表4-9　溶出試験(n＝12)の仮想データ

ロット	X1	X2	X3	X4	X5	X6	X7	X8	X9	X10	X11	X12	Xbar	R	Rs
A001	83.8	91.1	90.3	88.5	86.7	88.7	85.6	97.2	91.6	89.6	88.0	85.6	88.9	13.5	
A002	92.6	93.2	92.8	92.5	89.2	94.3	97.9	94.6	92.5	93.1	88.6	98.4	93.3	9.8	4.4
A003	88.8	86.8	90.2	86.1	89.9	86.9	97.0	93.4	94.1	93.5	86.2	88.9	90.2	10.8	3.1
A004	88.3	95.1	84.1	89.4	88.5	81.8	91.8	89.0	87.3	94.1	86.8	88.7	88.7	13.4	1.4
A005	86.9	90.4	89.8	85.9	84.6	87.5	88.0	82.2	88.4	91.2	88.6	93.0	88.0	10.8	0.7
A006	91.1	91.6	88.0	89.0	93.9	87.2	86.7	89.3	90.1	88.7	94.5	96.0	90.5	9.3	2.5
A007	87.7	89.1	91.7	88.3	90.9	82.6	93.1	90.4	87.9	89.6	90.3	89.0	89.2	10.5	1.3
A008	91.2	92.5	86.3	93.4	89.2	88.3	94.8	89.6	93.4	95.8	91.4	89.2	91.3	9.5	2.0
A009	84.9	86.8	93.5	93.4	90.3	84.0	91.6	87.3	90.4	91.1	88.4	86.1	89.0	9.5	2.3
A010	91.9	92.8	89.8	87.7	87.4	86.7	88.1	87.6	92.8	93.8	86.9	89.5	89.6	7.1	0.6
A011	96.0	90.1	90.1	94.8	92.8	93.2	94.5	90.1	88.2	92.8	90.3	89.3	91.8	7.8	2.3
A012	88.1	93.7	92.4	94.8	92.1	92.2	93.4	92.7	83.9	91.5	88.5	86.7	90.8	10.8	1.0
A013	90.8	87.1	92.5	88.4	91.1	90.9	90.1	82.0	87.7	88.0	89.2	92.9	89.2	10.9	1.6
A014	86.1	93.7	90.3	91.2	92.6	89.0	91.3	86.2	88.9	92.3	96.6	89.2	90.6	10.5	1.4
A015	96.1	89.4	88.5	89.6	88.9	88.7	90.3	87.5	90.8	89.5	91.9	87.9	89.9	8.6	0.7
A016	88.7	93.0	87.3	92.9	87.7	100.0	89.0	85.1	95.3	90.8	91.9	89.1	90.9	15.0	1.0
A017	89.9	92.6	89.5	90.6	93.2	93.2	93.4	93.7	90.3	97.1	95.9	90.5	92.5	7.6	1.6
A018	93.3	90.9	92.0	93.8	89.8	91.8	93.2	92.3	96.2	92.2	93.5	93.8	92.7	6.4	0.2
A019	86.3	87.8	91.4	91.3	85.3	90.5	89.8	88.3	92.2	88.1	83.6	88.4	88.4	8.6	4.4
A020	92.1	88.7	89.8	89.7	87.7	87.4	89.4	89.4	92.8	91.0	87.0	89.6	89.5	5.8	1.2
A021	85.6	88.8	92.1	92.8	89.9	93.2	90.2	86.3	90.6	91.9	94.1	97.4	91.1	11.8	1.5
A022	95.3	91.2	96.7	100.1	95.0	86.5	83.5	89.0	87.3	89.0	89.3	91.9	91.2	16.5	0.2
A023	89.1	86.2	89.9	88.5	91.0	90.7	90.5	92.5	93.9	94.6	89.0	88.0	90.3	8.3	0.9
A024	84.5	86.1	87.4	90.4	88.7	91.8	94.5	86.3	82.2	90.9	91.1	91.5	88.8	12.2	1.5
A025	93.5	93.6	88.9	86.8	94.0	90.0	89.4	94.1	91.3	86.2	92.1	91.4	91.4	7.3	2.6
A026	91.9	92.5	95.7	90.2	93.3	90.5	92.4	92.6	91.3	94.7	91.8	87.1	92.0	8.6	0.6
A027	87.6	90.3	87.6	86.6	89.7	88.4	90.3	90.1	86.2	93.1	89.2	86.4	88.8	6.9	3.2
A028	93.3	93.5	94.0	99.2	93.1	93.4	94.9	93.0	90.0	91.6	96.8	93.1	93.8	9.1	5.0
A029	90.7	91.6	86.2	89.3	87.2	92.9	84.4	92.2	85.7	91.4	91.3	91.2	89.5	8.6	4.3
A030	92.7	96.0	94.0	89.2	90.8	93.5	91.3	86.7	86.9	90.2	89.8	95.1	91.3	9.3	1.8
												mean	90.45	9.83	1.91

　これでは製剤の適否もロットの合否もわからないので，適否と合否に変換した表を作成しました(表4-10)。2回目の n＝6 の試験には網掛けをして区別できるようにしてあります。これを見ると 1 回目の n＝6 で合格したロットでも，もし 2 回目の n＝6 を試験すると基準値に適合しない製剤が現れることがわかります。1 回目で現れなかったことが，たまたまラッキーだったのです。<u>話が複雑になるのですべてのロットで n＝12 の試験をしたことにしました。</u>すべてのロットにおいて基準値に適合しない製剤は 12 個中 2 個以下だったので，不合格ロットはゼロです。さて，これでメデタシめでたしとなるのでしょうか？

第4章　プロセスバリデーションと品質の年次照査における統計

表4-10　溶出試験(n＝13)の仮想データ(適否変換)

ロット	適否1	適否2	適否3	適否4	適否5	適否6	適否7	適否8	適否9	適否10	適否11	適否12	否合計	合否
A001	1	0	0	0	0	0	0	0	0	0	0	0	1	0
A002	0	0	0	0	0	0	0	0	0	0	0	0	0	0
A003	0	0	0	0	0	0	0	0	0	0	0	0	0	0
A004	0	0	1	0	0	1	0	0	0	0	0	0	2	0
A005	0	0	0	0	1	0	0	1	0	0	0	0	2	0
A006	0	0	0	0	0	0	0	0	0	0	0	0	0	0
A007	0	0	0	0	0	1	0	0	0	0	0	0	1	0
A008	0	0	0	0	0	0	0	0	0	0	0	0	0	0
A009	1	0	0	0	0	1	0	0	0	0	0	0	2	0
A010	0	0	0	0	0	0	0	0	0	0	0	0	0	0
A011	0	0	0	0	0	0	0	0	0	0	0	0	0	0
A012	0	0	0	0	0	0	0	0	1	0	0	0	1	0
A013	0	0	0	0	0	0	0	1	0	0	0	0	1	0
A014	0	0	0	0	0	0	0	0	0	0	0	0	0	0
A015	0	0	0	0	0	0	0	0	0	0	0	0	0	0
A016	0	0	0	0	0	0	0	0	0	0	0	0	0	0
A017	0	0	0	0	0	0	0	0	0	0	0	0	0	0
A018	0	0	0	0	0	0	0	0	0	0	0	0	0	0
A019	0	0	0	0	0	0	0	0	0	0	0	1	1	0
A020	0	0	0	0	0	0	0	0	0	0	0	0	0	0
A021	0	0	0	0	0	0	0	0	0	0	0	0	0	0
A022	0	0	0	0	0	0	1	0	0	0	0	0	1	0
A023	0	0	0	0	0	0	0	0	0	0	0	0	0	0
A024	1	0	0	0	0	0	0	0	1	0	0	0	2	0
A025	0	0	0	0	0	0	0	0	0	0	0	0	0	0
A026	0	0	0	0	0	0	0	0	0	0	0	0	0	0
A027	0	0	0	0	0	0	0	0	0	0	0	0	0	0
A028	0	0	0	0	0	0	0	0	0	0	0	0	0	0
A029	0	0	0	0	0	0	1	0	0	0	0	0	1	0
A030	0	0	0	0	0	0	0	0	0	0	0	0	0	0
基準外率＝ 0.0417												合計	11	0

個々の溶出率と基準値を用いて工程能力の評価を行ってみました。

工程平均は90.4%，標準偏差は3.2%でしたので，工程能力指数は何とCpk＝0.57と品質保証が困難と言われるレベルです。しかし，30ロット中不合格になったロットは1つもありません。工程能力指数と実態が乖離しています。理由は不良の存在を2/12まで認めているからです(図4-29)。ですので，このような状況のときにはせっかく算出した工程能力指数は役に立ちません。無用な心配を与えるだけです。

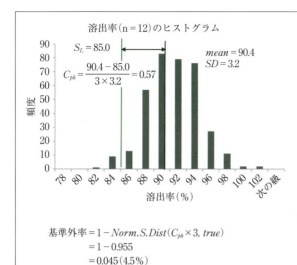

図4-29 溶出試験(n=12)の工程能力解析

管理図を描いてみると平均値に管理外れが4点ありました(図4-30)。原因はロット間誤差か測定の日間誤差でしょう。しかし，もはや工程能力指数は役に立たない領域になっているので，これを許容できるかどうかは判断できません。

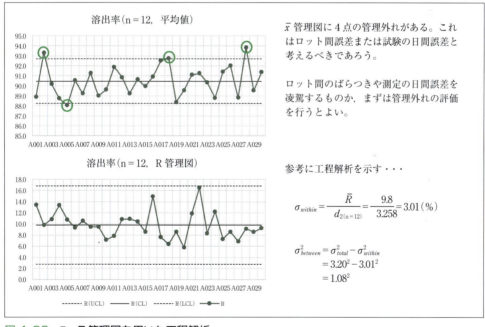

図4-30 $\bar{x} - R$ 管理図を用いた工程解析

上記の疑問に答えるためには $\bar{x} - R_s - R$ 管理図も見てみる必要があります(図4-31)。

205

第4章　プロセスバリデーションと品質の年次照査における統計

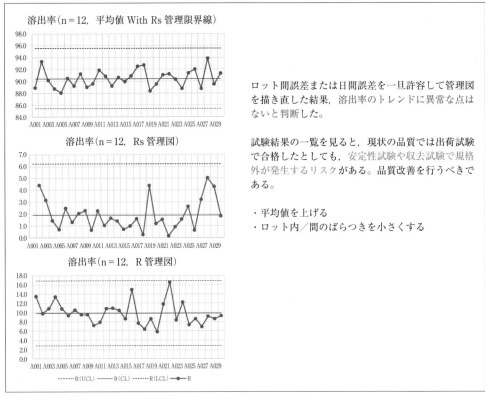

ロット間誤差または日間誤差を一旦許容して管理図を描き直した結果，溶出率のトレンドに異常な点はないと判断した。

試験結果の一覧を見ると，現状の品質では出荷試験で合格したとしても，安定性試験や収去試験で規格外が発生するリスクがある。品質改善を行うべきである。

・平均値を上げる
・ロット内／間のばらつきを小さくする

図 4-31　$\bar{x}-Rs-R$ 管理図を用いた工程解析

こちらは一応，工程は管理状態にあると言ってよいでしょう。ただし，工程能力を評価したときのヒストグラムを見ると基準値を下回る製剤（便宜上，不良と表現します）は4.5（％）程度は存在していそうです。この不良率の影響が気になるところです。そこで不良率4.5（％）の母集団が $n=12$，$c=2$ の抜き取り検査で合格する確率を求めてみました（図 4-32）。ロット合格率は98.5（％）でした。よかった，思ったほど心配するような状況でないことが確認できました。

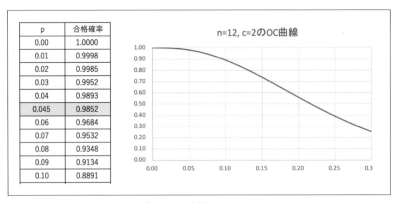

図 4-32　溶出試験（n＝12）のOC曲線

さあ，残る課題は工程能力指数です。工程の状況がここまで解明できているので，工程能力指数の算出にあまりこだわりすぎるのもどうかと思いますが，「なんだ，工程能力指数も出ないのか？」と言われるのも癪なので遊んでみました。

そこで，2/12の不良を許容していることを考慮した工程能力指数を考案してみました。筆者独自の方法であり業界内で認知されたものではありませんので，1つの試みとして読んでみてください。

5.4.3　溶出試験の工程能力指数（試みとしての私案）
論点は以下です。

- 錠剤個々の溶出率と「規定された値」で工程能力指数を計算するのは（規定外を2/12まで許容している判定法に対しては）きびしすぎる。
- 溶出試験への合格率が0.13%のところ（片側3σポイント）をCpk＝1.00としては如何か？
- 不良率と合格率の関係をグラフ化し，合格率が99.87（%）のところの不良率をCpk＝1.00の場所とする。
- 個人的に**等価工程能力指数**と呼んでいる。

表の見方，計算方法は以下のとおりです。

不良率	：個々の製剤が基準値に適合しない割合（これをグラフの横軸にする）。
n＝12, c＝2 合格率	：ロットの母不良率が左のカラムの値だったときに，ロットが合格する確率（これをグラフの縦軸とする）。次のステップで，ロット合格率が99.85%であれば工程能力指数を1.00と解釈する。
対応する規準化 u	：ロット合格率に対応する基準化値。これは平均値から規格（合否の境目）までの距離を表している。
対応する Cpk	：規格までの距離を3シグマで割り，工程能力指数に変換したもの。

工程不良率とロット合格率の関係を表したOC曲線を図4-33に示しました。詳しくは「第5章ロットの合否判定」を参照してください。

第4章　プロセスバリデーションと品質の年次照査における統計

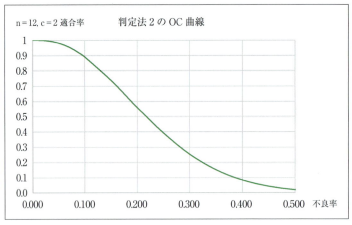

図 4-33　溶出試験(n＝12)の OC 曲線

OC 曲線の数値を参照しながら対応する Cpk を求めた結果が図 4-34 です。

不良率	n=12, c=2合格率	対応する規準化u	対応するCpk
0.0001	0.9999999998	6.239	2.080
0.005	0.9999734134	4.041	1.347
0.010	0.9998	3.533	1.178
0.015	0.9993	3.207	1.069
0.016	0.9992	3.153	1.051
0.017	0.9990	3.101	1.034
0.018	0.9989	3.052	1.017
0.019	0.9987	3.005	1.002
0.020	0.9985	2.960	0.987
0.025	0.9971	2.759	0.920
0.030	0.9952	2.587	0.862
0.035	0.9926	2.435	0.812
0.040	0.9893	2.300	0.767
0.045	0.9852	2.176	0.725
0.050	0.9804	2.063	0.688
0.060	0.9684	1.858	0.619
0.070	0.9532	1.677	0.559
0.080	0.9348	1.513	0.504
0.090	0.9134	1.362	0.454
0.100	0.8891	1.222	0.407
0.200	0.5583	0.147	0.049
0.300	0.2528	-0.666	-0.222
0.400	0.0834	-1.382	-0.461
0.500	0.0193	-2.069	-0.690

← 工程能力指数 Cpk＝1.00 はこの辺り

← 不良率 4.5(％)に対応する工程能力指数 Cpk

図 4-34　等価工程能力指数の算出

　本事例の製品の場合，ヒストグラムから不良率は p＝0.045 だったので，対応する等価工程能力指数は Cpk＝0.725 となりました。単純に求めた場合が Cpk＝0.57 だったので，2/12 までの不良率を許容して緩くなったことがうかがえます。ただ，それでも工程能力は不足しているので，何らかの工程改善が必要と指摘することができます。

　ここで紹介した等価工程能力指数は筆者独自のもので社会的認知は受けておりませんので，活用する場合は自己責任(自分で合理性を説明できること)でお願いします。

まとめ

　プロセスバリデーションや品質年次照査は，得られたデータを一覧表にして逐一規格と比べて「すべて問題ありませんでした」とすることも可能です。しかし，統計の目的である「全体像を把握する」という観点でデータを眺めると，一見問題のないデータであっても潜在的なリスクを発見することができます。潜在的なリスクがなければ，安心の度合い，保証の度合いが高まるわけです。データの取得には膨大な手間や時間がかかっていますので，そこからできるだけ多くの情報を引き出すべきです。解析自体は製品を作ったり，バリデーションの実験をするよりコストは格段に安いのですから。そして何より価値があるのが，品質部門が経営に積極関与できる，しかも具体的な数字でもって関与できる，という点です。

第**5**章

ロットの合否判定における統計

1 **医薬品における規格とは**
1.1 問題提起
1.2 承認規格と出荷規格
2 **抜取検査の基礎**
2.1 抜取検査の典型的な記述例
2.2 計数値の取り扱い
2.3 母集団の不良率が既知の場合にサンプル中の不良個数を推定する計算式
2.4 ロットが合格する確率(二項分布)
2.5 理想と現実
3 **ロット不良率を保証する抜取検査(JIS Z9002)**
3.1 JIS の数値表を用いた設計方法
3.2 JIS Z9002 の OC 曲線
3.3 検査のきびしさを調整する方法
4 **ロット平均値を保証する抜取検査(JIS Z9003)**
4.1 JIS の数値表を用いた設計方法
4.2 JIS の数値表を使った設計例
4.3 JIS Z9003(平均値保証)の OC 曲線
4.4 検査のきびしさを調整する方法
5 **サンプルの平均値で不良率を保証する抜取検査(JIS Z9003)**
5.1 JIS の数値表を用いた設計方法
5.2 JIS の数値表を使った設計例
5.3 JIS Z9003(不良率保証)の OC 曲線
5.4 溶出試験判定法 2 への応用
6 **AQL を用いた抜取検査(JIS Z9015 AQL 指標型抜取検査)**
6.1 AQL 検査の適用場面
6.2 AQL 検査の設計方法
6.3 JIS Z9015(AQL 保証)の OC 曲線
6.4 AQL 検査の正しい使い方
6.5 LQ を用いた抜取検査
7 **抜取検査からリスクアセスメントに**

1 医薬品における規格とは

1.1 問題提起

　医薬品における規格，例えば承認規格とか日本薬局方に記載されている「規格及び試験方法」に記載されている規格とは何に対する規格なのでしょうか？　言い換えると，この試験に適合した場合，何が保証されるのでしょうか？　みなさんはこの問いに明確に答えることはできますか？　実は筆者はこの議論を多くの人に仕掛けたのですが，「変なことを聞く奴だ」のような顔をされて，まともに答えてもらったことがほとんどないのです。答えの選択肢は2つです。

① 試験サンプルを供したロット
② 試験サンプルのみ

　錠剤の定量を例にして考えてみましょう。規格及び試験方法として以下のように書かれています。

規格
本品は定量するとき，表示量の95.0〜105.0%に対応するXXXXX(分子式：分子量)を含む。

定量法
本品20個以上をとり，その質量を精密に量り，粉末とする。XXXXX(分子式)約0.1gに対応する量を精密に量り，…以下，操作方法，計算式など

　最終的に本品20個中に含まれる成分の平均値が求まるようになっています。常識的に考えて1回に20錠も服用することはないと思いますので，この試験法で評価しようとしているのは，ロットとしての平均値なのでしょう。製造工場の視点では「正しく仕込まれているか」になるかと思います。で，測定の繰り返しについては何も述べていないので，測定はn＝1でしょう。n＝2以上でもかまいませんが，さて，これで何がどこまで言えるか？　が論点です。

　具体的な数値で考えていきましょう。定量試験をn＝3で行ったとします。合否判定の考え方は2つにわかれるかと思います。

① n＝3の個々の値がすべて規格内だったら適合
② n＝3の平均値が規格内だったら適合

試験結果が図5-1のような状況だったら，どちらの考えでも安心してロット合格として大丈夫でしょう。

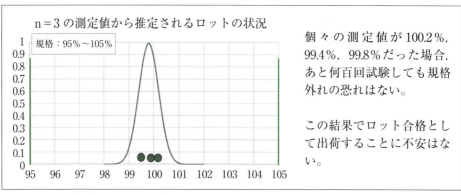

図5-1　測定値と規格との関係（安心できる場合）

しかし，図5-2のような状況だって起こり得ます。個々の値も平均値も規格に入っていますので，文句なしでロット合格です。しかし，これでロット合格としたら大いに心配です。

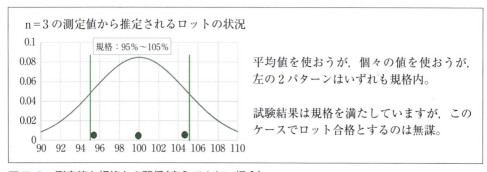

図5-2　測定値と規格との関係（安心できない場合）

ということで，規格及び試験方法に記載されている方法で医薬品を試験した場合，保証されるのは試験したサンプルだけである，というのが筆者の結論です。

1.2 承認規格と出荷規格

以上の議論からわかるように，承認書の規格及び試験方法は，ロットの合否判断基準ではなく，試験をしたサンプルの規格への適合性を評価しているに過ぎないのです。ですので，仮に承認規格で出荷判定を行っていたとすると，(ロット内のばらつきや測定誤差のため)不合格としたい(母平均が規格ギリギリ105.0%の)ロットの合格率は50%にもなってしまうのです(図5-3)。

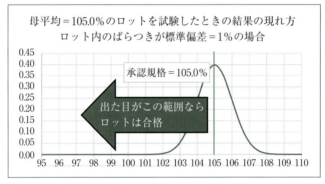

図5-3　承認規格で合否判定をした場合のリスク

一方，承認規格とは「ロットのどの部分を，いつ試験しても満たしていなければならない品質基準」と捉えるべきなので，ロットのどの部分であっても規格を満たしていることを保証できなければなりません。この目的を達成するために抜取検査の理論があるのです。しかし，この理論を応用せずに社内規格とか出荷規格を設定することはよく見受けられます。

例えば，先ほどの例でキリの良い104.0%を出荷規格に設定したとします。一見安心そうですが，母平均105.0%のロットの合格確率は約24%までしか低減できません(図5-4)。まだ甘いですよね。

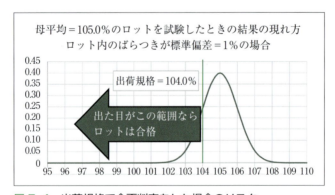

図5-4　出荷規格で合否判定をした場合のリスク

じゃ，出荷規格はきびしければきびしいほど望ましいかというと，逆に合格可能な範囲が狭くなりすぎるか，本来なら合格させても良いロットが不幸にして不合格になってしまうことも考えられます（図5-5）。

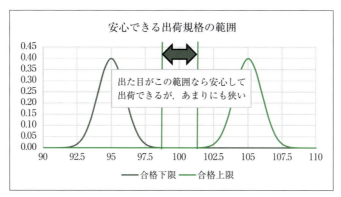

図5-5　安心して出荷できる出荷規格の範囲

したがって，ちょうど良いバランスで合否判定が行えるようにしたいものです。これが抜取検査の設計になります。

2 抜取検査の基礎

2.1 抜取検査の典型的な記述例

抜取検査の一般的な記述例を以下に示します。

> サンプル 315 個中，不良が 12 個までならば合格とし，不良が 13 個以上ならば不合格とする。

これを抜取検査の記号で表すと n = 315，c = 12 となります。記号の意味は以下のとおりです。

n：サンプルサイズ
c：合格判定個数

さて，一般に，検査ロットの不良率は不明です。ロット不良率がわかっていれば検査なんて不要なのでね。われわれの期待は，「検査ロットの不良率が低ければ合格させたいし，高ければ不合格になってほしい」です。それでは，n = 315，c = 12 は，どんな性能になっているのか？　これを考察していきますが，その前に少しだけ統計の基礎を補強しておきましょう。

2.2 計数値の取り扱い

正規分布のことは 0 章「統計の基礎」で学びましたが，対象は重さや濃度などの連続量だったのです。抜取検査では品質を良品・不良品などの二値データ（個数しかわからないので**計数値**と呼びます）で評価することがあるので，その取り扱いについてです。

いま，不良率不明のロットからサンプルを採取したところ，サンプル中に不良が 1 個もなかったとしましょう。このときわれわれは「今日のロットはとても良いロットだ」と口走ってしまうでしょう。一方，サンプル中に不良が多いと「今日のロットはダメだね」とも言うでしょう。しかしサンプリングにはばらつきがあるので，サンプル中の不良率がそのままロットの不良率にはならないのです。われわれが行うべきは，サンプル中の不良率からロットの不良率を推定して，推定されたロットの不良率に対して合否の判断を下すことです（図 5-6）。

216

2 抜取検査の基礎

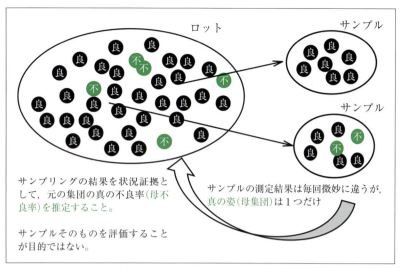

図 5-6 サンプリング試験の本質(計数値)

2.3 母集団の不良率が既知の場合にサンプル中の不良個数を推定する計算式

　計量値の世界で言うと，平均値と標準偏差がわかればデータがどのくらいばらつくかを推定できますよね。それの計数値版だと思ってください。計算方法はその緻密さに応じて3種類ありますが，前提条件が異なるだけで，基本，同じものと理解してかまいません。現実的な応用場面では3種類とも極めて近い値を与えるので，最も汎用性が高い二項分布と呼ばれるものが一般的に使われています。ただ，他の方法の名前くらいは覚えておきましょう。特に，知ったかぶりの人から「これは超幾何分布(英語では Hypergeometric Distribution)だから…」なんて言われたときに軽く受け流すことができるようにね(笑)。

- サンプル中に含まれる不良個数は超幾何分布する。

$$Pr(x, n\,|\,p, N) = \frac{\binom{N-Np}{n-x} \cdot \binom{Np}{x}}{\binom{N}{n}} \quad \binom{N}{n} = \frac{N!}{n!(N-n)!}$$

N：ロットサイズ
p：ロット不良率
n：サンプルサイズ
x：サンプル中の不良個数

- ロットの大きさ N がサンプルの大きさ n の 10 倍以上のときは，二項分布で近似できる。

$$Pr(x, n\,|\,p) = \binom{n}{x} p^x (1-p)^{n-x}$$

- さらに，ロットの不良率 p が 0.10 以下のときには，ポアソン分布で近似できる。

$$Pr(x\,|\,np) = \frac{e^{-np}(np)^x}{x!}$$

図 5-7 不良個数を推定する 3 つの方法

2.4 ロットが合格する確率（二項分布）

　n＝315, c＝12がどのような性能になっているかを知るためには，ロットの不良率に応じて出た目（不良個数）がどのようにばらつくかを知る必要があります。この計算に用いられるのが二項分布です。母集団（この場合はロット）の不良率が既知の場合，そこから採取したサンプル中に不良が何個含まれる可能性があるかを示した分布です。説明をシンプルにするため，サンプルの大きさn＝20，合格判定個数c＝2を例にして，母集団の不良率が変わるとロットの合格確率がどのように変化するかを見ていきましょう（図5-8）。

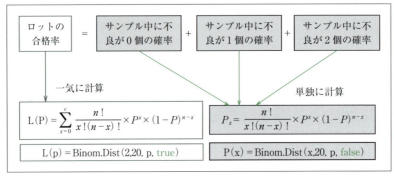

図5-8　ロットの合格率を計算する方法

　サンプルの大きさn＝20，合格判定個数c＝2の抜取検査でロットが合格するには，サンプル中に不良が0個，1個，2個のいずれかの場合です。この確率を単独で算出するにはExcelのBinom.Dist関数の関数形をFalseにすれば求まります。例えば，母不良率が10%のときに20個のサンプル中に不良が1個現れる確率は次のようにすれば求まります。簡単でしょ？

サンプル20個中に不良1個の確率 ＝ $Binom.Dist(1, 20, 0.1, false) = 0.2702$

　現実問題としてこのような計算をする場合は，不良が2個以下の確率を求めたいことが多いので，最終的には不良が0個，1個，2個の場合の確率を足し合わせることになります。だったら，最初からそのような累積の確率を求めたほうが楽チンです。そのときは以下の計算をします。

サンプル20個中に不良2個以下の確率 ＝ $Binom.Dist(2, 20, 0.1, true) = 0.6769$

この抜取検査方式（n＝20, c＝2）から単純に計算された不良率は（2/20＝）10％ですが，不良率10％のロットをこの検査方式で判断すると，二項分布を用いた計算結果から合格率は68％（試験10回中7回くらいは合格してしまう）になります。では，母不良率がもっと高かったり低かったりしたらどうなるでしょうか？　これを可視化するためには，いろいろな母不良率での合格確率を計算しグラフ化するのです。グラフの横軸はロット不良率，縦軸がロット合格率（いずれも割合表示）です。このグラフはn＝20，c＝2の抜取検査がどのような判別性能を有しているかを示したものなので，検査特性曲線と呼ばれます。ただ，言葉が長いので一般的には，英語の Operating Characteristic Curve の頭文字をとって OC 曲線（オーシー曲線）と読んでいます（図5-9）。

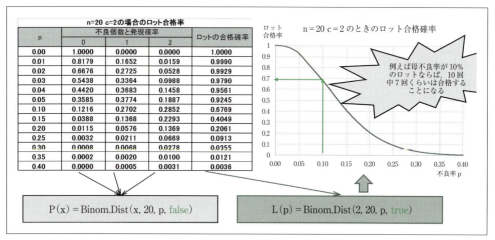

図5-9　OC曲線の描き方

2.5 理想と現実

この検査はサンプル数がたかだか20個なので，それほど判別性能は高くないであろうことは，想像できるでしょう。母不良率が5％と先ほどの半分であっても合格率は92％，言い換えれば，せっかく品質の良いロットを作っても8％の確率で不合格になってしまうのです。逆に母不良率20％のロットでも合格率は20％，出荷されてしまいます。しかし，われわれが抜取検査に求めるものは完璧性です。例えば，不良率の規格を10％としたならば，たとえ母不良率が9.99％でもロットは合格にしたいし，母不良率が10.01％だったらこれは絶対に不合格にしたいのです。そんな理想的な検査のOC曲線は図5-10のような"カクカク"したものです。

第 5 章　ロットの合否判定における統計

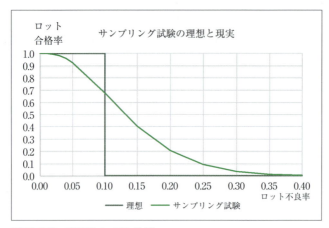

図 5-10　理想的な OC 曲線

　理想を実現するための唯一の手段は全数検査です。非破壊検査なら根性で乗り切れますが(笑)，破壊検査なら「今日のロットの不良率は 7.3% で合格でした。しかし，検査で全数使ったので出荷できるものはありません」と笑い話にしかなりません。

　したがって，われわれは次の 2 つのリスクを受容しなければなりません。

- **合格させたい良いロットが誤って不合格になるリスク**
  せっかく良いものを作ったのに間違って不合格になるのは生産者として損失なので，生産者危険と言います。他に，α エラー，第一種の過誤，あわて者の誤りとも言われます。

- **不合格にしたい悪いロットが誤って合格してしまうリスク**
  品質の悪いロットが間違って世に出てしまうことで不利益を被るのは消費者ですので，消費者危険と言います。他に，β エラー，第二種の過誤，ぼんやり者の誤りとも言われます。

　図 5-11 に OC 曲線のイメージ図を示しました。OC 曲線の読み方は非常に大切ですので，必ず理解してください。ここで，p_0 は合格させても良いと思う不良率，p_1 は不合格にしたい不良率です。以降で詳しく解説しますが，いずれも規格とは異なりますので注意が必要です。

2　抜取検査の基礎

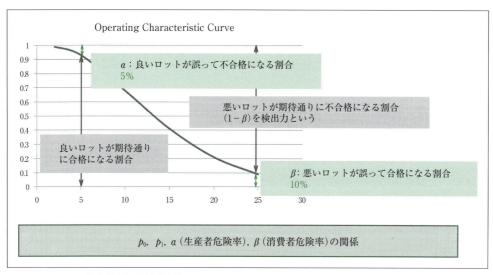

図 5-11　OC 曲線（検査特性曲線）の見方

3　ロット不良率を保証する抜取検査（JIS Z9002）

3.1　JIS の数値表を用いた設計方法

　計数基準型一回抜取検査と呼ばれています。これはロットごとの合格・不合格を一回に抜き取った試料中の不良品の個数によって判定するものです。抜取検査の性質上，合格ロット中にもある程度の不良品の混入は避けられません。重要パラメータは以下の4つですが，生産者危険と消費者危険は $\alpha = 5\%$，$\beta = 10\%$ と決められているので，われわれが決めるのは p_0 と p_1 2つです。

p_0：なるべく合格させたいロットの不良率の上限
p_1：なるべく不合格としたいロットの不良率の下限
α：生産者危険（不良率 p_0 の良いロットが誤って不合格になる確率）
β：消費者危険（不良率 p_1 の悪いロットが誤って合格になる確率）

　p_0 と p_1 を決める統計的な基準はありません。あくまでもビジネスニーズに基づいて，会社側の自己責任で決めるべきものです。ここまで決まれば，あとは JIS Z9002 の付表1を参照して，サンプルサイズ n と合格判定個数 c を読み取るだけです（図5-12）。

細字はn，太字はc　　　　　　　　　　　　　　　　　　　　　　　　　　　　　　　$\alpha = 0.05,\ \beta = 0.10$

P_0(%) ＼ P_1(%)	0.71~0.90	0.91~1.12	1.13~1.40	1.41~1.80	1.81~2.24	2.25~2.80	2.81~3.55	3.56~4.50	4.51~5.60	5.61~7.10	7.11~9.00	9.01~11.2	11.3~14.0	14.1~18.0	18.1~22.4	22.5~28.0	28.1~35.5	P_0(%)
0.090~0.112	*	400 **1**	↓	←	↓	→	60 **0**	50 **0**	←	↓	↓	↓	↓	↓	↓	↓	↓	0.090~0.112
0.113~0.140	*	↓	300 **1**	↓	←	↓	→	↑	40 **0**	←	↓	↓	←	↓	↓	↓	↓	0.113~0.140
0.141~0.180	*	500 **2**	↓	250 **1**	↓	←	↓	→	↑	30 **0**	←	↓	↓	←	↓	↓	↓	0.141~0.180
0.181~0.224	*	*	400 **2**	↓	200 **1**	↓	←	↓	→	↑	25 **0**	←	↓	↓	←	↓	↓	0.181~0.224
0.225~0.280	*	*	500 **3**	300 **2**	↓	150 **1**	↓	←	↓	→	↑	20 **0**	←	↓	↓	←	↓	0.225~0.280
0.281~0.355	*	*	*	400 **3**	250 **2**	↓	120 **1**	↓	←	↓	→	↑	15 **0**	←	↓	↓	↓	0.281~0.355
0.355~0.450	*	*	*	500 **4**	300 **3**	200 **2**	↓	100 **1**	↓	←	↓	→	↑	15 **0**	←	↓	↓	0.355~0.450
0.451~0.560	*	*	*	*	400 **4**	250 **3**	150 **2**	↓	80 **1**	↓	←	↓	→	↑	10 **0**	←	↓	0.451~0.560
0.561~0.710	*	*	*	*	500 **6**	300 **4**	200 **3**	120 **2**	↓	60 **1**	↓	←	↓	→	↑	7 **0**	←	0.561~0.710
0.711~0.900	*	*	*	*	*	400 **6**	250 **4**	150 **3**	100 **2**	↓	50 **1**	↓	←	↓	→	↑	5 **0**	0.711~0.900
0.901~1.12	*	*	*	*	*	*	300 **6**	200 **4**	120 **3**	80 **2**	↓	40 **1**	↓	←	↓	→	↑	0.901~1.12
1.13~1.40	*	*	*	*	*	*	500 **10**	250 **6**	150 **4**	100 **3**	60 **2**	↓	30 **1**	↓	←	↓	→	1.13~1.40
1.41~1.80	*	*	*	*	*	*	*	400 **10**	200 **6**	120 **4**	80 **3**	50 **2**	↓	25 **1**	↓	←	↓	1.41~1.80
1.81~2.24	*	*	*	*	*	*	*	*	300 **10**	150 **6**	100 **4**	60 **3**	40 **2**	↓	20 **1**	↓	←	1.81~2.24
2.25~2.80	*	*	*	*	*	*	*	*	*	250 **10**	120 **6**	70 **4**	50 **3**	30 **2**	↓	15 **1**	↓	2.25~2.80
2.81~3.55	*	*	*	*	*	*	*	*	*	*	200 **10**	100 **6**	60 **4**	40 **3**	25 **2**	↓	10 **1**	2.81~3.55
3.56~4.50	*	*	*	*	*	*	*	*	*	*	*	150 **10**	80 **6**	50 **4**	30 **3**	20 **2**		3.56~4.50
4.51~5.60	*	*	*	*	*	*	*	*	*	*	*	*	120 **10**	60 **6**	40 **4**	25 **3**	15 **2**	4.51~5.60
5.61~7.10	*	*	*	*	*	*	*	*	*	*	*	*	*	100 **10**	50 **6**	30 **4**	20 **3**	5.61~7.10
7.11~9.00	*	*	*	*	*	*	*	*	*	*	*	*	*	*	70 **10**	40 **6**	25 **4**	7.11~9.00
9.01~11.2	*	*	*	*	*	*	*	*	*	*	*	*	*	*	*	50 **10**	30 **6**	9.01~11.2
P_1(%) ＼ P_0(%)	0.71~0.90	0.91~1.12	1.13~1.40	1.41~1.80	1.81~2.24	2.25~2.80	2.81~3.55	3.56~4.50	4.51~5.60	5.61~7.10	7.11~9.00	9.01~11.2	11.3~14.0	14.1~18.0	18.1~22.4	22.5~28.0	28.1~35.5	P_1(%)

備考　矢印はその方向の最初の欄の n, c を用いる。　*印は下表による。　空欄に対しては抜取検査方式はない。

図 5-12　計数基準型一回抜取検査表　　　　　　　　　　　　　　　（JIS Z9002 より引用）

実際の設計は以下のように行います。

まず、検査ニーズを確定します。仮に以下のように決めたとしましょう。

$p_0 = 0.01 \, (\alpha = 0.05)$
$p_1 = 0.05 \, (\beta = 0.10)$

JIS Z9002 の付表1(図5-12)からこの組み合わせに合致したサンプルサイズ n と合格判定個数 c を求めます。この場合、n = 120、c = 3 が得られました。これでおわりです。

3.2 JIS Z9002 の OC 曲線

JIS の付表1(図5-12)を使って抜取検査方式を設計するのは簡単で良いのですが、これを第三者が納得するように説明できるか自問自答すると一抹の(というか絶望的な)不安が残ります。そこで活用して欲しいのが OC 曲線です。二項分布を用いて簡単に作れましたよね、こんな感じになりました(図5-13)。

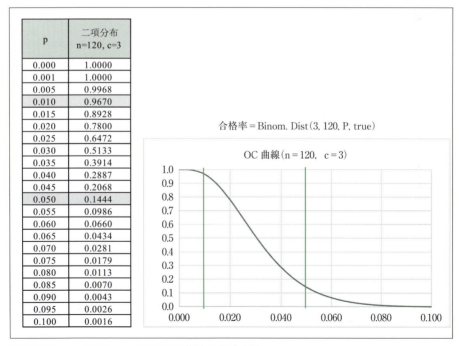

図5-13 n=130、c=3 の OC 曲線の作成方法

p_0 と p_1 のところに網掛けをしておきました。表中の右側の値がその不良率に対応する合格確率になります。これを見ると不良率1％のところの生産者危険は3.3％(=1.000－

0.9670)と十分に要求を満たしていますが，不良率5%のところの消費者危険が10%を大きく超えて14.4%になっています。設計者の希望より甘い検査だということです。とは言っても，JISの抜取検査法にしたがって求めた数値ですので，この程度の誤差は許容していると考えています。ただ，消費者危険は10%以下にすべきなどのポリシーがあれば，付表1にこだわることはありません。というのは，付表1は複雑な計算をしなくてもよいように用意された簡易法だからです。難しい計算が必要になりますが，付表1を使わなくてもサンプルサイズnと合格判定個数は精密に求まります。しかし，<u>今やコンピュータを使えば簡単にOC曲線を描くことができるので，これを使って検査条件をシミュレーションする方がずっと簡単なのです。</u>

3.3 検査のきびしさを調整する方法

試しに，合格判定個数cを3から2に減らしてみましょう。今度は，消費者危険は10%大きく下回り約6%になりましたが，生産者危険は12%（＝1.000－0.8804）にも増えてしまいました。ドンピシャの結果が得られないのは，合格判定個数cが3の次は2というように，飛び飛びの値しか取れないからです（図5-14）。

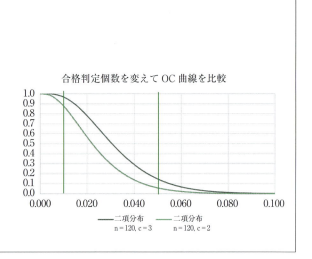

図5-14　検査のきびしさを調整（合格判定個数を変える）

アプローチを変えましょう。合格判定個数の代わりにサンプルサイズを変えるのです。試行錯誤の結果，n＝130，c＝3に落ち着きました（図5-15）。

3 ロット不良率を保証する抜取検査（JIS Z9002）

p	二項分布 n=120, c=3	二項分布 n=130, c=3
0.000	1.0000	1.0000
0.001	1.0000	1.0000
0.005	0.9968	0.9957
0.010	0.9670	0.9578
0.015	0.8928	0.8674
0.020	0.7800	0.7369
0.025	0.6472	0.5907
0.030	0.5133	0.4505
0.035	0.3914	0.3293
0.040	0.2887	0.2323
0.045	0.2068	0.1588
0.050	0.1444	0.1058
0.055	0.0986	0.0688
0.060	0.0660	0.0438
0.065	0.0434	0.0274
0.070	0.0281	0.0169
0.075	0.0179	0.0102
0.080	0.0113	0.0061
0.085	0.0070	0.0036
0.090	0.0043	0.0021
0.095	0.0026	0.0012
0.100	0.0016	0.0007

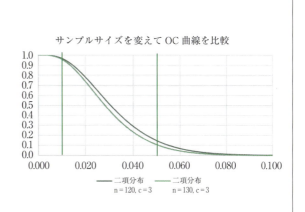

図 5-15　検査のきびしさを調整（サンプルサイズを変える）

> **ひとくちコラム**
>
> 付表1の使い方の補足です。もし選んだ先が矢印だったら、その組み合わせで設計することは困難との意味です。仕方がないので矢印のとおりに進んで、行き着いた先のnとcを使用します。ただしこの場合、当初希望したp_0とp_1にはならず、行き着いた先の縦軸と横軸のp_0とp_1になることに留意してください。そして、OC曲線を描いて判別性能が自分たちの期待にどれだけ沿っているかを評価してください。ここまで確認しなければ、責任ある品質管理を行なっているとは言えないと思っています。

4 ロット平均値を保証する抜取検査（JIS Z9003）

4.1 JIS の数値表を用いた設計方法

　抜取検査で判断したいのは良品・不良品の二値データだけではなく，むしろ含量や重量などの計量値のほうが多いと思います。これに対応したのが計量基準型一回抜取検査と呼ばれるものです。すなわち，ロットごとの合格・不合格を一回に抜き取った試料中の測定値によって判定するものです。抜取検査の性質上，生産者危険と消費者危険は許容しなければなりません。重要パラメータは以下の4つですが，生産者危険と消費者危険は $\alpha =$ 5%，$\beta = 10\%$ と決められているので，実質的にわれわれが決めるのは m_0 と m_1 2つです。留意事項としてはロット内のばらつきがわかっている場合の方法だということです。これは対象ロットを含めて，「その工程から作られるすべてのロットのロット内のばらつきが安定していて，一定と考えられる場合」という意味です。JIS ではこれを標準偏差既知と称しているわけです。

m_0：なるべく合格させたいロットの平均値
m_1：なるべく不合格としたいロットの平均値
α：生産者危険（一般的な 5% に固定）
β：消費者危険（一般的な 10% に固定）

　ロット内のばらつき（ロット内の標準偏差 σ）は過去の実績から $\bar{x} - R$ 求管理図を作成し，ばらつきの安定性を評価するとよいでしょう。ここまで準備できればあとは簡単です。

4　ロット平均値を保証する抜取検査（JIS Z9003）

付表1 m0，m1をもとにして試料の大きさnと，合格判定値を
計算するための係数G0を求める表

（α≒0.05，β≒0.10）

$\dfrac{|m_1-m_0|}{\sigma}$	n	G0
2.069以上	2	1.163
1.690〜2.068	3	0.950
1.463〜1.689	4	0.822
1.309〜1.462	5	0.736
1.195〜1.308	6	0.672
1.106〜1.194	7	0.622
1.035〜1.105	8	0.582
0.975〜1.034	9	0.548
0.925〜0.974	10	0.520
0.882〜0.924	11	0.496
0.845〜0.881	12	0.475
0.812〜0.844	13	0.456
0.772〜0.811	14	0.440
0.756〜0.771	15	0.425
0.732〜0.755	16	0.411
0.710〜0.731	17	0.399
0.690〜0.709	18	0.383
0.671〜0.689	19	0.377
0.654〜0.670	20	0.368
0.585〜0.653	25	0.329
0.534〜0.584	30	0.300
0.495〜0.533	35	0.278
0.463〜0.494	40	0.260
0.436〜0.462	45	0.245
0.414〜0.435	50	0.233

図5-16　JIS Z 9003 付表1

（JIS Z 9003 より引用）

付表1（図5-16）を用いて，$\dfrac{|m_1-m_0|}{\sigma}$ からサンプルサイズ n と合格判定係数 G_0 を求め，以下の計算式で合格判定値（$\overline{X_L}$ または/および $\overline{X_U}$）を求めるだけです。イメージとしては合格させたい母平均（m_0）からどのくらい範囲を狭めるか，その程度を決めていると考えてください。

平均値が高いほうが望ましい場合：$\overline{X_L}=m_0-G_0\sigma$

平均値が低いほうが望ましい場合：$\overline{X_U}=m_0+G_0\sigma$

4.2　JIS の数値表を使った設計例

　具体的な数値例で設計のプロセスを追いかけてみましょう。定量の承認規格が95.0%〜105.0%，ロット内のばらつきが標準偏差で1.0%だったとします。承認規格に入らないものは不合格としたいので，ロット母平均が95.0%以下のロット，105.0%以上のロットはなるべく不合格にしたい。合格するロットの範囲はある程度広いほうが望ましいので，母平均が97.0%から103.0%のロットはなるべく合格させたい。

227

第5章　ロットの合否判定における統計

$m_0 = 97.0$ および $103.0 (\alpha = 0.05)$

$m_1 = 95.0$ および $105.0 (\beta = 0.10)$

　ロット内のばらつきは標準偏差で1.0（%）だったとします。付表1（図5-16）で使用する数値を計算します。

$$\frac{|m_1 - m_0|}{\sigma} = \frac{|95.0 - 97.0|}{1.0} = 2.000$$

$$\frac{|m_1 - m_0|}{\sigma} = \frac{|105.0 - 103.0|}{1.0} = 2.000$$

　規格が左右対称の場合は，このように同じ値になります。

　付表1（図5-16）から，この数値に対応するサンプルサイズとして n＝3，合格判定係数 $G_0 = 0.950$ が得られました。したがって，合格判定値は以下のようになります。

$$\overline{X_L} = m_0 - G_0\sigma = 97.0 - 0.950 \times 1.0 = 96.1\,(\%)$$

$$\overline{X_U} = m_0 + G_0\sigma = 103.0 + 0.950 \times 1.0 = 104.0\,(\%)$$

　n＝3 の平均値が 96.1%〜104.0% ならばロットは合格，それ以外なら不合格ということです。これでおわりです。

4.3　JIS Z9003（平均値保証）の OC 曲線

　平均値保証の場合も JIS の付表を用いれば極めて簡単。しかし，第三者が納得するように説明できるかは大いに不安です。なので，OC 曲線の出番です。式の導出は省略しますが，以下のような式になります。計算が少々ややこしいので，筆者は2段階で計算しています。**ロットの合格確率は $L(\mu)$ という記号で表しています。**なお，OC 曲線は上限規格側と下限規格側で左右対称になるので，ここから先は上限規格を例にして話を進めます。

$$K_{U(\mu)} = \frac{(\mu - \overline{X_U})}{\sigma / \sqrt{n}}$$

$L(\mu) = 1 - Norm.S.Dist(K_{U(\mu)}, True)$

　検査ロットの母平均である μ の値を順次変えながら，$K_{U(\mu)}$ と合格確率 $L(\mu)$ を求め続けます。例えば，$\mu = 103.0$ の場合は

228

$$K_{U(\mu)} = \frac{(\mu - \overline{X_U})}{\sigma/\sqrt{n}} = \frac{(103.0 - 104.0)}{1.0/\sqrt{3}} = -1.732$$

$$L(\mu) = 1 - Norm.S.Dist(K_{U(\mu)}, True) = 1 - 0.0416 = 0.9584$$

下限規格の場合はこちらの式を使います。分子の順番が逆転していることに注意してください。

$$K_{L(\mu)} = \frac{(\overline{X_L} - \mu)}{\sigma/\sqrt{n}}$$

$$L(\mu) = 1 - Norm.S.Dist(K_{L(\mu)}, True)$$

計算結果を一覧表にして，さらにグラフ化します(図5-17)。

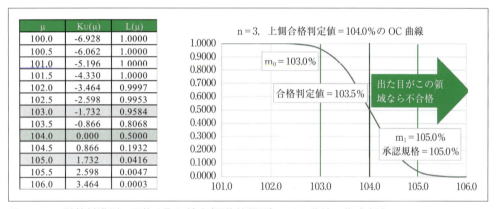

図5-17 計算基準型一回抜き取り検査(平均値保証)のOC曲線の作成方法

m_0とm_1のところに網掛けをしておきました。これを見るとロット母平均が103.0%のところの合格確率は95.8%なので，これを誤って不合格にしてしまう生産者危険は4.2%（=1.000-0.9584）です。母平均が105.0%のところの合格確率は本来不合格とすべきロットを誤って合格させてしまう消費者危険ですが，4.2%なので設計の要求を満たしていることがわかります(生産者危険と消費者危険が同じ数字になっていますが，これは偶然です)。そして合格判定値のところの合格確率は常に50%であることにも着目してください。

4.4 検査のきびしさを調整する方法

さて，JISの数値表を用いた抜取検査では消費者危険がゼロではないので，承認規格を満たしていないロットでも消費者危険分(β%分)は合格してしまいます。これを限りなく

ゼロにしたいですよね。残念ながら JIS の設計は消費者危険 10% にしているので，OC 曲線を見ながら調整するしかありません。この事例の場合は OC 曲線を全体的に左側に 0.5% くらいずらせば良さそうです。ということで，合格判定値を 0.5% ほどずらして 103.5% にしてみました。新たな OC 曲線は図 5-18 のようになりました。

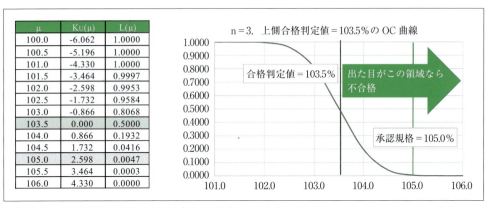

図 5-18　消費者危険を少なくするよう微調整した結果

合格判定値を左側にずらすことで承認規格である 105.0% を上回るロットの合格率は実質ゼロになりました。その代わり，n＝3 の平均値が合格判定値である 103.5% よりも大きかったらロット不合格です。「サンプルの試験結果が承認規格に入っているのになぜ不合格なんだ！」なんてことは言わないでください。この OC 曲線を本章冒頭のグラフ（試験結果が承認規格に適合すればロット合格とするスキーム）とよく見比べて下さい。こちらは母平均が 105.0% のロットが 50% の確率で合格してしまうので，消費者危険 50% ですからね。仮に承認規格より狭い社内規格で判断していますと言っても，ロット内のばらつきが大きければ承認規格を外れたロットが合格するリスクはあります（図 5-19）。

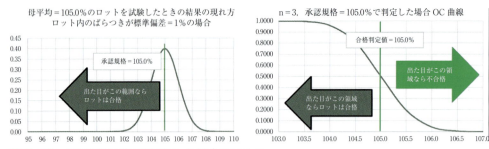

図 5-19　承認規格で合否判定をした場合のリスク

承認規格もしくはばらつきを考慮していない社内規格で合否判定することが如何にハイリスクな行動か，実感できることでしょう。

5 サンプルの平均値で不良率を保証する抜取検査(JIS Z9003)

5.1 JISの数値表を用いた設計方法

　実はJIS Z9003には2つの抜取検査法が記載されており，2つめがここで述べるロット不良率を保証する方法です。ロット内のばらつきが既知であれば，サンプルの平均値がわかれば不良率もわかるのです。ちょっと不思議な気分になるのですが図5-20のグラフを見れば雰囲気は伝わるかと思います。ベースになっているのは，正規分布では「平均値，標準偏差，自分の場所」がわかれば左側の面積がわかるという規準化の考え方です。言わずもがなですが，標準偏差が既知で安定しているというのが重要な前提条件です。

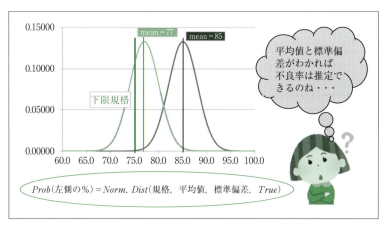

図5-20　平均値から不良率が推定できる理屈

　抜取検査の設計はとても簡単で，JIS Z9002とまったく同じです。

　重要パラメータは以下の4つですが，生産者危険と消費者危険は$\alpha = 5\%$，$\beta = 10\%$と決められているので，われわれが決めるのはp_0とp_1 2つです。

p_0：なるべく合格させたいロットの不良率の上限
p_1：なるべく不合格としたいロットの不良率の下限
α：生産者危険(不良率p_0の良いロットが誤って不合格になる確率)
β：消費者危険(不良率p_1の悪いロットが誤って合格になる確率)

　<u>p_0とp_1を決める統計的な基準はありません。あくまでもビジネスニーズに基づいて，会社側の自己責任で決めるべきものです。</u>ここまで決まれば，あとはJIS Z9003の付表2

付表2 p0 (%), p1 (%) をもとにしての試料の大きさnと合格判定値を計算するための系数kを求める表 (α≒0.05 β≒0.10)

左下はn, 右上はk（各セルは k / n の順で示す）

p0 (%) 代表値	範囲	0.80	1.00	1.25	1.60	2.00	2.50	3.15	4.00	5.00	6.30	8.00	10.0	12.5	16.0	20.0	25.0	31.5
代表値 \ 範囲 (p1)	範囲	0.71~0.90	0.91~1.12	1.13~1.40	1.41~1.80	1.81~2.24	2.25~2.80	2.81~3.55	3.56~4.50	4.51~5.60	5.61~7.10	7.11~9.00	9.01~11.2	11.3~14.0	14.1~18.0	18.1~22.4	22.5~28.0	28.1~35.5
0.100	0.090~0.112	2.71 / 18	2.66 / 15	2.61 / 12	2.56 / 10	2.51 / 8	2.46 / 7	2.40 / 6	2.34 / 5	2.28 / 4	2.22 / 4	2.14 / 3	2.08 / 3	1.99 / 2	1.91 / 2	1.84 / 2	1.75 / 2	1.66 / 2
0.125	0.113~0.140	2.68 / 23	2.63 / 18	2.58 / 14	2.53 / 10	2.48 / 9	2.43 / 8	2.37 / 6	2.31 / 5	2.25 / 5	2.19 / 4	2.11 / 3	2.05 / 3	1.96 / 2	1.88 / 2	1.80 / 2	1.72 / 2	1.62 / 2
0.160	0.141~0.180	2.64 / 29	2.60 / 22	2.55 / 17	2.50 / 13	2.45 / 11	2.39 / 9	2.35 / 7	2.28 / 6	2.22 / 5	2.15 / 4	2.09 / 4	2.01 / 3	1.94 / 3	1.84 / 2	1.77 / 2	1.68 / 2	1.59 / 2
0.200	0.181~0.224	2.61 / 39	2.57 / 28	2.52 / 21	2.47 / 16	2.42 / 13	2.36 / 10	2.30 / 8	2.25 / 7	2.19 / 5	2.12 / 5	2.05 / 4	1.98 / 3	1.91 / 3	1.81 / 2	1.73 / 2	1.65 / 2	1.55 / 2
0.250	0.225~0.280	*	2.54 / 37	2.49 / 27	2.44 / 20	2.38 / 15	2.33 / 12	2.28 / 10	2.21 / 8	2.15 / 6	2.09 / 5	2.02 / 4	1.95 / 4	1.87 / 3	1.80 / 3	1.70 / 2	1.61 / 2	152 / 2
0.315	0.281~0.355	*	*	2.46 / 36	2.40 / 25	2.35 / 19	2.30 / 14	2.24 / 11	2.18 / 9	2.12 / 7	2.06 / 6	1.99 / 5	1.92 / 4	1.84 / 3	1.76 / 3	1.66 / 2	1.57 / 2	1.48 / 2
0.400	0.356~0.450	*	*	*	2.37 / 33	2.32 / 24	2.26 / 18	2.21 / 14	2.15 / 11	2.08 / 8	2.02 / 7	1.95 / 6	1.89 / 5	1.81 / 4	1.72 / 3	1.64 / 3	1.53 / 2	1.44 / 2
0.500	0.451~0.560	*	*	*	*	2.33 / 46	2.28 / 31	2.23 / 23	2.17 / 17	2.11 / 13	2.05 / 10	1.99 / 8	1.92 / 6	1.85 / 5	1.77 / 4	1.68 / 3	1.60 / 3	1.40 / 2
0.630	0.561~0.710	*	*	*	*	2.25 / 44	2.19 / 30	2.09 / 21	2.08 / 15	2.02 / 12	1.95 / 9	1.89 / 7	1.81 / 6	1.74 / 5	1.65 / 4	1.56 / 3	1.46 / 2	1.36 / 2
0.800	0.711~0.900	*	*	*	*	*	2.16 / 42	2.10 / 28	2.04 / 20	1.93 / 15	1.91 / 11	1.84 / 8	1.78 / 7	1.70 / 5	1.61 / 4	1.52 / 3	1.44 / 3	1.32 / 2
1.00	0.901~1.12	*	*	*	*	*	*	2.06 / 38	2.00 / 26	1.94 / 18	1.88 / 14	1.81 / 10	1.74 / 8	1.66 / 6	1.58 / 5	1.50 / 4	1.42 / 3	1.30 / 3
1.25	1.13~1.40	*	*	*	*	*	*	*	1.97 / 36	1.91 / 24	1.84 / 17	1.77 / 12	1.70 / 9	1.63 / 7	1.54 / 6	1.45 / 4	1.37 / 3	1.26 / 3
1.60	1.41~1.80	*	*	*	*	*	*	*	*	1.86 / 34	1.80 / 23	1.73 / 16	1.66 / 12	1.59 / 9	1.50 / 6	1.41 / 5	1.32 / 4	1.21 / 3
2.00	1.81~2.24	*	*	*	*	*	*	*	*	*	1.76 / 31	1.69 / 20	1.62 / 14	1.54 / 10	1.46 / 8	1.37 / 6	1.28 / 5	1.16 / 3

図5-21　JIS Z 9003 付表2
（JIS Z 9003 より引用）

（図5-21）参照して，サンプルサイズnと合格判定係数kを読み取るだけです。

　合格判定係数がわかれば，そこから合格判定値を求めますが，基準になるのは規格値です。規格値を S_U および S_L でロット内のばらつきを σ で，そこから求める合格判定値を $\overline{X_U}$ および $\overline{X_L}$ で示しました。

$$\overline{X_U} = S_U - k\sigma$$
$$\overline{X_L} = S_L + k\sigma$$

5.2　JIS の数値表を使った設計例

　課題は以下です。

> 粉末 A の充填量が 100.0 mg 未満のものが 1% 以下のロットは合格とし，100.0 mg 未満のものが 5% 以上のロットは不合格としたい。抜き取り方式（$n, \overline{X_L}$）を求めよ。ただし，ロットの標準偏差は 1.5 mg とする。

付表2（図5-21）からこの組み合わせに合致したサンプルサイズnと合格判定係数kを求めます。この場合，n＝18，k＝1.94 が得られました。ここから合格判定値を計算します。

$$\overline{X_L} = S_L + k\sigma = 100.0 + 1.94 \times 1.50 = 102.91 \, (\mathrm{mg})$$

　サンプル18個の平均値が合格判定値の102.91 mg以上であればロット合格になります。これでおわりです。

5.3　JIS Z9003（不良率保証）の OC 曲線

　この場合も他の抜取検査の場合と同じように，OC曲線を作成することをお勧めします。式の導出は省略しますが，以下のような式になります。計算が少々ややこしいので，筆者は3段階で計算しています。ここでもロットの合格確率は$L(\mu)$という記号で表しています。注意点は最初の式の$p/100$です。不良率は割合で示すことになっているのですが，この例では見やすさを優先して％表示にしています。なので，本来の割合表示に戻すために100で割っているのです。

$$K_p = Norm.S.Inv\left(1 - \frac{p}{100}\right)$$
$$K_{L(p)} = (k - K_p)\sqrt{n}$$
$$L(p) = 1 - Norm.S.Dist(K_{L(p)}, True)$$

　不良率1％のときの生産者危険は約5％，不良率5％のときの消費者危険は約11％と，こちらは要求をほぼ満たしていました。なお，横軸が不良率なので，OC曲線には合格判定値は出てきません（図5-22）。

第 5 章　ロットの合否判定における統計

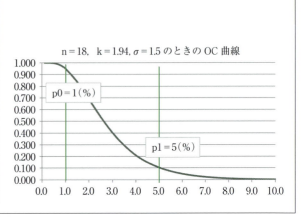

p(%)	Kp	k-Kp	K_L(p)	L(p)
0.1	3.090	-1.150	-4.880	1.000
0.2	2.878	-0.938	-3.980	1.000
0.3	2.748	-0.808	-3.427	1.000
0.4	2.652	-0.712	-3.021	0.999
0.5	2.576	-0.636	-2.698	0.997
0.6	2.512	-0.572	-2.427	0.992
0.7	2.457	-0.517	-2.195	0.986
0.8	2.409	-0.469	-1.989	0.977
0.9	2.366	-0.426	-1.806	0.965
1.0	2.326	-0.386	-1.639	0.949
1.5	2.170	-0.230	-0.976	0.836
2.0	2.054	-0.114	-0.483	0.685
2.5	1.960	-0.020	-0.085	0.534
3.0	1.881	0.059	0.251	0.401
3.5	1.812	0.128	0.543	0.293
4.0	1.751	0.189	0.803	0.211
4.5	1.695	0.245	1.038	0.150
5.0	1.645	0.295	1.252	0.105
5.5	1.598	0.342	1.450	0.074
6.0	1.555	0.385	1.634	0.051
6.5	1.514	0.426	1.807	0.035
7.0	1.476	0.464	1.969	0.024
7.5	1.440	0.500	2.123	0.017
8.0	1.405	0.535	2.270	0.012
8.5	1.372	0.568	2.409	0.008
9.0	1.341	0.599	2.542	0.006
9.5	1.311	0.629	2.670	0.004
10.0	1.282	0.658	2.794	0.003

図 5-22　計量基準型一回抜き取り検査(不良率保証)の OC 曲線の作成方法

　もし、生産者危険または消費者危険をもう少し調整したいということならば、n と k を適当に変えながら試行錯誤することも可能です。その場合は合格判定値も新しい合格判定係数 k を用いて計算し直す必要があります。

5.4　溶出試験判定法 2 への応用

　ロット不良率を保証する計量基準型抜取検査(JIS Z9003)は、不良品の混入を認めることになるので、そのイメージの悪さから、医薬品業界ではあまり使われることがないと思います。しかし、溶出試験の判定法 2 には応用できると考えています。溶出試験とは錠剤やカプセルを服用したときに、有効成分がどのくらいの時間でどれほど溶け出すかを推測する試験ですが、結果はかなりばらつくので、最低でも n=6 で試験しています。図 5-23 のような装置を使い n=6 の試験結果が一度に得られます。

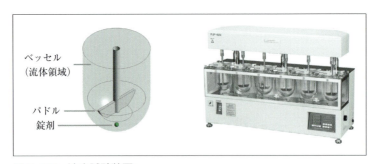

図 5-23　溶出試験装置

5 サンプルの平均値で不良率を保証する抜取検査（JIS Z9003）

> 【判定法2】
> ・試料6個について試験を行い，個々の試料からの溶出率が全て医薬品各条に規定する値のときは適合とする。
> ・規定する値から外れた試料が1個又は2個のときは，新たに試料6個をとって試験を繰り返す。12個中，10個以上の試料の個々の溶出率が規定する値のとき適合とする。

　溶出試験で得られるデータは溶出率という計量値です。しかし合否判定は「規定する値」から外れた試料の個数で決まるので，個々の計量値を良・不良の計数値に変換して合否判定をしていることになります。ここで「規定する値」に適合しなかったサンプルを不良と読み替え，抜取検査の流儀で書き直すと，以下のようになります。

　・第1ステップは n = 6, c = 0（これで不合格なら第2ステップへ）
　・第2ステップは n = 12, c = 2

　最終的に不良個数として2/12までは認めているので，許容不良率は16.7%です。不良率がこれ以上ならロットを不合格にしなければ，収去や安定性試験のときに不合格の結果が出て大騒ぎになります。それでは，この試験のOC曲線がどうなっているか，見てみましょう（図5-24）。

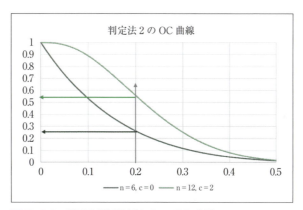

図5-24　溶出試験判定法2のOC曲線

　許容不良率の16.7%より若干高い20%のところでも，n = 12, c = 2での合格率は56%もあります。怖いのは，不良率20%のロットであっても初回のn = 6の試験で27%くらいは合格になってしまうことです。歯にきぬ着せずに言えば，ザルです。

　考えてみれば，この判定法2はもったいないことをしています。せっかく溶出率という計量値がありながら，それを良・不良の二値データに縮約しているのですから。なので，

計量値を使って判定法を改善できないか考えてみました。

> ・不良率 2/12（＝0.166）以上のロットがなるべく合格しないようにする。p_1＝0.200 とした。
> ・幾分かの不良率は許容する（許容不良率を p_0＝0.05 とした）
> ・JIS Z9003 付表 2 から，n＝13，k＝1.19 が得られた
> ・ドンピシャ n＝12 ではないが，試験スキームに合わせて n＝12 とした

仮に「規定する値」を 80%，溶出率のロット内のばらつきを標準偏差で 1.5% とすると，以下の計算で合格判定値が求まります。

$$\overline{X_L} = 80(\%) + 1.19 \times 1.5(\%) = 81.8(\%)$$

n＝12 の平均値が 81.8% 以上だったらロット合格とするのです。OC 曲線はこんな感じになりました（図 5-25）。

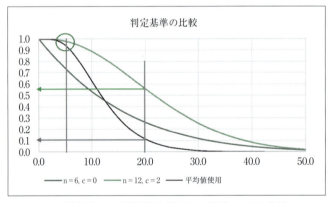

図 5-25　判定法 2 に平均値を併用した場合の OC 曲線

不良率 20% のロットの合格率（誤って合格となるリスク）は 57% から 10% まで低減されました。しかも不良率 5% の（合格させても良い）ロットが誤って不合格になるリスクは 5% 程度で，これは判定法 2 の第 2 ステップの OC 曲線と同程度です。このように判別能力が高くなったのは，今まで捨てていた情報量の多い計量値を利用したからに他なりません。使い方としては，第 2 ステップまで進んだ場合は平均値を用いた判定も併用するのが良いと思っています。

ちなみに，OC 曲線が立っているということは，良いロットと悪いロットの判別能力が高いということです。これも OC 曲線の見方として覚えておくとよいでしょう。

6 AQL を用いた抜取検査（JIS Z9015 AQL 指標型抜取検査）

6.1 AQL 検査の適用場面

　おそらく，抜取検査の中で一番有名なものと思います。包材メーカーに監査に行くと出荷前に AQL に適合するか検査していますと説明を受けることがありました。また，医薬品メーカーでも受入検査や全数選別後の良品の品質チェックに AQL を用いているケースがあります。この抜取検査の来歴は古く，アメリカ軍用規格である MIL-STD-105 になります。当時は目視または手作業による検査が主流でしたので，状況に応じてサンプル数を増減できる本方法には，検査負荷を軽くできるという大きなメリットがあったのです。しかし現在ではセンサー技術を用いた全数選別が可能になっているので，JIS Z9015 の出番は少なくなっているのではないかと推察しています。

　さて，そもそも AQL とは何なのでしょうか？　Acceptable Quality Limit の略称であり，日本語では**合格品質限界**と呼んでいます。AQL について筆者なりにまとめたものを要約すると以下のようになります。

- ・AQL とは満足だと考える不良率の上限であり，要求品質水準そのものではない。むしろ AQL 程度の不良品がまれに混入することは我慢しようという意味合いと考えるべき。
- ・生産者，消費者ともに連続的な取引を前提としているときに使用する。
- ・長期的に見たときに，その品質が AQL と同じかそれより良い工程から取られたロットであれば，多くの場合合格する。
- ・したがって，生産者は平均品質が AQL よりも良いロットを生産することを要求されているということである。

6.2 AQL 検査の設計方法

　これも JIS に書かれているとおりに数値表を見るだけなので簡単です。ただ，ステップが多いので順を追って説明します。

Step 1　AQL を決める（ビジネスニーズを反映する）
Step 2　ロットサイズ，検査ニーズからサンプル文字（サンプルサイズ）を決める

　色々な検査水準が用意されていますが，特別な理由がない限り「通常検査水準Ⅱ」を使

237

います。サンプルサイズを具体的な数値で表していないのは，同じサンプル文字でも試験のきびしさ（なみ，ゆるい）でサンプルサイズが異なるからです。サンプル文字がZに近づくほどサンプルサイズは大きくなります（図5-26）。

JIS Z 9015-1 サンプル（サイズ）文字

ロットサイズ			特別検査水準				通常検査水準		
			S-1	S-2	S-3	S-4	Ⅰ	Ⅱ	Ⅲ
2	~	8	A	A	A	A	A	A	B
9	~	15	A	A	A	A	A	B	C
16	~	25	A	A	B	B	B	C	D
26	~	50	A	B	B	C	C	D	E
51	~	90	B	B	C	C	C	E	F
91	~	150	B	B	C	D	D	F	G
151	~	280	B	C	D	E	E	G	H
281	~	500	B	C	D	E	F	H	J
501	~	1,200	C	C	E	F	G	J	K
1,201	~	3,200	C	D	E	G	H	K	L
3,201	~	10,000	C	D	F	G	J	L	M
10,001	~	35,000	C	D	F	H	K	M	N
35,001	~	150,000	D	E	G	J	L	N	P
150,001	~	500,000	D	E	G	J	M	P	Q
500,001	以上		D	E	H	K	N	Q	R

図5-26　ロットサイズとサンプル文字の関係

　例えば，ロットサイズが30,000なら，通常検査水準Ⅱにおけるサンプル文字はMになります。

Step 3　検査は「なみ検査」からはじめる。サンプル文字と希望するAQLから，サンプルサイズと合格判定数（Ac）を求める（図5-27）。

ＪＩＳ Ｚ 9015-1 なみ検査の1回抜取方式 （主抜取表）

合格品質限界（AQL）　単位：パーセント不適合品率，100単位あたりの不適合数（なみ検査）（各セルは Ac Re）

サンプル文字	サンプルサイズ	0.010	0.015	0.025	0.040	0.065	0.10	0.15	0.25	0.40	0.65	1.0	1.5	2.5	4	6.5	10	15	25	40	65	100	150	250	400	650	1000
A	2	↓	↓	↓	↓	↓	↓	↓	↓	↓	↓	↓	↓	↓	↓	↓	↓	0 1	1 2	2 3	3 4	5 6	7 8	10 11	14 15	21 22	30 31
B	3	↓	↓	↓	↓	↓	↓	↓	↓	↓	↓	↓	↓	↓	↓	↓	0 1	1 2	2 3	3 4	5 6	7 8	10 11	14 15	21 22	30 31	44 45
C	5	↓	↓	↓	↓	↓	↓	↓	↓	↓	↓	↓	↓	↓	↓	0 1	1 2	2 3	3 4	5 6	7 8	10 11	14 15	21 22	30 31	44 45	↑
D	8	↓	↓	↓	↓	↓	↓	↓	↓	↓	↓	↓	↓	↓	0 1	1 2	2 3	3 4	5 6	7 8	10 11	14 15	21 22	30 31	44 45	↑	↑
E	13	↓	↓	↓	↓	↓	↓	↓	↓	↓	↓	↓	↓	0 1	1 2	2 3	3 4	5 6	7 8	10 11	14 15	21 22	30 31	44 45	↑	↑	↑
F	20	↓	↓	↓	↓	↓	↓	↓	↓	↓	↓	↓	0 1	1 2	2 3	3 4	5 6	7 8	10 11	14 15	21 22	30 31	44 45	↑	↑	↑	↑
G	32	↓	↓	↓	↓	↓	↓	↓	↓	↓	↓	0 1	1 2	2 3	3 4	5 6	7 8	10 11	14 15	21 22	30 31	44 45	↑	↑	↑	↑	↑
H	50	↓	↓	↓	↓	↓	↓	↓	↓	↓	0 1	1 2	2 3	3 4	5 6	7 8	10 11	14 15	21 22	30 31	44 45	↑	↑	↑	↑	↑	↑
J	80	↓	↓	↓	↓	↓	↓	↓	↓	0 1	1 2	2 3	3 4	5 6	7 8	10 11	14 15	21 22	30 31	44 45	↑	↑	↑	↑	↑	↑	↑
K	125	↓	↓	↓	↓	↓	↓	↓	0 1	1 2	2 3	3 4	5 6	7 8	10 11	14 15	21 22	30 31	44 45	↑	↑	↑	↑	↑	↑	↑	↑
L	200	↓	↓	↓	↓	↓	↓	0 1	1 2	2 3	3 4	5 6	7 8	10 11	14 15	21 22	30 31	44 45	↑	↑	↑	↑	↑	↑	↑	↑	↑
M	315	↓	↓	↓	↓	↓	0 1	1 2	2 3	3 4	5 6	7 8	10 11	14 15	21 22	30 31	44 45	↑	↑	↑	↑	↑	↑	↑	↑	↑	↑
N	500	↓	↓	↓	↓	0 1	1 2	2 3	3 4	5 6	7 8	10 11	14 15	21 22	30 31	44 45	↑	↑	↑	↑	↑	↑	↑	↑	↑	↑	↑
P	800	↓	↓	↓	0 1	1 2	2 3	3 4	5 6	7 8	10 11	14 15	21 22	30 31	44 45	↑	↑	↑	↑	↑	↑	↑	↑	↑	↑	↑	↑
Q	1250	↓	↓	0 1	1 2	2 3	3 4	5 6	7 8	10 11	14 15	21 22	30 31	44 45	↑	↑	↑	↑	↑	↑	↑	↑	↑	↑	↑	↑	↑
R	2000	↓	0 1	1 2	2 3	3 4	5 6	7 8	10 11	14 15	21 22	30 31	44 45	↑	↑	↑	↑	↑	↑	↑	↑	↑	↑	↑	↑	↑	↑

備考

⇩ = 矢印の下の最初の抜取方式を使用する。もし，サンプルサイズがロットサイズ以上になれば，全数検査する。
⇧ = 矢印の上の最初の抜取方式を使用する。
Ac = 合格判定数
Re = 不合格判定数

JISZ9015-1:2006 (ISO2859-1:1999)

図5-27　JIS Z 9015-1 なみ検査の抜取方法
（JIS Z 9015 より引用）

　例えば，希望するAQLを2.5%とします。サンプル文字がMなので，サンプルサイズは315，合格判定個数は14になります。表中，AcはAcceptを示し合格する限界を示しています。ReはRejectでここまで達したら不合格という扱いになります。設計はこれでおわりです。

6.3 JIS Z9015(AQL 保証)の OC 曲線

さて，同じ AQL でもサンプル文字すなわちロットサイズによってサンプルサイズと合格判定個数の組み合わせが異なっています。サンプルサイズの大小で OC 曲線を比べたのが図 5-28 になります。

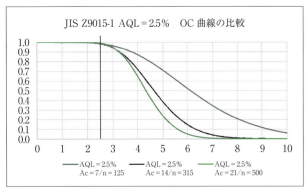

図 5-28　同じ AQL における OC 曲線の比較

抜取検査のイメージとしては，ロットサイズが大きいならサンプルもたくさん取らなければならないと思うでしょ？　しかし，不良率の推定にロットサイズは関係ないのです。実際，二項分布やポアソン分布の計算式にロットサイズは出てきません。にもかかわらず，AQL 検査はサンプルサイズをロット連動させています。これが実際のビジネスにどう影響するか考察しましょう。まず，サンプルサイズの大小にかかわらず，ロット不良率が AQL 近辺であれば合格率はほぼ 100% です。すなわち，ロットサイズに関係なく，AQL 近辺の品質であるかぎり，ロットが不合格になることはほとんどないのです。言い換えると，ロットサイズにかかわらず生産者危険を低いレベルで一定に保っているのです。

しかし，ロット不良率が AQL を大幅に超えると，ロット合格率はサンプルサイズにより大きく変動します。例えば，不良率 6% のロットを n=125 で検査すると合格率は 50% ですが，n=500 だと 5% 程度です。これから想像できるように，ロットサイズが小さい場合，品質の悪いロットの合格率が上がってしまうのです。これでは出荷試験に使えません。出荷試験で保証すべきは「これ以上悪い品質のものは出荷しません」ということなので重視すべきは消費者危険です。AQL 検査を出荷試験に使用すると，ロットサイズにより消費者危険が変動するという，顧客に説明のつかない事態になってしまいます。仮にロットサイズが一定だったとしても，消費者危険の大きさを認識せずに出荷していることになるので，これもヤバいです。

第 5 章　ロットの合否判定における統計

6.4　AQL 検査の正しい使い方

　AQL 検査の OC 曲線を見ればわかるように，(AQL より品質の良い製品を製造することが前提なので) <u>AQL と同等以上の品質の良いロットが間違って不合格になることを防ぐための検査です。</u>なので，製品の買い手が自己責任のもとで，「この程度の不良率だったらまあ我慢して使うか」と思えるような状況で使うべきものです。しかし，先ほど例にあげた AQL＝2.5% の抜取検査に不良率 4% のロットが提出されても n＝315 での合格率は 70% 程度あります。ホント，ザルです。ただし，この評価はロットを単独に評価した場合に対してのものです。

　AQL 検査は<u>「連続的な取引をしていることを前提としている」とありますので，連続的な場合に何か特別なことをしているのです。それは，検査のきびしさを調整することにあります。</u>このために使われるのが「切り替えルール」と呼ばれる運用規則です。スキームの概略は図 5-29 のとおりです。

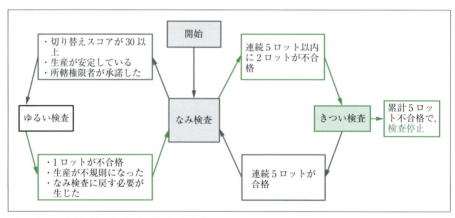

図 5-29　AQL 検査における切り替えルール

　ちょっと複雑なのが「切り替えスコア」と呼ばれるご褒美ポイントです。ご褒美ポイントは合格判定個数が 1 までのときと 2 以上のときとで異なりますが，ここでは合格判定個数が 2 以上の場合について説明します。

切り替えルール (合格判定個数が 2 以上の場合)
・「なみ検査」から開始する。
・「なみ検査」でもし AQL が 1 段きびしかった (1 段低い AQL) としても，ロットが合格と判定されたならば，スコアに 3 を加える。
・もし 1 段きびしければ不合格であったならば，スコアはこれまでの分も含めて 0 にクリアする。
・切り替えスコアが 30 以上になれば「ゆるい検査」に移行できる。
・「ゆるい検査」で 1 ロットでも不合格になれば「なみ検査」に戻る。

240

6 AQL を用いた抜取検査（JIS Z9015 AQL 指標型抜取検査）

> ・「なみ検査」で連続 5 ロット以内に 2 ロットが不合格になれば「きつい検査」に移行する。
> ・「きつい検査」で累計 5 ロット不合格になったら検査停止（取引中断）
> ・「きつい検査」で連続 5 ロット合格なら「なみ検査」に戻る

　具体的には次のようになります。1 段きびしい AQL とは抜取方式を記載した表におい
て，自分の AQL（2.5%）の左隣にある AQL（1.5%）を指します。この 1 段きびしい合格判定
個数（c＝10）でもロットが合格するのであれば，期待よりもずっと良いロットだったとい
うことでご褒美が 3 ポイントもらえるというものです。そしてご褒美が 30 ポイント貯ま
ると「なみ検査」から「ゆるい検査」に移行できるのです。ただし，30 ポイント貯まる
前に，合格ではあるけれど 1 段きびしい AQL では合格しないことがあれば，それまでの
ポイントは没収。0 ポイントからやり直しです。要は，10 ロット連続して 1 段きびしい条
件で合格した場合のみ「ゆるい検査」に移行できるのです（図 5-30）。

図 5-30　1 段きびしい AQL とは

　「ゆるい検査」に移行した場合，同じ AQL＝2.5% でも n＝125, c＝8 の検査になるので，
OC 曲線はもっと緩くなります。ザルがワクになるようなものです。でも，連続して期待
以上の品質で供給されているのでリスクは少ないです。ただし，この状態で 1 ロットでも
不合格になれば，元の「なみ検査」に逆戻りです（図 5-31）。

第5章　ロットの合否判定における統計

ＪＩＳ Ｚ 9015-1　ゆるい検査の1回抜取方式（主抜取表）

サンプル文字	サンプルサイズ	0.010 Ac Re	0.015 Ac Re	0.025 Ac Re	0.040 Ac Re	0.065 Ac Re	0.10 Ac Re	0.15 Ac Re	0.25 Ac Re	0.40 Ac Re	0.65 Ac Re	1.0 Ac Re	1.5 Ac Re	2.5 Ac Re	4.0 Ac Re	6.5 Ac Re	10 Ac Re	15 Ac Re	25 Ac Re	40 Ac Re	65 Ac Re	100 Ac Re	150 Ac Re	250 Ac Re	400 Ac Re	650 Ac Re	1000 Ac Re
A	2																0 1			1 2	2 3	3 4	5 6	7 8	10 11	14 15	21 22	30 31
B	2														0 1				1 2	2 3	3 4	5 6	7 8	10 11	14 15	21 22	30 31	
C	2												0 1				1 2	2 3	3 4	5 6	7 8	9 10 11	14 15	21 22			
D	3										0 1			1 2	2 3	3 4	5 6	7 8	10 11	14 15	21 22						
E	5									0 1			1 2	2 3	3 4	5 6	7 8	9 10 11	14 15	21 22							
F	8								0 1			1 2	2 3	3 4	5 6	7 8	9 10 11										
G	13						0 1			1 2	2 3	3 4	5 6	7 8	9 10 11												
H	20					0 1			1 2	2 3	3 4	5 6	7 8	9 10 11													
J	32				0 1			1 2	2 3	3 4	5 6	7 8	9 10 11														
K	50			0 1			1 2	2 3	3 4	5 6	7 8	9 10 11															
L	80		0 1			1 2	2 3	3 4	5 6	7 8	9 10 11																
M	125			0 1			1 2	2 3	3 4	5 6	7 8	9 10 11															
N	200		0 1			1 2	2 3	3 4	5 6	7 8	9 10 11																
P	315	0 1			1 2	2 3	3 4	5 6	7 8	9 10 11																	
Q	500	0 1			1 2	2 3	3 4	5 6	7 8	9 10 11																	
R	800			1 2	2 3	3 4	5 6	7 8	9 10 11																		

備考
↓ ＝ 矢印の下の最初の抜取方式を使用する。もし、サンプルサイズがロットサイズ以上になれば、全数検査する。
↑ ＝ 矢印の上の最初の抜取方式を使用する。
Ac ＝ 合格判定数
Re ＝ 不合格判定数

JISZ9015-1:2006（ISO2859-1:1999）

図5-31　ゆるい検査の抜取方式

　それでは，期待に反してAQLよりも悪い不良率4%品質のロットが提出されたらどうなるでしょうか？　先に述べたように，n＝315，c＝14のOC曲線によると合格率は70%で，ザルです。しかし，そのようなロットが連続して納入された場合を想像してください。30%の確率で不合格が発生します。10ロット中3ロット前後は不合格になる計算なので，連続5ロット中で2ロット不合格はすぐにやって来て，「きつい検査」に追いやられるでしょう（図5-32）。

ＪＩＳ Ｚ 9015-1　きつい検査の1回抜取方式（主抜取表）

サンプル文字	サンプルサイズ	0.010 Ac Re	0.015 Ac Re	0.025 Ac Re	0.040 Ac Re	0.065 Ac Re	0.10 Ac Re	0.15 Ac Re	0.25 Ac Re	0.40 Ac Re	0.65 Ac Re	1.0 Ac Re	1.5 Ac Re	2.5 Ac Re	4.0 Ac Re	6.5 Ac Re	10 Ac Re	15 Ac Re	25 Ac Re	40 Ac Re	65 Ac Re	100 Ac Re	150 Ac Re	250 Ac Re	400 Ac Re	650 Ac Re	1000 Ac Re
A	2															0 1			1 2	2 3	3 4	5 6	8 9	12 13	18 19	27 28	41 42
B	3														0 1			1 2	2 3	3 4	5 6	8 9	12 13	18 19	27 28	41 42	
C	5													0 1			1 2	2 3	3 4	5 6	8 9	12 13	18 19	27 28	41 42		
D	8											0 1			1 2	2 3	3 4	5 6	8 9	12 13	18 19	27 28	41 42				
E	13										0 1			1 2	2 3	3 4	5 6	8 9	12 13	18 19	27 28	41 42					
F	20									0 1			1 2	2 3	3 4	5 6	8 9	12 13	18 19								
G	32								0 1			1 2	2 3	3 4	5 6	8 9	12 13	18 19									
H	50							0 1			1 2	2 3	3 4	5 6	8 9	12 13	18 19										
J	80						0 1			1 2	2 3	3 4	5 6	8 9	12 13	18 19											
K	125					0 1			1 2	2 3	3 4	5 6	8 9	12 13	18 19												
L	200				0 1			1 2	2 3	3 4	5 6	8 9	12 13	18 19													
M	315			0 1			1 2	2 3	3 4	5 6	8 9	12 13	18 19														
N	500		0 1			1 2	2 3	3 4	5 6	8 9	12 13	18 19															
P	800	0 1			1 2	2 3	3 4	5 6	8 9	12 13	18 19																
Q	1250	0 1			1 2	2 3	3 4	5 6	8 9	12 13	18 19																
R	2000	0 1			1 2	2 3	3 4	5 6	8 9	12 13	18 19																
S	3150		1 2	2 3	3 4	5 6	8 9	12 13	18 19																		

備考　↓ ＝ 矢印の下の最初の抜取方式を使用する。もし、サンプルサイズがロットサイズ以上になれば、全数検査する。

図5-32　きつい検査の抜取方式

　「きつい検査」はAQL＝2.5%であっても，n＝315，c＝12です。合格判定個数が14から12に減ったわけですが，この効果は絶大です。ここで「なみ検査」「ゆるい検査」「きつい検査」のOC曲線を比較してみましょう。不良率4%のロットに対する合格率は「きつい検査」でもまだ50%はありますが，2ロットに1回は不合格になるので，不合格ロットが累計で5ロットになるのは時間の問題です。このように単一のロットに対する検出力は高くはありませんが，長期的に見た場合の（すなわち工程そのものの）検出力は結構高いのです（図5-33）。

6 AQLを用いた抜取検査（JIS Z9015 AQL指標型抜取検査）

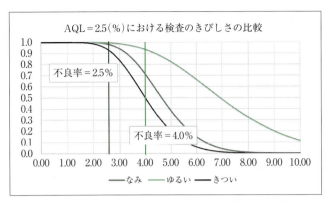

図 5-33　AQL＝2.5％のときの検査のきびしさの比較

　筆者が行ったシミュレーションの結果によると，AQLと同じ品質のロットが納入され続けた場合，「なみ検査」が続き，時々はご褒美ポイントが貯まって「ゆるい検査」に移行します。でも，たまに「ゆるい検査」で不合格になって「なみ検査」に戻ることの繰り返しが大半でした。まれに運悪く「きつい検査」に移ることもありますが，すぐに「なみ検査」に戻りました。

　一方，AQL＝2.5％に対して不良率4％のロットが納入され続けた場合，すぐに「きつい検査」に移行し，あっという間に不合格が累計5ロットに達し「検査停止」になりました。このように，切り替えルールを適用することで，納入業者に効果的な牽制球を投げることができるので，長期の取引の品質管理に適した方法であると言えるでしょう。逆を言えば，AQLを単一のロットの合否のみに適用する，もしくは連続ロットであっても切り替えルールを適用しない場合は，ザルになる可能性大だということです。正しく理解してメリットを享受したいものです。

6.5　LQを用いた抜取検査

　JIS Z9015には実はもう1つ，Z9015-2として「孤立ロットの検査に対するLQ指標型抜取検査方式」というものが記載されています。LQとはLimiting Qualityの略で日本語では**限界品質**と呼んでいます。付表Aとして図5-34の表が用意されています。使い方はAQLの場合と同じで，ロットサイズとLQからサンプルサイズと合格判定個数を求めます。AQLと同様にロットサイズ30,000で性能を見てみましょう。LQ＝2.0（％）の場合，n＝315，c＝3が得られました。保証のパーセンテージはAQLの場合と少々異なりますが，サンプルサイズは同じでも合格判定個数が格段に小さくなっています。AQLの「きつい検査」がユルユルの検査に感じられます（笑）。

第5章 ロットの合否判定における統計

付表B中のすべての抜取方式はJIS Z 9015-1から取り入れたものであるが，その際目盛をずらして，指定された限界品質（LQ）における消費者危険を合わせて（通常10％以下にして）ある。JIS Z 9015-1の検査水準も取り入れてある（3.5.2参照）が，Ac＝0の抜取方式は付表Bには含まれていない。それはもしAc＝0の抜取方式の使用が必要な場合には付表Aが使用できるからである。

参考 上記の関係を補足するために付表D5及び付表D6が与えてある。

付表A 限界品質（LQ）を指標とする1回抜取方式（手順A，主抜取表）

ロットサイズ		限界品質（LQ）（不適合品パーセント）								
		0.50	0.80	1.25	2.0	3.15	5.0	8.0	12.5	20.0	31.5
16〜25	n	*	*	*	*	*	*	17*	13	9	6
	Ac							0	0	0	0
26〜50	n	*	*	*	*	*	28*	22	15	10	6
	Ac						0	0	0	0	0
51〜90	n	*	*	*	50	44	34	24	16	10	8
	Ac				0	0	0	0	0	0	0
91〜150	n	*	*	90	80	55	38	26	18	13	13
	Ac			0	0	0	0	0	0	0	1
151〜280	n	200*	170*	130	95	65	42	28	20	20	13
	Ac	0	0	0	0	0	0	0	0	1	1
281〜500	n	280	220	155	105	80	50	32	32	20	20
	Ac	0	0	0	0	0	0	0	1	1	3
501〜1 200	n	380	255	170	125	125	80	50	32	32	32
	Ac	0	0	0	0	1	1	1	1	3	5
1 201〜3 200	n	430	280	200	200	125	125	80	50	50	50
	Ac	0	0	0	1	1	3	3	3	5	10
3 201〜10 000	n	450	315	315	200	200	200	125	80	80	80
	Ac	0	0	1	1	3	5	5	5	10	18
10 001〜35 000	n	500	500	315	315	315	315	200	125	125	80
	Ac	0	1	1	3	5	10	10	10	18	18
35 001〜150 000	n	800	500	500	500	500	500	315	200	125	80
	Ac	1	1	3	5	10	18	18	18	18	18
150 001〜500 000	n	800	800	800	800	800	500	315	200	125	80
	Ac	1	3	5	10	18	18	18	18	18	18
500 001以上	n	1 250	1 250	1 250	1 250	800	500	315	200	125	80
	Ac	3	5	10	18	18	18	18	18	18	18

備考＊ 全数検査する（限界品質はロット中の不適合品個数が1未満であることを意味するか，又は適用できる抜取方式がない）。
　　＊ もしサンプルサイズがロットサイズ以上になれば，全数検査する。

図5-34　JIS Z 9015-2 LQを指標とする抜取方式
（JIS Z 9015より引用）

LQもロットサイズでサンプルサイズが異なるので，OC曲線を描いて性能比較をしてみましょう（図5-35）。

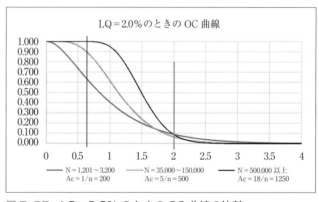

図5-35　LQ＝2.0％のときのOC曲線の比較

LQ(この例では不良率2.0%)における合格率はロットサイズに関係なくほぼ一定の10%近辺になっています。すなわち，不良率2.0%のロットはロットサイズの如何にかかわらず合格させないぞ！との意志が感じられます。その代わり，品質の良い(我慢できる品質の)ロットが間違って不合格になるリスクは異なっています。サンプルサイズが小さいほど(すなわちロットサイズが小さいほど)良いロットが間違って不合格になるリスクが高くなっているのです。これは，昔は検査の手間が大変だったので，ロットサイズが大きい場合は判断の間違いが少なくなるよう，言い換えるとロットサイズが小さいなら多少の誤判断は受け入れようとの考えからきています。AQL検査もそのような考えで作られています。

　JIS Z9015をどうしても出荷試験に使いたいというのであれば，LQを使うべきです。これなら顧客に対して公平な保証を与えることができるからです。しかし，生産者危険が考慮されていないので，できれば消費者危険も生産者危険も希望どおりの抜取検査にしたいですよね。そのようなときは本章の前半で述べたJIS Z9002を使えばよいでしょう。

7 抜取検査からリスクアセスメントに

　抜取検査に真正面から向き合うと，許容不良率とか消費者危険などの医薬品関連産業としては使いたくないワードが出てきます。業界に抜取検査の方法論が広まっていない理由の1つと推察しています。不良品の混在などあってはならぬ，人の命と健康に関わっているのだから消費者に対する危険率などもってのほか，という気持ちはわからなくありません。しかし，一方では「試験結果が承認規格に入っていたら問題はない，回収の必要はなし」という見解も頻繁に見聞きします。どちらも感情論だと思っています。ここまで読み進めてこられたみなさんなら，検査条件さえわかればOC曲線を描くことはできると思います。一度，自社の出荷判定のOC曲線を描いてみることをお勧めしたいです。これにより，安心できる状態だったと思えることもあるでしょうし，ちょっと見直しが必要だなとなることだってあるかも知れません。筆者はこれがデータに基づいた科学的なリスクアセスメントになると思っています。

第6章

実験計画法

1　実験計画法への誘い
　1.1　そもそも何？
　1.2　ランダマイズと交絡（ありがちな失敗）
2　二元配置分散分析（交互作用がない場合）
　2.1　実験データとグラフ
　2.2　二元配置デザインデータの見方
　2.3　分散分析の実施と分散分析表の解釈
　2.4　交互作用と反応曲面
　2.5　母平均の推定
3　二元配置分散分析（交互作用がある場合）
　3.1　実験データとグラフ
　3.2　交互作用がある場合の結果の解釈
　3.3　分散分析の実施と分散分析表の解釈
　3.4　最適条件での信頼区間
4　繰り返しのない二元配置分散分析
　4.1　データと解析結果
　4.2　最適条件での信頼区間
　4.3　「繰り返しのない二元配置」と「対応のある差の検定」の関係
5　多元配置デザイン（直交配列表）
　5.1　直交配列表の必要性とメリット
　5.2　直交配列表の例
　5.3　直交配列表の使い方
　5.4　直交配列表の構造と成分
　5.5　$L_8(2^7)$ の割り付けと計算例
　5.6　一般線形モデルでの解析

1 実験計画法への誘い

1.1 そもそも何？

大学で化学を専攻していた筆者が初めてこの言葉を聞いたときに頭をよぎったのが，ビーカーがいくつ必要で，ホールピペットは 2 ml が 5 本，10 ml が 3 本，とか実験をスムースに進めるための準備のことかと思っていました。就職して数年経ったときに，少ない実験回数でいかにして多くの情報を得るかといった情報技術の話であることを知りました。実験計画法で最初に学ぶのが本書の第 1 章で学んだ一元配置分散分析になります。本章ではその拡張版である二元配置デザイン（結果に影響を与える要因が 2 つある）以上の複雑な場合について解説します。

1.2 ランダマイズと交絡（ありがちな失敗）

今や職場のリーダーになった F 君が，実際の実験の様子を念のため確認しようと後輩に聞き取りしました。一元配置実験の再登場です。

F	ちなみに，実験はどんな順番で行ったの？
後輩	温度変えるのって，めっちゃ面倒じゃないですか。だから低い温度から順番に n＝3 で実施しました。効率重視ってやつですよ。
F	あー，ランダムにはしなかったのね…
後輩	それとぉ，みんな忙しいので新人の A 君にやらせようとしたんですが，ベテランの B 先輩が俺にもやらせって。渡りに船，B 先輩にもやってもらいました。えーと，3 番目の条件だったので A3(100℃)の実験です（表 6-1）。
F	じゃあ，A3 の収率が高かったのは温度のためではなくて，ベテランがやったからだったかもしれないね…このようなグラフになってしまっていたかもね（図 6-1）。
後輩	……

表 6-1　収率の実験データ

	観察データ			
	A1(80)	A2(90)	A3(100)	A4(110)
	90.1	89.8	91.6	91.3
	90.0	90.5	91.4	90.0
	89.5	90.8	91.1	90.6
mean	89.9	90.4	91.4	90.6

248

1 実験計画法への誘い

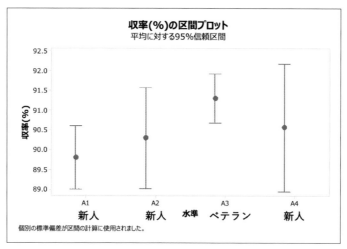

図 6-1 実験結果の別の見方

このように，結果に影響を与えるかもしれない要因が，効果を評価したい要因に重なってしまうことを交絡と言います。よく聞く交互作用（後述）とは別の概念なので，混同しないようにしましょう。

交絡は意外なところからも発生します。例えば，実験に使った機械が実は久しぶりの稼働だった。なので，最初は動きが悪かったけど，次第に絶好調になっていったなどです。もし，こんなことが起こっていたら，収率が高かったのは単に機械の調子が良くなったからかもしれないという疑念が残ってしまいます。実験としては失敗です。しかしこんな状況でも，実験をランダムに行っていたら機械の調子と温度条件が重なることはないので，実験のばらつきは大きくなるかもしれませんが，平均値に悪影響を与えることは防げます。予期し得なかった交絡因子の排除，これがランダマイズの最大の役割です。では，予期できる交絡因子の排除はどうしたらよいのか？　これが次に述べる二元配置デザイン（多元配置デザイン）です。

先の実験であれば，要因として温度と作業習熟度を入れるのです。そして，すべての温度ですべての作業者が実験するのです。そうすることで，各温度条件の実験結果にはすべての作業者の影響が等しく重なってきます。収率の絶対値が正しいか否かはさておき，少なくとも温度効果の相対比較はできます。オマケとして作業者ごとの平均値を見ると（すべての温度条件が等しく重なっているので）習熟度効果の相対的な比較もできます（図6-2）。

249

第 6 章　実験計画法

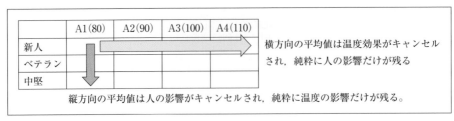

図 6-2　交絡を防ぐアイディア

　このような実験デザインを二元配置デザインと言います。この場合も，実験は計画時点では予想できなかった交絡を防ぐために，ランダムな順序で行う必要があります。

2 二元配置分散分析（交互作用がない場合）

2.1 実験データとグラフ

以下の例で考えてみましょう（表6-2）。

> 合成樹脂の強度を上げるため，射出圧力(A)と射出温度(B)の関連を求める実験を行った。強度が最も高くなる条件を求めよ。また，そのときの母平均の95%信頼区間はいくつか。

表6-2　強度の実験データ

	B1	B2	B3	B4	mean
A1	26.3	28.6	30.1	28.7	28.75
	29.1	29.1	29.6	28.5	
A2	28.6	31.6	31.5	31.8	30.54
	29.0	30.7	30.3	30.8	
A3	30.1	30.6	29.9	33.8	30.38
	27.7	28.5	31.4	31.0	
mean	28.47	29.85	30.47	30.77	29.89

　題意には書かれていませんが，予想外の交絡を防ぐために全24回の実験は完全ランダマイズで行ったとしましょう。まず，データのグラフ化です。1つの実験条件で$n=2$でデータがとられているので，これは管理図（第4章参照のこと）を活用するとよいでしょう。組み合わせた要因効果の大きさと$n=2$の繰り返し誤差（実験誤差）がひと目でわかるからです。R管理図に管理外れはないので，$n=2$の繰り返し誤差はどの条件でも同じだったと考えることができます。すなわち，実験の精度管理に問題はなさそうだ，と。

　一方，平均値には管理限界線付近の点が散見されますが，これはいずれかの条件で母平均が高くなるとか低くなることがあることを示唆しており，良い条件が見つかるかもしれません。実験としては，良い兆候と捉えるべきです。グラフを見る限り，強度が一番強くなるのはA3B4の組み合わせです（図6-3）。

第 6 章　実験計画法

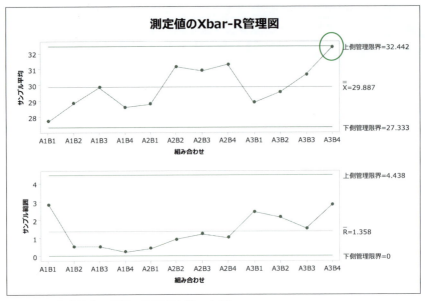

図 6-3　実験精度の評価に管理図を使った例

2.2 二元配置デザインデータの見方

さて，ここで二元配置デザインのデータ構造を深掘りしてみましょう。ここでもグラフが大活躍です。というか，グラフは必須です。

図 6-4 の左端の表は観測データです。中央の表は「もし実験誤差がなかったら」との仮定で作りました。同じ実験条件なら 2 つとも同じ値になるはずなので，n＝2 の平均値になっています。これは要因 A と要因 B の組み合わせ効果と見ることができます。一番右側の表は，観測値が 2 つとも同じ値にならないのは実験誤差のせいなので，これは実験誤差のみをまとめたものになります。

	B1	B2	B3	B4	mean
A1	26.3	28.6	30.1	28.7	28.75
	29.1	29.1	29.6	28.5	
A2	28.6	31.6	31.5	31.8	30.54
	29.0	30.7	30.3	30.8	
A3	30.1	30.6	29.9	33.8	30.38
	27.7	28.5	31.4	31.0	
mean	28.47	29.85	30.47	30.77	29.89

=

	B1	B2	B3	B4	mean
A1	27.7	28.9	29.9	28.6	28.75
	27.7	28.9	29.9	28.6	
A2	28.8	31.2	30.9	31.3	30.54
	28.8	31.2	30.9	31.3	
A3	28.9	29.6	30.7	32.4	30.38
	28.9	29.6	30.7	32.4	
mean	28.47	29.85	30.47	30.77	29.89

+

	B1	B2	B3	B4	mean
A1	-1.4	-0.3	0.3	0.1	0.00
	1.4	0.3	-0.3	-0.1	
A2	-0.2	0.5	0.6	0.5	0.00
	0.2	-0.4	-0.6	-0.5	
A3	1.2	1.1	-0.8	1.4	0.00
	-1.2	-1.1	0.8	-1.4	
mean	0.00	0.00	0.00	0.00	0.00

図 6-4　実験データの分解

252

2　二元配置分散分析（交互作用がない場合）

次に，要因をバランスさせたことによるメリットの実地検分です。各セルにはn=2の平均値を入れています。縦横で平均値を求めています。全体平均は縦方向の平均の平均でも，横方向の平均の平均でも同じ29.89になります。各データにはAの効果もBの効果も上乗せされていますが，例えば，A1, A2, A3の平均値にはBの効果が等しく加わっているので，少なくともA1, A2, A3の相対的な比較は可能になります。ということで，この全体平均と縦方向，横方向の平均値との差が要因効果の相対的な大きさになります。要因効果の大きさが相対的なので，Aの効果の平均はゼロに，Bの効果の平均もゼロになっていることにも注目しましょう（表6-3）。

表6-3　要因効果の相対比較

	B1	B2	B3	B4	mean	効果
A1	27.7	28.9	29.9	28.6	28.75	−1.14
A2	28.8	31.2	30.9	31.3	30.54	0.65
A3	28.9	29.6	30.7	32.4	30.38	0.49
mean	28.47	29.85	30.47	30.77	29.89	0.00
効果	−1.42	−0.04	0.58	0.88	0.00	

以上の考察をグラフ化し，最も強度が高くなったところに丸印を付けました（図6-5）。生データレベルでの最適水準はA3B4でしたが，平均値の組み合わせで見るとA2B4となりました。このようなグラフを主効果プロットと呼びます。

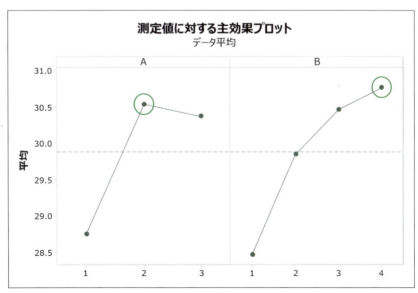

図6-5　二元配置実験の主効果プロット

さて，このグラフをブレークダンしたグラフも描いてみましょう（図6-6）。

第 6 章　実験計画法

　左下のグラフが A の効果を B ごとに描いたものです。横軸が要因 A の 3 つの水準，縦軸が観測データになります。右上のグラフは B の効果を A ごとに描いたもので，横軸が要因 B の 4 つの水準，縦軸が観測データになります。このようなグラフを交互作用プロットと呼びます。交互作用の実例については後ほど詳しく説明します。

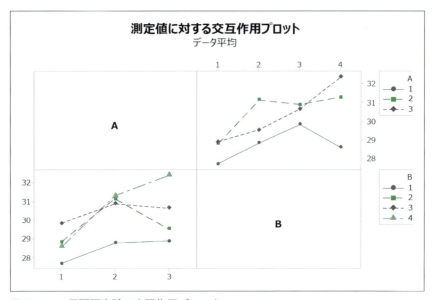

図 6-6　二元配置実験の交互作用プロット

　われわれが 2 因子実験を行う場合の漠とした前提は，「要因 A も要因 B も結果に影響を与えるだろう。そして効果は単純に累積されるだろう」，ではないかと思います。例えば「A2 水準での効果が + 0.65 で B4 水準での効果が + 0.88 なら，それを組み合わせた A2B4 水準での効果は 0.65 + 0.88 となり合計で + 1.53 になるだろう」，というものです。もちろん実験誤差がありますから，こんなにキレイな結果になることはないでしょうけれど，常識的な誤差範囲でこのような足し算を期待しています。このような感覚を持って交互作用プロットを見ると，実験誤差は少し大きいかもしれませんが，要因 A が結果に与える影響力は要因 B によって大きく異なることはなさそうに見えます。同様に，要因 B の効果が要因 A によって大きく異なることもなさそうです。このように，着目している要因効果(この場合は A)の評価に別の要因(この場合は B)が邪魔をしていなければ，要因 A と要因 B の交互作用はないと言えるのです。この例では交互作用は…なさそうかな…です。

　以上のように，主効果プロット，交互作用プロットから色々な考察ができましたが，これはあくまでも直感です。でも，この直感を持てるか否かが非常に重要なのです。なぜなら，今は分散分析の計算はすべてコンピュータがやってくれるので，分散分析の結果とグラフを結び付けられることのほうが重要だからです。昔は計算できる人のほうが偉かったのですが，今は本質をわかっている人のほうが偉いのです。良い時代になりました。

2.3 分散分析の実施と分散分析表の解釈

二元配置分散分析も選択肢は複数あります。今回は1つの実験条件で複数回の実験を行っているので，繰り返しのあるほうを選びます(図6-7)。

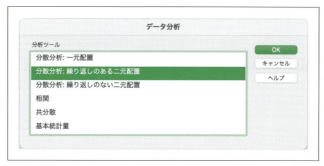

図6-7 Excelのデータ分析における手法の選択

一元配置分散分析ならデータは縦並びでも横並びでもよかったのですが，二元配置ではそうはいきません。1組のデータが縦方向に並んでいなければなりません。そして繰り返し数は「1標本あたりの行数」という欄に入力するのです(図6-8)。

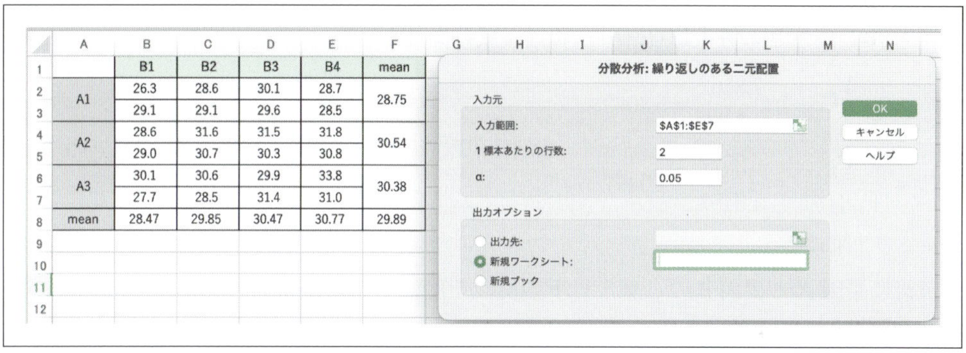

図6-8 解析データの指定方法

分散分析表の出力は縦方向の要因を標本，横方向の要因を列と呼んでいます。このExcel方言に惑わされないことです(図6-9)。

変動要因	変動	自由度	分散	分散比	P-値
標本	15.6325	2	7.8162	5.8530	0.0168
列	18.7713	3	6.2571	4.6855	0.0217
交互作用	8.1975	6	1.3663	1.0231	0.4558
繰り返し誤差	16.0250	12	1.3354		
合計	58.6263	23			

図6-9 Excelによる二元配置の分散分析表

第6章　実験計画法

　さて，分散分析表に**交互作用**という要因が出てきました。p＝0.4558 となっているので，統計的有意ではありません。**有意でなければ，実験誤差として扱います。**実験誤差として扱うために交互作用の情報を実験誤差の情報に統合します。これを「**交互作用（項）を誤差（項）にプーリングする**」と言います。プーリングするのは偏差平方和と自由度のみです。分散はプーリングした偏差平方和と自由度から新たに求めるのです。ここで間違わないようにしましょう。言葉だとややこしいので，以下の計算例を見てください。

プーリングした繰り返し誤差

$$SS_{E(pooled)} = SS_{(交互作用)} + SS_E = 8.1975 + 16.0250 = 24.2225$$

プーリングした自由度

$$\phi_{E(pooled)} = \phi_{(交互作用)} + \phi_E = 6 + 12 = 18$$

新たな誤差分散

$$V_{E(pooled)} = \frac{SS_{E(pooled)}}{\phi_{E(pooled)}} = \frac{24.2225}{18} = 1.3457$$

要因 A と要因 B の分散比（F 値）は新たな誤差分散を分母にして再計算。

$$F_A = \frac{V_A}{V_{E(pooled)}} = \frac{7.8162}{1.3457} = 5.8083$$

$$F_B = \frac{V_B}{V_{E(pooled)}} = \frac{6.2571}{1.3457} = 4.6497$$

最後に要因 A と要因 B の p 値を以下の関数を用いて計算します。

$$p_A = 1 - F.Dist(F_A, \phi_A, \phi_E, true)$$
$$= 1 - F.Dist(5.8083, 2, 18, true) = 0.0113$$

$$p_B = 1 - F.Dist(4.6497, 3, 18, true) = 0.0141$$

　以上をまとめると図 6-10 の分散分析表になります。主効果プロットが示唆したように，要因 A も要因 B もともに統計的有意です。

2 二元配置分散分析（交互作用がない場合）

変動要因	変動	自由度	分散	分散比	P-値
標本	15.6325	2	7.8162	5.8083	0.0113
列	18.7713	3	6.2571	4.6497	0.0141
繰り返し誤差	24.2225	18	1.3457		
合計	58.6263	23			

図 6-10　交互作用を誤差にプーリングした後の分散分析表

2.4 交互作用と反応曲面

ここで交互作用プロットを立体グラフにしてみました（図 6-11）。

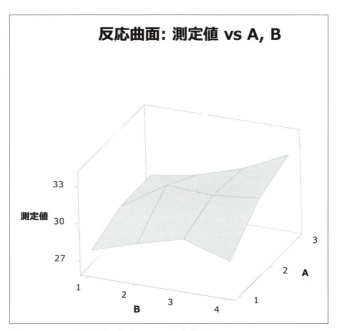

図 6-11　二元配置デザインの反応曲面

　要因 A と要因 B をいわゆる X 軸と Y 軸に，測定値（結果）を Z 軸にしています。これを見ると要因 A と要因 B が結果に与える影響を面で表現できることがわかるかと思います。これは反応曲面と呼ばれ，デザインスペースの検討等でも使われています。**交互作用が統計的に有意でなければ，反応局面は本質的に斜めに傾いた平面／曲面になります**。要因効果の大きさにより，斜めになる度合いは異なりますが，**捻れることはありません**。今回の実験結果を見ると完璧な平面ではありませんが，これは実験誤差のためです。遠くからおおらかな気持ちで眺めると，平面って言ってもよいように思いませんか？　これが，交互作用が統計有意でないときの典型的な反応曲面です。

第6章　実験計画法

2.5 母平均の推定

交互作用がない場合，主効果を求める式は一元配置の場合とよく似ています。考え方として，要因 A の場合はデータ表を横に見た一元配置，要因 B の場合はデータ表を縦に見た一元配置とみなせばよいです。なので，実験回数は例えば要因 A なら，1 枠で $r=2$，さらにそれが B の水準分(m 水準)だけ集積されるので実験の繰り返し数は mr となります。要因 B の場合はその逆で A の水準分(l 水準)だけ集積されるので実験の繰り返し数は lr になります。

A2 水準の場合

$$95\%CI\ of\ \bar{\mu}(A_2) = \bar{\bar{x}}_{A2} \pm t(\phi_E, \alpha)\sqrt{\frac{V_E}{mr}}$$

$$= 30.54 \pm T.Inv.2T(18, 0.05) \times \sqrt{\frac{1.3457}{4 \times 2}} = 30.54 \pm 0.89$$

B4 水準の場合

$$95\%CI\ of\ \bar{\mu}(B_4) = \bar{\bar{x}}_{B4} \pm t(\phi_E, \alpha)\sqrt{\frac{V_E}{lr}}$$

$$= 30.77 \pm T.Inv.2T(18, 0.05) \times \sqrt{\frac{1.3457}{3 \times 2}} = 30.77 \pm 1.03$$

---

2 二元配置分散分析（交互作用がない場合）

　要因 A と要因 B を組み合わせて最適水準の母平均を求める場合は，**有効繰り返し数 n_e**（添字の e は equivalent 由来）という概念が出てきます。実質的な繰り返し数のことです。計算は以下のように行います。

有効繰り返し数

$$\frac{1}{n_e} = \frac{1}{mr} + \frac{1}{lr} - \frac{1}{lmr}$$

$$= \frac{1}{4 \times 2} + \frac{1}{3 \times 2} - \frac{1}{3 \times 4 \times 2} = \frac{1}{4}$$

最適水準における母平均の信頼区間

$$95\%CI\ of\ \hat{\mu}(A_2B_4) = \bar{\bar{x}}_{A2} + \bar{\bar{x}}_{B4} - \bar{\bar{\bar{x}}} \pm t(\phi_E, \alpha)\sqrt{\frac{V_E}{n_e}}$$

$$= 30.54 + 30.77 - 29.89 \pm T.Inv.2T(18, 0.05) \times \sqrt{\frac{1.3457}{4}} = 31.42 \pm 1.22$$

　計算結果をまとめると表6-4のようになります。

表6-4　二元配置実験のまとめ

	B1	B2	B3	B4	mean	95%CI 幅	95% 下限	95% 上限
A1	26.3	28.6	30.1	28.7	28.75	0.89	27.86	29.64
	29.1	29.1	29.6	28.5				
A2	28.6	31.6	31.5	31.8	30.54	0.89	29.65	31.43
	29.0	30.7	30.3	30.8				
A3	30.1	30.6	29.9	33.8	30.38	0.89	29.48	31.27
	27.7	28.5	31.4	31.0				
mean	28.47	29.85	30.47	30.77	29.89	最適水準は A2B4		
95%CI 幅	1.03	1.03	1.03	1.03	有効繰り返し数＝4			
95% 下限	27.44	28.82	29.44	29.74	95% 下限＝30.20　点推定＝31.42			
95% 上限	29.49	30.88	31.49	31.79	95% 上限＝32.64			

3 二元配置分散分析（交互作用がある場合）

3.1 実験データとグラフ

以下の例で考えてみましょう。

> ある製品の不純物の含有量を下げるために，合成温度と圧力の最適な組み合わせを見つけたい。温度 A は 4 水準，圧力 B は 3 水準とする。

この事例も題意には書かれていませんが，全 24 回の実験は完全ランダマイズで行ったとします。まず，データのグラフ化です。1 つの実験条件で n = 2 でデータがとられているので，再び管理図の登場です。R 管理図に管理外れはないので，n = 2 の繰り返し誤差はどの条件でも同じだったと考えることができます。グラフを見る限り，不純物が一番少なくなるのは A1B3 です（図 6-12）。

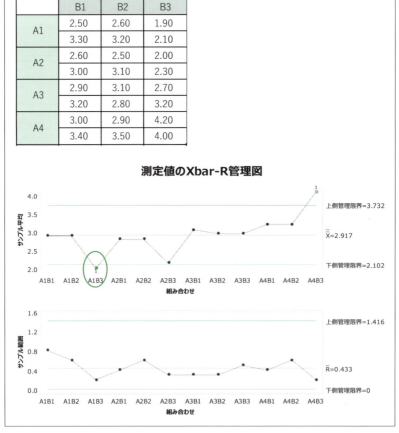

図 6-12　実験データと管理図によるグラフ化

3　二元配置分散分析（交互作用がある場合）

さて，ここで先ほどと同じように二元配置デザインのデータ構造を見てみましょう(図6-13)。

	B1	B2	B3	mean
A1	2.50	2.60	1.90	2.60
	3.30	3.20	2.10	
A2	2.60	2.50	2.00	2.58
	3.00	3.10	2.30	
A3	2.90	3.10	2.70	2.98
	3.20	2.80	3.20	
A4	3.00	2.90	4.20	3.50
	3.40	3.50	4.00	
mean	2.99	2.96	2.80	2.92

=

	B1	B2	B3	mean
A1	2.90	2.90	2.00	2.60
	2.90	2.90	2.00	
A2	2.80	2.80	2.15	2.58
	2.80	2.80	2.15	
A3	3.05	2.95	2.95	2.98
	3.05	2.95	2.95	
A4	3.20	3.20	4.10	3.50
	3.20	3.20	4.10	
mean	2.99	2.96	2.80	2.92

+

	B1	B2	B3	mean
A1	-0.40	-0.30	-0.10	0.000
	0.40	0.30	0.10	
A2	-0.20	-0.30	-0.15	0.000
	0.20	0.30	0.15	
A3	-0.15	0.15	-0.25	0.000
	0.15	-0.15	0.25	
A4	-0.20	-0.30	0.10	0.000
	0.20	0.30	-0.10	
mean	0.000	0.000	0.000	0.000

図6-13　実験データの分解

　表の見方は交互作用がない場合と同じです。というか，この時点では交互作用があるかどうかすらわからないので区別はありません。

　次に，要因をバランスさせたことによるメリットの実地検分です。これも交互作用がない場合と変わりません(表6-5)。

表6-5　要因効果の相対比較

	B1	B2	B3	mean	効果
A1	2.90	2.90	2.00	2.60	− 0.32
A2	2.80	2.80	2.15	2.58	− 0.33
A3	3.05	2.95	2.95	2.98	0.07
A4	3.20	3.20	4.10	3.50	0.58
mean	2.99	2.96	2.80	2.92	0.00
効果	0.07	0.05	− 0.12	0.00	

主効果プロットと交互作用プロットは図6-14のようになります。

第6章　実験計画法

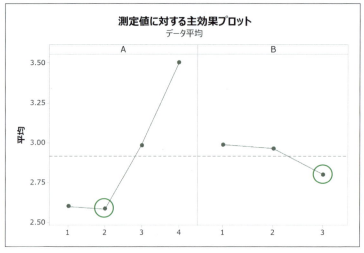

図6-14　二元配置実験の主効果プロット

　主効果プロット(要因Aと要因Bの効果が足し算できるという前提で描いている)を見ると，不純物が少なくなるのはA1ではなく，A2のほうです。生データレベルでA1のほうが少なかったのは実験誤差のためのようです。以上，ここまでの解釈は交互作用がない場合と同じです。「…実験誤差のためのようです」と断定を避けているのは，次の交互作用プロットを見ると，<u>不純物を下げる効果は要因Aと要因Bの組み合わせによっては，われわれの予想を裏切るような挙動をしている</u>ことが見えたからです。

3.2　交互作用がある場合の結果の解釈(図6-15)

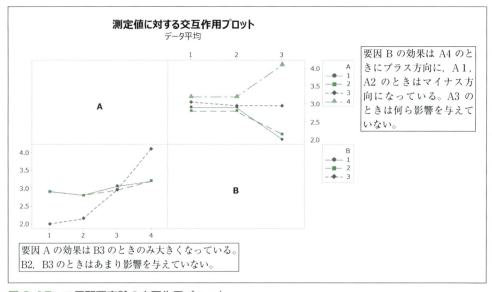

図6-15　二元配置実験の交互作用プロット

実は，主効果プロットが意味を持つのは，要因効果が足し算できる場合に限ります。というのは，交互作用プロットの左下のグラフを見ると，要因Aの効果がBの水準によって違っているからです(B3のときのみ要因Aの効果が大きくなっている)。これでは要因効果の足し算が成立しません。

同じことは要因Bを主役にしたグラフでもわかります。要因Bの効果はAの水準によりプラス方向に働いたりマイナス方向に働いたりしています。このように要因Aと要因Bの効果の出方に首尾一貫性がなくなった状況を，交互作用があると言います。交互作用があると反応局面は図6-16のように捻れたものになります。グラフからはどうやら交互作用がありそうだとの感触が得られました。なお，交互作用がある場合は主効果だけでは最適条件が求まらないので，単純に各実験条件での結果で見なければなりません。不純物が一番少なくなるところに○印をつけました。

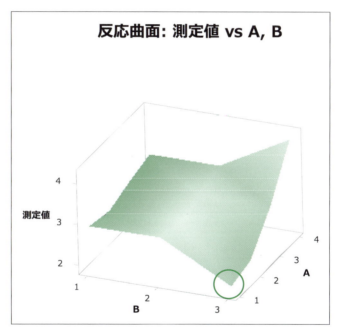

図6-16 交互作用がある場合の反応曲面

以上の印象は，あくまでも直感です。しつこいようですが，この直感を持てるか否かが統計をものにできるか否かの分かれ道になります。直感を磨きましょう。

第6章　実験計画法

3.3 分散分析の実施と分散分析表の解釈

それでは実際に分散分析の結果を見てみましょう。データは表6-6のようでしたね（図6-12より再掲）。

表6-6　不純物の生成量

	B1	B2	B3
A1	2.50	2.60	1.90
	3.30	3.20	2.10
A2	2.60	2.50	2.00
	3.00	3.10	2.30
A3	2.90	3.10	2.70
	3.20	2.80	3.20
A4	3.00	2.90	4.20
	3.40	3.50	4.00

交互作用の項を見ると$p = 0.0215$となりましたので統計的有意，すなわち交互作用ありとなりました。まあ，反応曲面の捻れ方からすると納得の結果です。言わずもがなですが，交互作用を誤差項にプーリングすることはできません（図6-17）。

変動要因	変動	自由度	分散	観測された分散比	P-値
標本	3.3367	3	1.1122	10.1111	0.0013
列	0.1658	2	0.0829	0.7538	0.4916
交互作用	2.5708	6	0.4285	3.8952	0.0215
繰り返し誤差	1.3200	12	0.1100		
合計	7.3933	23			

図6-17　二元配置分散分析の結果

3.4 最適条件での信頼区間

交互作用がある場合は要因効果の足し算ができないので，せっかく描いた主効果プロットは役に立ちません。ということは，主効果単独の評価（例えばA2の95%信頼区間とか）は意味を持たないということになります。意味があるのは要因組み合わせの結果を素直に表した反応曲面のみと言っても過言ではありません。したがって，最適条件は実験結果の出た目で選びます。なお，最適条件であるA1B3の95%信頼区間は，以下のように

計算します。主効果が登場しないので，有効繰り返し数も登場しません。実験回数は 1 枠内の繰り返し $r=2$ のみです。

$$
95\%CI\ of\ \hat{\mu}\,(A_1 B_3) = \bar{x}_{A1B3} \pm t(\phi_E, \alpha)\sqrt{\frac{V_E}{r}}
$$

$$
= 2.00 \pm T.Inv.2T(12, 0.05) \times \sqrt{\frac{0.1100}{2}} = 2.00 \pm 0.51
$$

　ここまで自力で計算できれば言うことなしです。ただ，統計パッケージが使える環境下にある人は実務ではパッケージを使いましょう。

4 繰り返しのない二元配置分散分析

4.1 データと解析結果

　要因Aと要因Bの二元配置実験において1枠内の繰り返しがなかったとしても二元配置分散分析は可能です。要因Aの実験はBの水準数(4水準)だけ，要因Bの実験もAの水準数(5水準)だけ繰り返されているのです。以下の例でそれを見ていきましょう(表6-7)。ここで，データ(特性値という別の呼び名もあります)は小さいほうが望ましいとしましょう。これを望小特性と呼びます。

表 6-7　望小特性データの実験結果

	B1	B2	B3	B4	mean
A1	4.4	5.2	4.3	4.4	4.58
A2	5.3	5.0	5.1	4.2	4.90
A3	5.8	5.5	4.8	4.4	5.13
A4	6.6	6.9	6.6	6.8	6.73
A5	8.4	8.3	8.5	7.4	8.15
mean	6.10	6.18	5.86	5.44	5.90

　メニューから「繰り返しのない二元配置」を選びます。早速，分散分析を実行しました。要因のラベル指定できるので，これは活用しましょう(図6-18〜6-20)。

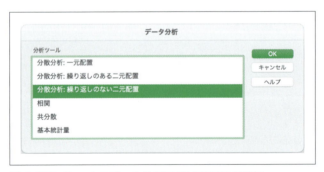

図 6-18　Excelのデータ分析における手法の選択

4 繰り返しのない二元配置分散分析

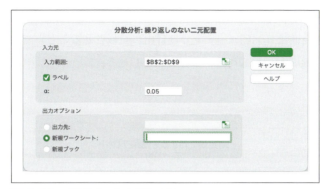

図6-19　解析データの指定方法

分散分析：繰り返しのない二元配置					分散分析表					
概要	データの個数	合計	平均	分散	変動要因	変動	自由度	分散	観測された分散比	P-値
A1	4	18.3	4.58	0.176	行	36.397	4	9.099	66.783	0.000
A2	4	19.6	4.90	0.233	列	1.657	3	0.552	4.055	0.033
A3	4	20.5	5.13	0.409	誤差	1.635	12	0.136		
A4	4	26.9	6.73	0.023						
A5	4	32.6	8.15	0.257	合計	39.690	19			
B1	5	30.5	6.10	2.290						
B2	5	30.9	6.18	1.957						
B3	5	29.3	5.86	2.913						
B4	5	27.2	5.44	2.348						

図6-20　Excelによる解析結果

　せっかくラベル込みでデータを読ませたのですが，分散分析表には反映されていません。ただ，概要にはラベルが反映されているので，ここでデータの指定が意図どおりだったかのチェックができます。概要とにらめっこして変動要因「行」が要因Aであると自分で特定する必要があります。

　分散分析表を見ると，交互作用項がありません。交互作用は統計的有意でない場合，誤差項にプーリングできましたよね。なので，1枠の繰り返しがない実験では最初から（われわれが意図するしないにかかわらず）交互作用が誤差項にプーリングされているのです。したがって，交互作用がある場合，実験誤差だと思っていたものが実は交互作用だったなんてことも起こり得るのです。これが繰り返しを行わなかったときの最大のリスクです。でも，技術的に交互作用が考えられないときなどは利用価値大です。

　結果のグラフ化に進みましょう。主効果プロット，交互作用プロット（要因Aの効果をBごとに描いたグラフ），反応曲面を一気に示します（図6-21～6-23）。主効果プロットから，最適水準はA1B4と推測されます。個別データのプロットになっている測定値の

第6章　実験計画法

折れ線グラフを見ると（または，単純にデータ表を見ると）一番小さな値を示したのはA2B4です。反応曲面はコンピュータ上では自由に回転させることができるので，最適条件が確認しやすいように回転してあげるとよいでしょう。

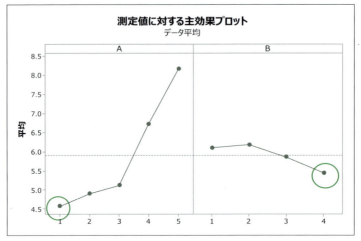

図 6-21　二元配置実験の主効果プロット

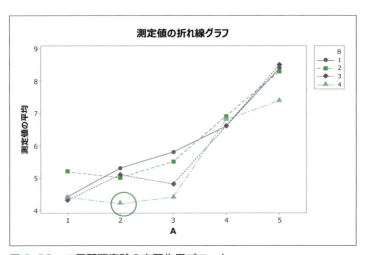

図 6-22　二元配置実験の交互作用プロット

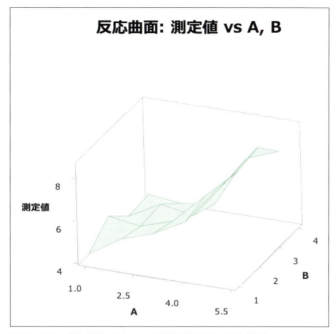

図 6-23 繰り返しのない二元配置実験の反応曲面

　この反応曲面を好意的に眺めれば平面と言えないこともなさそうですね…。この実験において交互作用はまず発生しないだろうとの技術的知見があったので，グラフや反応曲面における多少の凸凹は実験誤差と解釈しました。

4.2 最適条件での信頼区間

　繰り返しがない二元配置デザインでは交互作用の検討ができないので，最適水準は要因AとBが各々最適になるところの組み合わせになります。これは繰り返しがある二元配置で，交互作用がない場合と同じ考え方です。主効果プロットから最適水準はA1B4となりましたので，母平均の95%信頼区間を求めてみます。

まずは有効繰り返し数です。
$$\frac{1}{n_e} = \frac{1}{m} + \frac{1}{l} - \frac{1}{lm} = \frac{1}{4} + \frac{1}{5} - \frac{1}{5 \times 4} = \frac{8}{20}$$
$$n_e = \frac{20}{8} = 2.5$$

　有効繰り返し数は必ずしも整数になるわけではありません。次いで，最適条件での母平均の95%信頼区間です。

第6章　実験計画法

$$95\% CI \ of \ \hat{\mu}(A_1 B_4) = (\bar{x}_{A1} + \bar{x}_{B4} - \bar{\bar{x}}) \pm t(\phi_E, \alpha) \sqrt{\frac{V_E}{n_e}}$$

$$= 4.58 + 5.44 - 5.90 \pm T.Inv.2T(12, 0.05) \sqrt{\frac{0.136}{2.5}} = 4.12 \pm 0.509$$

　各水準における母平均の95%信頼区間は，交互作用がない場合の繰り返しありの二元配置の場合と同じです。繰り返しがないので，$r=1$ にするだけです。

A1水準の場合は以下のようになります。

$$95\% CI \ of \ \hat{\mu}(A_1) = \bar{x}_{A1} \pm t(\phi_E, \alpha) \sqrt{\frac{V_E}{m}}$$

$$= 4.58 \pm T.Inv.2T(12, 0.05) \times \sqrt{\frac{0.136}{4}} = 4.58 \pm 0.40$$

同様にB4水準の場合

$$95\% CI \ of \ \hat{\mu}(B_4) = \bar{x}_{B4} \pm t(\phi_E, \alpha) \sqrt{\frac{V_E}{l}}$$

$$= 5.44 \pm T.Inv.2T(12, 0.05) \times \sqrt{\frac{0.136}{3}} = 5.44 \pm 0.36$$

　一覧表にまとめると表6-8のようになります。

表6-8　二元配置実験のまとめ

	B1	B2	B3	B4	mean	95%CI幅	95%下限	95%上限
A1	4.4	5.2	4.3	4.4	4.58	0.40	4.17	4.98
A2	5.3	5.0	5.1	4.2	4.90	0.40	4.50	5.30
A3	5.8	5.5	4.8	4.4	5.13	0.40	4.72	5.53
A4	6.6	6.9	6.6	6.8	6.73	0.40	6.32	7.13
A5	8.4	8.3	8.5	7.4	8.15	0.40	7.75	8.55
mean	6.10	6.18	5.86	5.44	5.90	最適水準はA1B4		
95%CI幅	0.36	0.36	0.36	0.36	有効繰り返し数＝2.50			
95%下限	5.74	5.82	5.50	5.08	点推定＝4.12			
95%上限	6.46	6.54	6.22	5.80				

4.3 「繰り返しのない二元配置」と「対応のある差の検定」の関係

対応のある差の検定で使ったデータの再登場です。参考のため，横方向でも平均値，標準偏差，分散を求めました(表6-9)。

表6-9　対応のある差の検定を二元配置で解析した結果

Lot No.	A法(%)	B法(%)	mean	SD	分散
1	0.427	0.406	0.41650	0.01485	0.00022
2	0.445	0.428	0.43650	0.01202	0.00014
3	0.419	0.421	0.42000	0.00141	0.00000
4	0.43	0.42	0.42500	0.00707	0.00005
5	0.488	0.475	0.48150	0.00919	0.00008
6	0.376	0.382	0.37900	0.00424	0.00002
7	0.471	0.446	0.45850	0.01768	0.00031
8	0.397	0.396	0.39650	0.00071	0.00000
mean	0.432	0.422			
SD	0.037	0.029			
分散	0.00134	0.00085			

このデータ，よ〜く見ると繰り返しのない二元配置デザインに見えませんか？　要因Aはロットで水準数は8，要因Bは試験法で水準数は2です。Excelの解析結果は図6-24のとおりです。まず，概要と上のデータ要約を比べましょう。同じ結果です。

分散分析：繰り返しのない二元配置

概要	標本数	合計	平均	分散
1	2	0.833	0.417	0.00022
2	2	0.873	0.437	0.00014
3	2	0.84	0.420	0.00000
4	2	0.85	0.425	0.00005
5	2	0.963	0.482	0.00008
6	2	0.758	0.379	0.00002
7	2	0.917	0.459	0.00031
8	2	0.793	0.397	0.00000
A法	8	3.453	0.432	0.00134
B法	8	3.374	0.422	0.00085

図6-24　Excelの分散分析における概要表

第6章　実験計画法

　次に，分散分析表と対応のある t 検定の結果を並べてみます(図 6-25)。

分散分析表					
変動要因	変動	自由度	分散	観測された分散比	P-値
行	0.01490	7	0.00213	33.67467	0.00007
列	0.00039	1	0.00039	6.17135	0.04195
誤差	0.00044	7	0.00006		
合計	0.01573	15			

t-検定：一対の標本による平均の検定ツール		
	A 法	B 法
平均	0.431625	0.42175
分散	0.00134	0.00085
観測数	8	8
ピアソン相関	0.96674	
仮説平均との差異	0	
自由度	7	
t	2.48422	
P(T<=t)片側	0.02098	
t 境界値片側	1.89458	
P(T<=t)両側	0.04195	
t 境界値両側	2.36462	

図 6-25　分散分析表と対応のある差の検定結果の比較

　注目して欲しいのが「列」すなわち縦方向(試験法)の $p=0.04195$ です。対応のある t 検定の $p=0.04195$ と同じです。そして F 値と t 値の間には以下のような関係が成り立っています。

$$\sqrt{F}=\sqrt{6.17135}=2.4842=t$$

　これは普通の t 検定と一元配置分散分析の関係とまったく同じです。これを面白いと感じたアナタ，統計に適性ありですよ。

272

5 | 多元配置デザイン（直交配列表）

5.1 直交配列表の必要性とメリット

一元配置，二元配置と来れば，次は三元配置，四元配置となりますが，この水平展開は負担が大きくなります。例えば，要因 A が 2 水準，要因 B も 2 水準だったとします。1 枠の繰り返しはありません。ここまでで実験回数は 2×2＝4 です。ここに第 3 の要因 C が，しかも最低の 2 水準だったとしても実験回数は 2×2×2＝8 と一気に倍増です。ということで「繰り返しなし」かつ「たった 2 水準の実験」でも要因が 1 つ増える度に実験回数は倍々ゲームで増えていきます。ですので，要因数が 3 つ以上の**多因子実験を総当たりの実験として行うことはあまり現実的ではありません**（表 6-10）。

表 6-10 実験の因子数と実験回数の関係

因子数	実験数
1	2
2	4
3	8
4	16
5	32
6	64
7	128
$\vdots$	$\vdots$
n	2^n

また，総当たり実験の場合，すべての因子の組み合わせによる交互作用が（頼みもしないのに）計算されてしまいます。技術的に交互作用が考えられない因子の組み合わせも現実にはあるので，これは実験リソースの無駄遣い，もったいない話です。さらに 3 因子交互作用とか 4 因子交互作用などの高次の交互作用も計算されてしまいます。一般的に 3 因子以上の高次の交互作用を制御することは難しいと言われているので，実際上はこれは誤差として扱うしかありません。このように，総当たりの実験は因子の数が増えるほど無駄が出てくるのです。デザインスペースの検討のように，**多数の因子の影響を同時に研究する場合，総当たりの実験は避けたいものです**。そこで編み出されたのが，一部実施法と呼ばれる実験デザインです。「この因子とこの因子の交互作用はあり得ないので交互作用に関する情報は要りません，その代わり実験回数を減らしてください」といったわがままな要求に応えてくれる夢のような実験デザインなのです。かなり高度な数学を駆使しなければ作れない実験デザインですが，**直交配列表**を使うことで誰でも簡単に実験の割り付けができるのです。発明者は日本人。統計学の天才，品質工学の生みの親でもある田口玄一先生です。

第 6 章　実験計画法

5.2 直交配列表の例

　直交配列表は数少ない実験でできるだけ多くの要因効果を抽出しようとの意図で作られたので，1 因子が持ちうる水準数は 2 か 3 です。2 水準系の直交配列表のほうが理解も応用も簡単なので，ここでは 2 水準系で説明します。まずは比較的小規模の L_8（える・はち）と呼ばれるものです（図 6-26）。

$L_8(2^7)$

実験 No.	A	B	C	D	E	F	G
1	1	1	1	1	1	1	1
2	1	1	1	2	2	2	2
3	1	2	2	1	1	2	2
4	1	2	2	2	2	1	1
5	2	1	2	1	2	1	2
6	2	1	2	2	1	2	1
7	2	2	1	1	2	2	1
8	2	2	1	2	1	1	2

図 6-26　L_8 の直交配列表

　名称に現れる L はラテン方格（縦横斜めの合計がすべて同じになる魔法陣が有名）からの頭文字です。正しい表記と意味するところは以下のとおりです。

$L_8(2^7)$

　8 回の実験で 2 水準系の因子を 7 個まで評価できるという意味になります。これより 1 段階大きいものは $L_{16}(2^{15})$ です。倍々ゲームの要領で規模が大きくなっていきます（図 6-27）。

$L_{16}(2^{15})$

実験 No.	A	B	C	D	E	F	G	H	I	J	K	L	M	N	O
1	1	1	1	1	1	1	1	1	1	1	1	1	1	1	1
2	1	1	1	1	1	1	1	2	2	2	2	2	2	2	2
3	1	1	1	2	2	2	2	1	1	1	1	2	2	2	2
4	1	1	1	2	2	2	2	2	2	2	2	1	1	1	1
5	1	2	2	1	1	2	2	1	1	2	2	1	1	2	2
6	1	2	2	1	1	2	2	2	2	1	1	2	2	1	1
7	1	2	2	2	2	1	1	1	1	2	2	2	2	1	1
8	1	2	2	2	2	1	1	2	2	1	1	1	1	2	2
9	2	1	2	1	2	1	2	1	2	1	2	1	2	1	2
10	2	1	2	1	2	1	2	2	1	2	1	2	1	2	1
11	2	1	2	2	1	2	1	1	2	1	2	2	1	2	1
12	2	1	2	2	1	2	1	2	1	2	1	1	2	1	2
13	2	2	1	1	2	2	1	1	2	2	1	1	2	2	1
14	2	2	1	1	2	2	1	2	1	1	2	2	1	1	2
15	2	2	1	2	1	1	2	1	2	2	1	2	1	1	2
16	2	2	1	2	1	1	2	2	1	1	2	1	2	2	1

図 6-27　L_{16} の直交配列表

5　多元配置デザイン（直交配列表）

5.3 直交配列表の使い方

　横軸の「因子列」の各アルファベットのところに温度とか圧力などの因子を当てはめます。これを「因子を割り付ける」と言っています。表の中身は1か2の数字が入っており，これが各因子に割り当てる水準の番号になります。第1水準，第2水準などの言い方をしています。縦軸は実験番号です。例えば，実験番号1では，すべての因子で第1水準が選ばれ，その条件で実験します。得られるデータは各実験番号につき1個（！）です。ちなみに，総当たりの実験を計画したとすると実験回数は215＝32,768回にもなってしまいますが，直交配列表を使えば実験回数はたったの16回です。例えば，すべての因子で第2水準が選ばれている実験はありません。これが一部実施と言われる所以です。

　後々の計算のことを考えて，第2水準の表現を「−1」にする場合があります。例えば図6-28のような感じです。

実験条件は8種類	実験No.	(1)	(2)	(3)	(4)	(5)	(6)	(7)	実験データ
	1	1	1	1	1	1	1	1	X1
	2	1	1	1	−1	−1	−1	−1	X2
	3	1	−1	−1	1	1	−1	−1	X3
	4	1	−1	−1	−1	−1	1	1	X4
	5	−1	1	−1	1	−1	1	−1	X5
	6	−1	1	−1	−1	1	−1	1	X6
	7	−1	−1	1	1	−1	−1	1	X7
	8	−1	−1	1	−1	1	1	−1	X8

因子は誤差項を含み，最大で列数分まで割り付け可能
ただし，2水準のみ　　　実験データは8個

図6-28　直交配列表の水準バランス

5.4 直交配列表の構造と成分

　各列内は「他のすべての列の条件」がバランスされています。例えば(1)列の水準1の効果を求める場合は，実験No.1から4までの実験データ（すなわち(1)列の第1水準すべてのデータ）を合計します。ここで実験No.1から4までの他の列の状況を見てみましょう。列(2)には水準1が2個，水準2が2個あるので，列(2)に割り当てた因子の効果は打ち消されてしまいます。列(3)〜(7)の効果も同様に打ち消されています。また，同じことが(1)列の水準2でも起こっています。これで列(1)の効果だけが，他の因子の影響を受けずに取り出せることになるのです。

　驚くべきことに，他の列も同様の構造になっており，割り当てた因子の効果のみを取り出すことができるのです。例えば，列(3)について自分で確認してみてください。自分の

275

第 6 章　実験計画法

列以外の影響はキャンセルされているはずです。このように直交配列表は実に巧妙な構造
になっています。

実験No.	(1)	(2)	(3)	(4)	(5)	(6)	(7)	Data
1	1	1	1	1	1	1	1	73.9
2	1	1	1	-1	-1	-1	-1	70.8
3	1	-1	-1	1	1	-1	-1	73.1
4	1	-1	-1	-1	-1	1	1	73.8
5	-1	1	-1	1	-1	1	-1	76.9
6	-1	1	-1	-1	1	-1	1	73.6
7	-1	-1	1	1	-1	-1	1	76.2
8	-1	-1	1	-1	1	1	-1	75.3
成分	a	b	ab	c	ac	bc	abc	

交互作用：

成分aと成分bの交互作用は成分abに表れる。

成分が2乗（例えばa*a）されると効果は消える。

図 6-29　直交配列表の成分

　各列には自分で好きに因子を割り付けることができますが，因子間に交互作用がある場合は注意が必要です。直交配列表の各列には「**成分**」と呼ばれるアルファベットが割り振られており，交互作用がどこに割り付けられるかを探し出せるようになっているのです。例えば，列(1)に因子 A を，列(2)に因子 B を割り付けた場合，列の成分表示は各々 a と b になり，交互作用は主効果を掛け合わせた成分(ab)の列(3)に現れるのです。ですので，列(1)に割り付けた因子 A と列(2)に割り付けた因子 B に交互作用が考えられるなら，その成分の積が現れる列(3)は交互作用($A \times B$)のために確保しておかなければならない，すなわち他の因子は割り付けられない，となります。もし，他の因子を割り付けてしまったら，その主効果と交互作用($A \times B$)が交絡して，どちらの効果だったのか区別できなくなってしまいます。

　ちなみに，この成分の掛け算は水準も支配しています。例えば実験 No. 8 を見てください。列(1)の水準は「−1」，列(2)の水準も「−1」，これを掛け合わせると「1」となり，それは列(3)の水準になります。ややこしいけど美しい…。

　ややこしさはまだあります。同じアルファベットの二乗の項は 1 になるというルールがあるのです。交互作用($A \times B$)を考慮しなくてもよい場合は列(3)に第 3 の因子(因子 C としましょう)を割り付けることができます。しかし($B \times C$)の交互作用はありうるとなった場合，この交互作用は列(2)と列(3)の成分を掛け合わせた成分 a の列(1) ($b \times ab = a \times b^2 = a$)に現れてしまいます。じつにややこしいですね。なお，3 因子以上の高次の交互作用は制御が難しい(再現性が乏しい)ので 3 因子交互作用は実験誤差として扱うことになっています。

5　多元配置デザイン（直交配列表）

以上，直交配列表の特徴をまとめると以下のようになります。

・最大で「実験回数−1」個の効果を判断できる。
・効果には主効果を選んでも良いし，交互作用を選んでもかまわない。
・3因子以上の交互作用は実験誤差として扱う。
・交互作用は主効果の「積」の列に表れる。
・主効果を割り付けた列に，他の列の交互作用があると，要因効果が主効果だったのか交互作用だったのか区別がつかなくなる。すなわち，主効果と交互作用の交絡が起きる。これを如何に回避するかが知恵の使いどころ。

5.5　$L_8(2^7)$の割り付けと計算例

実験のニーズを以下のように設定しました。

・主効果（A，B，C）の有無を評価したい。
・2因子交互作用は総当たりで評価する。
・実験は各条件 n＝1 とする。

3因子2水準事件なので，総当たりの実験を行っても実験回数は2×2×2＝8回で済みます。直交配列表を使うまでもありませんが，使い方を理解するのに良い事例ですのでみてみましょう。割り付けとデータは表6-11のとおりです。

表6-11　3因子総当たり実験を直交配列表に割り付ける

列	1	2	3	4	5	6	7	Data
要因	A	B	A*B	C	A*C	B*C	誤差	X
1	1	1	1	1	1	1	1	73.9
2	1	1	1	−1	−1	−1	−1	70.8
3	1	−1	−1	1	1	−1	−1	73.1
4	1	−1	−1	−1	−1	1	1	73.8
5	−1	1	−1	1	−1	1	−1	76.9
6	−1	1	−1	−1	1	−1	1	73.6
7	−1	−1	1	1	−1	−1	1	76.2
8	−1	−1	1	−1	1	1	−1	75.3
成分	a	b	ab	c	ac	bc	abc	

277

第6章　実験計画法

　分散分析をすることになるので偏差平方和を求める必要があります。2水準系の偏差平方和の手計算は極めて簡単です。コンピュータがなかった時代に，これは手法普及上の大きなアドバンテージとなっていたでしょう。

$$SS(A) = \frac{1}{N}(\text{水準2の合計} - \text{水準1の合計})^2 = \frac{1}{8}(302.0 - 291.6)^2 = 13.520$$

　この計算を簡便に行うために表6-12のような補助表を作ることがあります。表中のcheck sumは第1水準の合計と第2水準の合計なので，結果，すべてのデータを足し合わせた値になり，これはすべての因子で同じ値になります。計算違いのチェックに使います。また，ついでに各因子の要因効果の大きさを平均値mean(-1)とmean(1)として求めてグラフ化します(図6-30)。

表6-12　直交配列表の実験データを計算する

列	1	2	3	4	5	6	7	Data
要因	A	B	A*B	C	A*C	B*C	誤差	X
1	1	1	1	1	1	1	1	73.9
2	1	1	1	-1	-1	-1	-1	70.8
3	1	-1	-1	1	1	-1	-1	73.1
4	1	-1	-1	-1	-1	1	1	73.8
5	-1	1	-1	1	-1	1	-1	76.9
6	-1	1	-1	-1	1	-1	1	73.6
7	-1	-1	1	1	-1	-1	1	76.2
8	-1	-1	1	-1	1	1	-1	75.3
成分	a	b	ab	c	ac	bc	abc	
sum(-1)	302.0	298.4	297.4	293.5	297.7	293.7	296.1	
sum(1)	291.6	295.2	296.2	300.1	295.9	299.9	297.5	
check sum	593.6	593.6	593.6	593.6	593.6	593.6	593.6	593.6
SS	13.520	1.280	0.180	5.445	0.405	4.805	0.245	25.880
mean(-1)	75.5	74.6	74.4	73.4	74.4	73.4	74.0	
mean(1)	72.9	73.8	74.1	75.0	74.0	75.0	74.4	

5　多元配置デザイン（直交配列表）

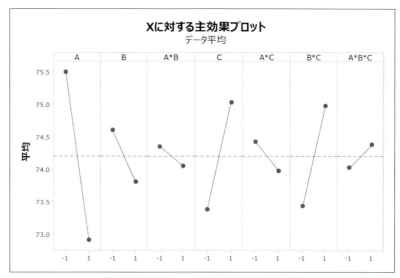

図 6-30　直交配列表の実験結果をグラフ化する

　要因効果の大きさは第1水準と第2水準の落差の大きさが表現しています。ぱっと見，因子 A，因子 C，交互作用($B \times C$)あたりが効いていそうですね。

　それでは分散分析表を作ってみましょう（図 6-31）。偏差平方和は先の補助表にある数字を使います。すべての因子は2水準しかないので，自由度はすべての因子で1です。3因子交互作用は実験誤差としています。検定の結果，いずれの因子も有意ではありませんでした。これは誤差の自由度が小さいから，要因効果の検出力が低くなっているためと思われます。

要因	SS	df	V	F	p
A	13.520	1	13.5200	55.1837	0.0852
B	1.280	1	1.2800	5.2245	0.2625
A*B	0.180	1	0.1800	0.7347	0.5489
C	5.445	1	5.4450	22.2245	0.1331
A*C	0.405	1	0.4050	1.6531	0.4208
B*C	4.805	1	4.8050	19.6122	0.1414
誤差(A*B*C)	0.245	1	0.2450		
合計	25.880	7			

$p < 0.05$ は1つもない

誤差の自由度が小さいので検出力が低いことも原因の1つ

図 6-31　最初に作る分散分析表

　なので，比較的 p 値が大きい因子（$A \times B$ と $A \times C$）を誤差項にプーリングします。プーリングした後の誤差分散の値がプーリング前の値とあまり変わっていないことにも着目してください。これは $A \times B$ と $A \times C$ の効果の大きさは実験誤差と同じくらいだった，独立した要因効果として残しておく価値はないということです（表 6-13）。

279

第 6 章　実験計画法

表 6-13　要因効果の小さい因子を誤差項にプーリングした結果

要因	SS	df	V	F	p
A	13.520	1	13.5200	48.8675	0.0060
B	1.280	1	1.2800	4.6265	0.1206
B*C	4.805	1	4.8050	17.3675	0.0251
C	5.445	1	5.4450	19.6807	0.0213
プールした誤差	0.830	3	0.2767		
合計	25.880	7			

　プーリングの結果，因子 A と因子 C，交互作用 $(B \times C)$ が有意になりました。グラフの見た目そのままですね。ここで最後の考察です。

- 主効果 A，C は統計的有意。
- 交互作用 B*C も統計的有意。
- 主効果 B は統計的有意ではないが，単に検出力の問題かもしれず，A*B が有意であることも鑑みて残すことにした。

5.6　一般線形モデルでの解析

　2 水準系の偏差平方和の計算がいくら簡単だとはいえ，計算そのものに時間を費やすのは得策ではありません。ここまでの仕事をするなら，やはり統計パッケージを使うべきです。直交配列表を使った実験は，複数の因子でもって結果を説明しようと試みるものであり，これは重回帰分析と同じなのです。ただ，重回帰分析が説明変数間に相関(すなわち交絡)があったり，繰り返し回数がアンバランスであったりと，あまりキレイでないデータを扱うのに対し，直交配列表は実に整然としたデータなのです。したがって，直交配列表を使った実験データの解析に重回帰分析が使えないはずがありません。図 6-32 は統計パッケージ Minitab を使って重回帰分析で解析した結果です。

280

5 多元配置デザイン（直交配列表）

要因	自由度	調整平方和	調整平均平方	F値	p値
− 回帰	6	25.6350	4.2725	17.44	0.181
A	1	13.5200	13.5200	55.18	0.085
B	1	1.2800	1.2800	5.22	0.263
A*B	1	0.1800	0.1800	0.73	0.549
C	1	5.4450	5.4450	22.22	0.133
A*C	1	0.4050	0.4050	1.65	0.421
B*C	1	4.8050	4.8050	19.61	0.141
誤差	1	0.2450	0.2450		
合計	7	25.8800			

図 6-32　直交配列の実験結果に重回帰分析を用いた解析例（Minitab）

　ちなみに，一元配置デザインや二元配置デザインの実験データも重回帰分析で解析できます。これらをひとまとめにして一般線形モデルと呼んでいます。一般線形モデルで計算した例もあげておきます（図 6-33）。重回帰モデルとの違いは，すべての説明変数を組み込んだ回帰モデルの有意性が計算されないだけです。

要因	自由度	調整平方和	調整平均平方	F値	p値
A	1	13.5200	13.5200	55.18	0.085
B	1	1.2800	1.2800	5.22	0.263
A*B	1	0.1800	0.1800	0.73	0.549
C	1	5.4450	5.4450	22.22	0.133
A*C	1	0.4050	0.4050	1.65	0.421
B*C	1	4.8050	4.8050	19.61	0.141
誤差	1	0.2450	0.2450		
合計	7	25.8800			

図 6-33　直交配列の実験結果に一般線形モデルを用いた解析例
　　　　　（Minitab）

第 6 章　実験計画法

まとめ

　本書で述べたのは実験計画法のほんの入り口に過ぎません。実際の実験の場面を想像すると，実験が複数の日に渡って行われることもあるでしょう。このような場合は，今日は全体に高めの反応だったけど，明日は低めのような「場の誤差」と呼ばれる外乱が発生します。その影響を回避するためには乱塊法とか分割法などの手法が用いられます。また，2 水準系の直交配列表を使ったが，この因子だけは 3 水準や 4 水準で実験を行いたいといった場合も出てくるでしょう。その時は擬水準法などのテクニックがあります。実験計画法に興味を持たれた方は，さらに奥深い世界が待っていますので，ワクワクしながら突き進んでほしいと願っています。

索 引

●英数字

95% 信頼区間の定義式 ……………… 19

Acceptable Quality LimitJIS（AQL）
……………………………… 237, 240

Alternative Hypothesis ……………… 59

Analysis of Variance（ANOVA） ……… 54

AV 値 ……………………………… 193

Coefficient of variation（CV） ………… 88

Degree of Freedom（df） ……………… 28

DEVSQ 関数 ……………………… 58

factor ……………………………… 55

F 境界値 …………………………… 57

GMP 事例集（2022 年版） …………… 170

ICH Q1E …………………………… 150

JIS Z 9015-2 ……………………… 244

JIS Z 9002 ………………………… 222

JIS Z 9003 ………………… 226, 232

JIS Z 9015-1 ……………………… 238

JIS Z 9020-2 ……………………… 65

Lack of Fit （LoF） ………………… 119

Lower Confidence Limit（LCL） ……… 22

LQ を指標とする抜取方式 …………… 244

Median ……………………………… 14

Minitab …………………………… 82

Mode ……………………………… 14

Norm.S.Dist ……………………… 124

Norm.S.Inv ………………………… 124

OC 曲線 ………… 219, 223, 234, 239, 246

PIC/S GMP ………………………… 171

Relative Standard Deviation（RSD） …… 88

Satterthwaite ……………………… 107

Standard Deviation（SD） ……………… 5

Standard Error（SE） ……………… 16

Student の t 検定 …………………… 42

t 分布表 …………………………… 19

Upper Confidence Limit（UCL） ……… 22

$\bar{x}-R_s-R$ 管理図
……………… 79, 81, 192, 198, 202, 206

$\bar{x}-R$ 管理図
……… 65, 72, 76, 80, 192, 198, 201, 205

χ^2 分布 …………………………… 25

●あ行

あわて者の誤り ……………………… 220

安定性試験の R 管理図 ……………… 131

安定性試験のデータ構造 …………… 138

一元配置デザイン …………………… 55

一元配置分散分析の指定方法 ………… 56

一対の標本による平均の検定 ………… 49

因子 ……………………………… 55

枝分かれ構造 ………………………… 177

枝分かれデザイン …………………… 109

●か行

回帰診断 …………………………… 38

回帰直線 ………………………… 29, 33

回帰分析結果の読み方 ……………… 35

解析用管理図 ……………………… 67

外挿 ……………………………… 115

片側信頼区間 ……………………… 160

頑健性 ……………………………… 86

管理限界線 ………………………… 65

管理状態にない例 …………………… 72

管理外れ ………………………… 67, 81

管理用管理図 ……………………… 67

規格及び試験方法 …………………… 212

索引

規準化 …………………………………… 8
寄与率 …………………………………… 32
グループ間の自由度 ………………… 58
クロマトグラフィー ………………… 134
群 ………………………………………… 55
計数基準型一回抜取検査表 ………… 222
計数値 ………………………………… 216
検査特性曲線 ………………………… 219
検査のきびしさ ……………… 224, 229
検出限界 ……………………… 86, 122
合格判定個数 ………………… 222, 240
合計の自由度 ………………………… 58
交互作用プロット …………… 254, 268
構造模型 ……………………… 106, 110
工程能力指数（Cp）の図解 ………… 174
工程能力指数（Cpk）の図解 ……… 175
交絡 …………………………………… 249

●さ行
最適条件 ……………………………… 264
最頻値 …………………………………… 14
残差 …………………………………… 33
散布図 …………………………………… 29
サンプル …… 2, 16, 18, 124, 130, 138, 160,
172, 217, 231
システム再現性 ……………………… 134
実験誤差 ………………………………… 55
室内再現精度の評価範囲 ……… 103, 136
充填メカニズム ……………………… 77
自由度 ………… 5, 25, 44, 58, 91, 96, 256
主効果プロット ……………… 253, 268
出荷規格 ……………………………… 214
消費者危険 …………………………… 220
承認規格 ……………………………… 214
真度の評価範囲 ……………………… 93
新有効成分含有医薬品の安定性試験
　データの評価 ……………… 150, 160
水準効果 ………………………………… 55

正規乱数の発生方法 ………………… 20
製剤均一性試験 ……………………… 193
生産者危険 …………………………… 220
積和 …………………………………… 30
相関係数 ………………………………… 51
相対標準偏差 ………………………… 88
相関係数 ………………………………… 29

●た行
第一種の過誤 ………………………… 220
第二種の過誤 ………………………… 220
対立仮説 ………………………………… 59
打錠工程 ……………………… 63, 68
中央値 …………………………………… 14
直線性 ………………………… 86, 112
定量限界 ………………………………… 86
添加回収実験 …………………………… 97
典型的なバリデーションのデータ構造
…………………………………… 177
等価工程能力指数 …………………… 207
等価自由度 …………………………… 107
特異性 …………………………………… 86

●な行
内挿 …………………………………… 115
なみ検査の抜取方法 ………………… 238
二項分布 ……………………………… 218
二次関数 ……………………………… 163
日本薬局方 …………………… 32, 212

●は行
バリデーション指針 ………………… 170
反応曲面 ……………………… 257, 263
ピアソン相関 …………………………… 51
ピタゴラスの定理 …………………… 139
ヒストグラム ………………… 11, 76
標準誤差 ………………………………… 16
標準偏差と範囲の関係 ………………… 73

標準偏差の定義式 …………………………… 5

分散 ……………………………………………… 5

分析法バリデーションに関するテキスト

（実施方法）………………… 87, 93, 103

粉末の注射剤 ………………………………… 74

併行精度の評価範囲 ………………… 88, 135

偏差平方和 …………… 5, 29, 58, 120, 150

変動係数 ………………………………………… 88

母集団 ………………… 2, 8, 17, 80, 171, 217

母標準偏差 …………………… 2, 8, 15, 18

母平均……… 2, 16, 18, 23, 42, 58, 78, 98,
　　141, 161, 165, 171, 214, 228, 251, 258

ぼんやり者の誤り ………………… 11, 220

●ま行

メジアン ………………………………………… 14

モード …………………………………………… 14

●や行

有意差 …………………………………………… 46

要因 ……………………………………………… 55

溶出試験装置 ……………………………… 234

溶出試験の工程能力指数 …………… 207

溶出試験判定法 2 ……………………… 235

●ら行

ランダマイズ …………………………… 248

両側信頼区間 …………………………… 160

著者略歴

福田 晃久 (ふくだ てるひさ)

【経歴】

1974 年　国立小山工業高等専門学校　電気工学科 3 年終了

1979 年　上智大学理工学部 化学科卒(工業物理化学研究室)

1979 年　日本グラクソ株式会社(現 GSK)入社，今市工場品質管理部配属

1987 年　日本科学技術連盟 品質管理ベーシックコースを主席で修了

1988 年　日本規格協会 実験計画法セミナー(品質工学)を次席で修了

1991 年　日本グラクソ株式会社(現 GSK)開発本部　メディカルデータサイエンス部　課長

2001 年　グラクソスミスクライン株式会社　製剤研究センター　課長

2003 年　ノボ ノルディスクファーマ株式会社　郡山工場　品質管理部／品質保証部　部長

2013 年　共和薬品工業株式会社　信頼性保証本部　本社品質保証部／三田品質保証部／品質保証推
　　　　　進部　部長

2019 年よりスタット・イメージング・ラボ 代表として，統計的品質管理に関するコンサルティン
グ，TQM(Total Quality Management)に関するコンサルティングを行っている。

読者アンケートのご案内

本書に関するご意見・ご感想をお聞かせください。

下記二次元コードもしくはURLから
アンケートページにアクセスしてご回答ください
https://form.jiho.jp/questionnaire/book.html

※本アンケートの回答はパソコン・スマートフォン等からとなります。
　まれに機種によってはご利用いただけない場合がございます。
※インターネット接続料、および通信料はお客様のご負担となります。

"品質力" をアップする

ゼロから学ぶ 医薬品品質統計

定価　本体7,700円（税別）

2025年3月15日　発　行

著　者　　福田 晃久
　　　　　ふくだ　てるひさ

発行人　　武田 信

発行所　　株式会社 じほう

　　　　　101-8421　東京都千代田区神田猿楽町1-5-15（猿楽町SSビル）
　　　　　振替　00190-0-900481
　　　　　＜大阪支局＞
　　　　　541-0044　大阪市中央区伏見町2-1-1（三井住友銀行高麗橋ビル）
　　　　　お問い合わせ　https://www.jiho.co.jp/contact/

©2025　　装丁　（株）オセロ　　組版・印刷　三美印刷（株）
Printed in Japan

本書の複写にかかる複製，上映，譲渡，公衆送信（送信可能化を含む）の各権利は
株式会社じほうが管理の委託を受けています。

JCOPY ＜出版者著作権管理機構 委託出版物＞
本書の無断複製は著作権法上での例外を除き禁じられています。
複製される場合は，そのつど事前に，出版者著作権管理機構（電話 03-5244-5088，
FAX 03-5244-5089，e-mail：info@jcopy.or.jp）の許諾を得てください。

万一落丁，乱丁の場合は，お取替えいたします。

ISBN 978-4-8407-5643-3